コミュニティのちから

“遠慮がちな”
ソーシャル・キャピタルの発見

今村晴彦・園田紫乃・金子郁容

慶應義塾大学出版会

コミュニティのちから＊目次

はじめに――「コミュニティのちから」が社会を変える

〝健康に生きる〟。これは、誰にとっても最も関心のあるテーマの一つだろう。世界で類を見ないスピードで高齢化している日本では、なおさらだ。「世界一」だったはずの日本の医療システムが軋《きし》んでいる。年々高騰する医療費は、厚生労働省の試算では二〇一五年に四四兆円、二〇二五年に五六兆円になるとされており、国の財政だけでなく、家計も圧迫している。医師の不足・偏在は、各地で〝医療過疎地〟を生み出しているとされている。マスコミでは、一方で病院勤務医の過酷な労働状況が、他方で、「コンビニ受診」（緊急性が低いのに休日や夜間の時間外に受診する行動のこと）が増えている現状が報じられる。海外の状況に詳しい専門家によると、日本の医療は、質は非常に高いのだが、問題は医療提供側と利用者側の間の信頼感の欠如だという。

健康や医療の問題は、大きすぎて、複雑すぎて、われわれ一人ひとりの手には到底負えないと思う人が大半だろう。その反面、健康も、学力も、就職も、ビジネスの成功も、人生の幸せも、何事も、「その人次第、その人の責任だ」という風潮が強くなっている。私たちはその狭間で、「健康ブーム」に飛びつくばかりで、本当に「自分で自分の健康を守れる」のかについて、心もとないのが現実ではなかろうか。

本書では、医療・保健などの分野で成果を上げている全国各地の事例を紹介・分析し、必要に応じて理論的考察を加える。本書の目的は、自治体や地域組織、市民ネットワークなどが「コミュニティのちから」を発揮させ、みずからが問題解決をすることに役立つ原則や具体的なヒントを提示することである。

桜島を臨む錦江湾《きんこう》の東側に、鹿児島県で鹿児島市と霧島市に次いで人口の多い鹿屋《かのや》市を中心とする「大隅《おおすみ》地区」がある。鹿屋医療センターは、その地区で唯一の二次医療を担う県立病院であり、二〇名ほどの医師が二二万人の住民のニーズに対応している。大隅地区の人口一〇万人当たりの医師数は一五二・二人（二〇〇八年度）と、全国二一七・五人に対してかなり少ない。

一〇年ほど前まで、鹿屋医療センターと地元医師会は反目し合っていた。「県立病院は地域の開業医のお客を奪っている」「肝心なとき救急患者を引き受けてくれない」というのが医師会の長い間の言い分だった。ここまでは、今、大きな課題を抱えていると言われる日本の地域医療現場でよく見られる光景だ。

一九九九年に中尾正一郎が新しい院長として赴任してから状況は一変した。

中尾によって、二つの方針が示され、実行された。「症状の安定した患者さんは地域の開業医に戻す」「三六五日、二四時間、開業医から送られてきた患者は、すべての診療科で必ず引き受ける」というものだ。結果は明らかだった。医療センターの外来患者は一九九八年から二〇〇七年で六二％減少した。一九九八年から二〇〇五年で小児時間外受診者数も六〇％減った。高度な技術や検査を必要とする患者や急性期の救急患者に絞った診療行為ができるようになった結果、医療センターは一九九八年には赤字経営であったが、二年後に単年度黒字となり、二〇〇七年までで二億七〇〇〇万円の黒字（減価償却費分を除いたもの）となった。外来再診患者が医療センターから地域の開業医に「戻った」ことによる地元開業医への経済効果は概算で二億円以上と推測される。

このような目覚ましい成果が上がったのは、中尾院長の決心と働きかけが大きい。しかし、それだけでは問題解決はできなかった。本来そうあってほしいとみなが思っている協力と連携が実現した背景には、地元医師会や消防組合などの地域組織、それに、地域の子育てコミュニティなどが、それぞれ、これまでに培ってきた「コミュニティのちから」を発揮したことがあった。

地元医師会は、昭和四〇年代から夜間当番制を実施してきた。一人開業医が増加し、後方支援病院がないことから大変な努力を強いられていた。それでも、「地域のために」懸命に維持してきた。それが、一九九九年以降、医療センターとの協力関係ができて、双方にとってよい方向に進んだ。しかし、別の問題が発生した。使いやすい受け入れ体制が整ったことで地元開業医を訪れる時間外患者が急増してしまったのだ。特に小児の時間外受診者数は、一九九八年から二〇〇五年で四・五倍になった。医師会の熱心な働きかけをきっかけに、市行政を含めた各方面の協力があったが、課題解決の鍵となったのは、地元の母親たちを中心とした子育てコミュニティのちからだった。クチコミ、ネット上のＳＮＳ（Social Network Service）コミュニティ、講演会、幼稚園や学校でのイベント、地元の小児科医の協力を得てのＱ＆Ａネットサイトの開設。それぞれさざ波のような小さな動きが大きな波になった。二〇〇六年度から二〇〇八年度で夜間の小児受診者数は二三％減少した。このようなことがどうして可能になったかは、第4章で解明することになる。

地域医療の難しさの一つは、個々の医師や医療機関の努力だけでは問題に十分対応できないということである。まず、地域の県立病院と開業医など、「ゼロサム」の利害対立（同じ患者のパイをとりあう、増大する時間外受診のニーズに誰かが応える必要があるなど）が生じる可能性のある、異なった医療提供主体の間の自発的な協力が必要だ。さらに、医療機関と患者や住民側の間の相互協力が成立していることが必須だ。それには、医療機関同士、そして医療機関と患者・住民の間の相互間に、一定の相互理解と信頼感が成立していなければならない。国や県が「こうあるべきだ」と言って施策を講じるだけでは問題は解決しない。

暗い顔をしているだけでは何も変わらない。日本各地で起こっている動きに目を向けるなら、希望の光も差してくる。さまざまな地域で「コミュニティのちから」が発揮され、地域の健康や医療の問題が解決されている。チルチルとミチルは、「夜の国」「森の国」「墓の国」「未来の国」などを巡ってもどうしても手に入れられなかった青い鳥が、実は、自分たちの家にいることに気づいた。病気の娘の助けを求めて駆け込んできた隣のおばあさんにその青い鳥を渡すと、その娘さんの病気がよくなった。自分が何をしてもどうにもならないと思われている大きな社会問題の解決の糸口は、実は、互いを支え合い、助け合うという、「ご近所づきあい」や「お互いさま」という気持ちによって「つながり」がつけられることにある。

つまり、地域医療をよくするには、「コミュニティのちから」が必要である。

子どもを持つ母親たちが率先したネットワーク活動が、地域医療を救った地域がある。兵庫県丹波市《たんば》。県立柏原病院の小児科の医師が一人もいなくなるかもしれないという、医療の崩壊の瀬戸際に立たされた地域の母親たちが、自分たちにできることをしようと立ち上がった。二〇〇七年四月に結成された「県立柏原病院の小児科を守る会」である。最初、母親たちは署名活動によって、県に訴えかけてこの現状を打開しようとした。だが、五万五三六六名もの署名が集まったものの、肝心の県に話を聞いてもらえず、目的を達することはできなかった。そこで彼女たちは方針を転換した。「コンビニ受診を控えよう」「かかりつけ医を持とう」「お医者さんに感謝の気持ちを伝えよう」という三つのスローガンを掲げて、周囲の住民に働きかけ、単に医者や病院、行政に要望・注文を言うだけでなく、自分たちが病院にかかる際の意識を変えようとしたのだ。

この活動は、すぐに驚くべき成果に結びついた。小児科の時間外受診者数——その多くは母親たちが問題としてきた「コンビニ受診」である——が半減したのである。相対的に入院率が上がり、医師が「必要な」医療に集中できるようになった。市も動き、柏原病院の医師招聘《しょうへい》のための負担金を出すことになった。結果、二〇〇八年六月には、一時はゼロ人になりかけた常勤の医師が五人に増えるに至った（以上、会発行の資料より）。全国的な小児科医不足が問題となる中、丹波市では、地域住民の自発的な協力によって、消えかかった地域の小児科が再スタートできたのである。

医療だけではない。行政と住民とのパートナーシップによって、地域の福祉を作り上げた地域がある。長野県茅野《ちの》市。福祉・環境・教育の三分野において、「施策の企画・立案段階から市民が直接当事者として関わり、責任も分担するまちづくり」を市が提案し、それに住民が応えた。福祉分野においては、一九九六年に、地域の開業医や勤務医、民間福祉施設のスタッフ、ボランティアなどの二一人の委員から成る「茅野市の21世紀の福祉を創る会」が発足。一〇〇人を超える住民を巻き込み、三〇〇回以上の委員会や専門部会、地域のさまざまな団体や委員会との協議を重ね、二〇〇〇年度に市の総合的な福祉計画である「福祉21ビーナスプラン」を策定した。このプランの最も大きな特徴は、市内を四つの区域に分け、それぞれに、保健・福祉に関する総合的な相談窓口とサービス拠点である「保健福祉サービスセンター」を設置したことだ。これによって、従来の行政サービスの連携・一体化だけでなく、医療機関や老人福祉施設といった、市内の他の施設や団体のネットワークのコアとしてセンターが機能し、地域の医療・保健・福祉が一体化したまちが実現した。

これらは、一九九五年に市長に就任した矢崎和広前市長（現・長野県教育委員会委員長）による「パートナーシップのまちづくり」という施策の一環として提案・実施されたものだ。実は、茅野市は、市内にある諏訪中央病院を中心とした在宅医療や病診連携、住民による健康学習がもともと充実していた地域なのであるが、市長の施策がきっかけとなって、それが一歩推し進められた形となり、住民参加によるまちづくりに結実したのである。

この「福祉21ビーナスプラン」を導入した二〇〇〇年度以降、市の医療費に変化が現れた。それまで県全体の平均と同程度であった市の一人当たり老人医療費が低く推移することになり、二〇〇七年度では、県全体の七一万五五六四円に対し、茅野市は六三万五五九七円という数値となったのである。これは、県内の市の中では最も低く、また、県内八一(当時)の全市町村の中でも、下から一五番目の低さである。厳密な因果関係があるかどうかは今後検証する必要がある。それでも、プランの内容と、その策定までの一連の過程が、何らかの影響を与えていることは間違いないであろう。茅野市がどのようにしてこれらの成果を上げたかについては、第3章で具体的に説明する。

本書での考察の基本枠組みとして私たちが採用するのは「ソーシャル・キャピタル」という考え方だ。ソーシャル・キャピタルは、近年、社会サービス、まちづくり、途上国支援、経済政策など多方面で「問題解決の魔法の杖」として注目され、期待されている概念である。一言で言うと、地域コミュニティにおける〝つながり〟や〝信頼関係〟を生み出す共同資源のことである。ソーシャル・キャピタルが高いコミュニティほど、医療・保健・教育・経済・防犯など、さまざまな分野で〝うまくいく〟ことが多くの研究者によって実証されている。

ソーシャル・キャピタルについて多くの論文や書物が出ている中で、本書は、これまでにない、二つの特徴を持っている。

これまでは、ソーシャル・キャピタルによる現状の把握は数多く行われてきた。しかし、「では、どうすればいいのか」については、ほとんどの場合、お茶を濁す程度に留まっており、具体的で有効な提案はなかった。本書では、日本各地で成果を上げている取り組みを参考にしながら、実践的でかつ戦略的なアプローチを明らかにしたい。

本書のもう一つの特徴は、本のサブタイトルにもなっている〝遠慮がちな〟ソーシャル・キャピタルという考え方を「発見」したことである。これまでのソーシャル・キャピタル研究は西欧中心に進められてきた。そこで想定されているのは、個人個人の強い自発性や明らかな能動性を前提とするものであった。これは、隣近所の〝おつきあい〟や〝お互いさま〟という心持ちを重んじる日本の地域コミュニティには必ずしもしっくりとはいかないものだ。実際、日本の地域組織は、これまで、行政の下請けだとか主体性がないとかと批判されてきた。日本社会では、さまざまな局面で「お上頼み」が見え隠れすることは確かである。多くの日本人も、みずからの社会の受動性や依存性やあいまいさに疑問を持ったり、それらを打破したいと思ったりしているであろう。しかし、その一方で、日本社会の伝統を踏まえた、強い主張をしない、ひっこみ思案の、〝遠慮がちな〟地域活動にも、見るべきものがたくさんある。一つひとつは、目立たない小さな行動だからこそ、協力しようと言う人も現れ、それがつながって大きな動きになる。これもソーシャル・キャピタルの一つの現れ方だと考えてしかるべきだ。私たちは、それを〝遠慮がちな〟ソーシャル・キャピタルと名付けた。「いいコミュニティ」を作るには、使命感を持って人をひっぱっていく強いリーダーシップも必要であるが、活動を多くの人の間に広げ、継続させるためには、〝遠慮がちな〟ソーシャル・キャピタルもとても重要である。そんなことを、本書は発見することになる。本書で述べている「コミュニティのちから」とは、このような〝遠慮がちな〟

ものを含んだソーシャル・キャピタルのことである。

本書の主たる事例は、長野県の各地に存在する保健補導員という、聞き慣れない名前の地域組織である。長野県は「健康長寿」の県として近年脚光を浴びているが、保健補導員組織は、その「健康長寿」の要因の一つとされてきた、住民レベルの〝遠慮がちな〟地域ネットワーク組織であり、毎年、県内各地で約一万三〇〇〇人の住民が担い手となっているものである。先に紹介した長野県茅野市においても、この保健補導員の活動が、市の健康意識の原動力の一つになっている。われわれはこの保健補導員の長年にわたる活動記録をつぶさに調べ、仮説を立て、実際に保健補導員の方々に話を聞いたり会合に出席したりすることから、その原動力がどこから生まれ、どのように機能しているのかを検討する。本書では、そのほかにも、先に紹介した鹿屋市や茅野市のケースを含めて、いくつもの事例を分析する。それによって、日本のコミュニティがよりよくなっていくために活用されるべき「コミュニティのちから」がどのようなものか、その「秘密」を明かすことになる。

本書は、コミュニティ論に関する慶應義塾大学ＳＦＣ（湘南藤沢キャンパス）金子郁容研究室での長年の理論研究や、自治体・企業・中央政府などとの実践的な共同プロジェクトの成果をもとに書かれたものである。コミュニティやソーシャル・キャピタルの理論枠組みはしっかりと踏まえ、最新の研究結果も反映させている。しかし、本書は理論の書ではない。理屈と論理を踏まえたうえで、「いいコミュニティ」を作ろうとしている、企画、政策形成、現場の作業、評価などの実践に携わっている方々に、ぜひ読んでもらい、参考にしていただければと願っている。

まずは、長野県の保健補導員のケースから始めよう。

第1章　長野県の保健補導員コミュニティ

――女性の五人に一人が参加している〝不思議〟な地域組織

1　長寿で医療費の少ない「理想郷」

長野県は日本アルプスを抱えた「日本の屋根」として、また、本州の中央に位置し、八県と隣接する「日本のへそ」として、多くの観光客が訪れる県だ。国宝の善光寺や松本城に加え、巨峰やりんご、そば、野沢菜、栗菓子などの名産品、上高地や安曇野《あずみの》、蓼科《たてしな》高原などの雄大な自然環境に、志賀高原や菅平高原をはじめとしたスキー場など、観光資源には事欠かない。人口は約二二〇万人。都道府県の中で四番目に広い一万三五六二㎢の面積を有する。広大な面積にいくつもの山脈が横切り、「信濃の国は／十州に／境連ぬる／国にして」で始まる県歌「信濃の国」にあるように、地域色豊かなそれぞれ独特の伝統を持つ多くの地域から成る。

その長野県はちょっと意外な側面を持っている。「健康長寿」で医療費が低い県として、保健や医療の関係者の間ではよく知られた存在なのである。そして、その背後には保健補導員という地道でかつユニークな地域コミュニティがある。本章では、そのコミュニティの隠された「ちから」について詳しく紹介する。

長野県は医療費が全国で最も低い。

図表1－1は二〇〇七年の一人当たり老人医療費を都道府県別に降順に並べたものである。全

図表 1-1　都道府県別老人医療費（2007年）

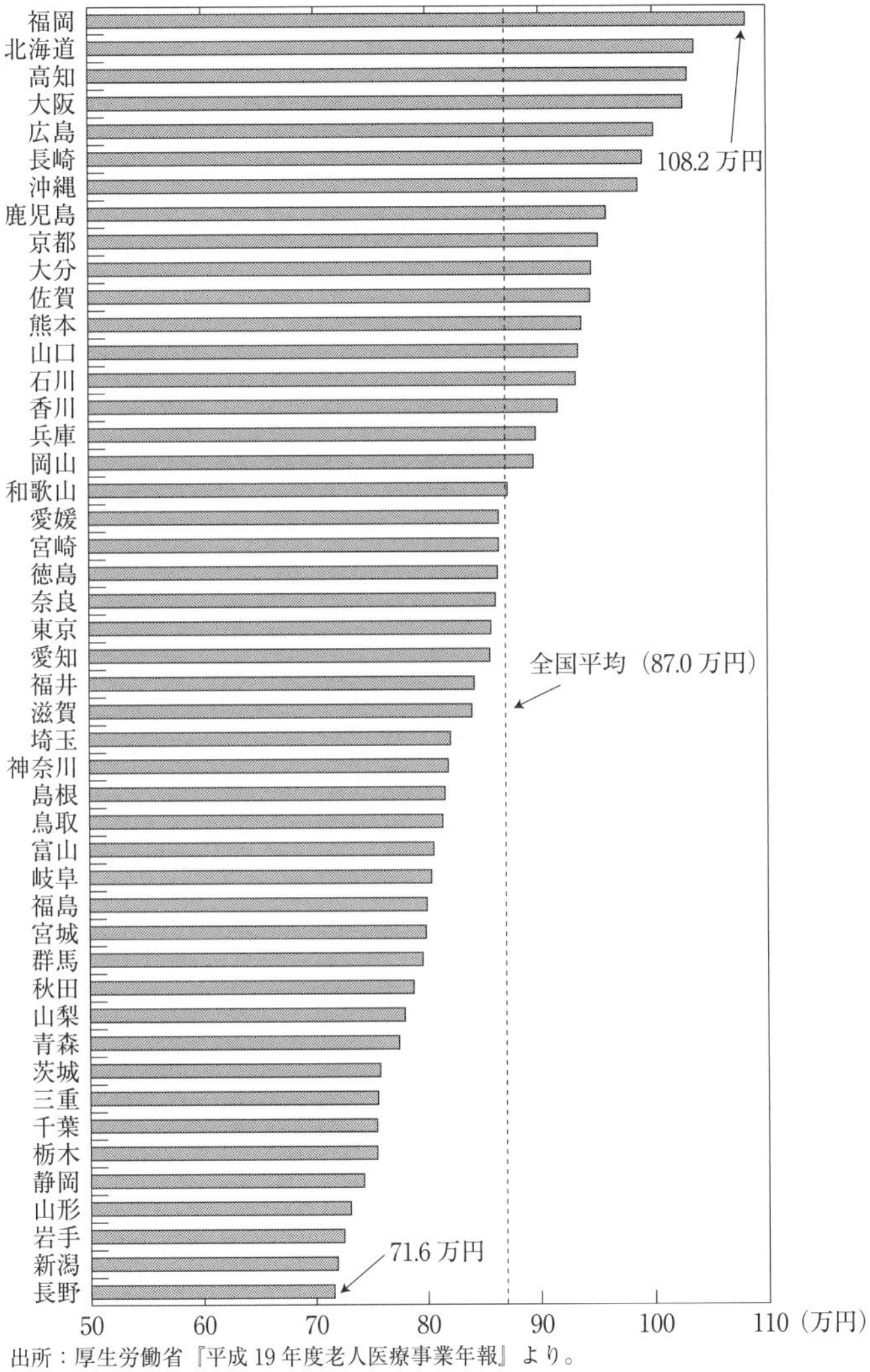

出所：厚生労働省『平成 19 年度老人医療事業年報』より。

図表 1-2　都道府県別平均在院日数（2007年）

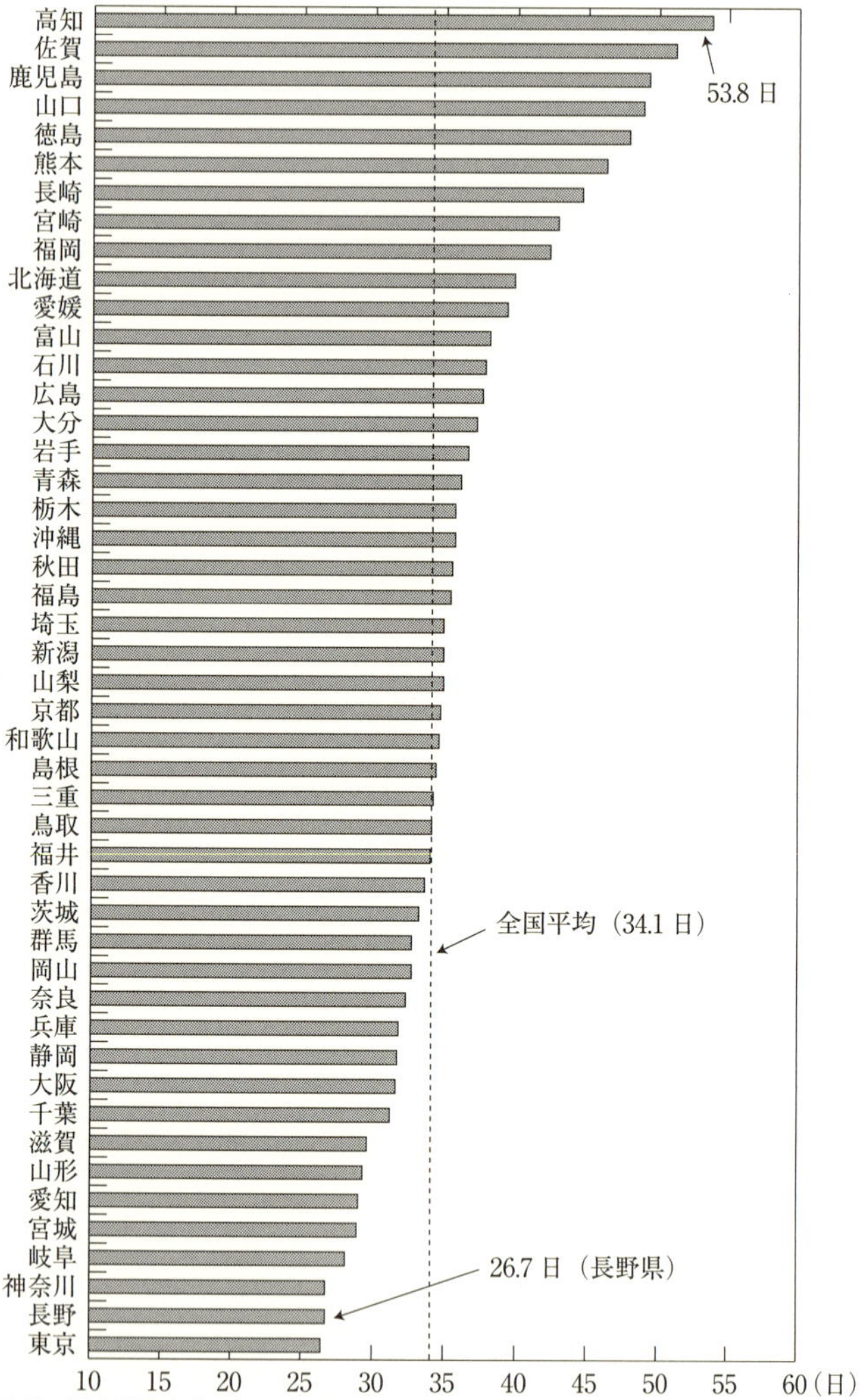

出所：厚生労働省『平成 19 年病院報告』より。

図表1-3　長野県の平均寿命の推移

年	男性		女性	
	全国	長野県	全国	長野県
1965	67.74	68.45 (9)	72.92	72.81 (26)
1975	71.79	72.40 (4)	77.01	77.00 (16)
1985	74.95	75.91 (2)	80.75	81.13 (9)
1995	76.70	78.08 (1)	83.22	83.89 (4)
2000	77.71	78.90 (1)	84.62	85.31 (3)
2005	78.79	79.84 (1)	85.75	86.48 (5)

注：括弧内は都道府県別の順位を表す。　（単位は歳）
出所：厚生労働省『平成17年都道府県別生命表』より。

国平均が八七・〇万円であるのに対し、長野県は七一・六万円と最も低い。福岡県の一〇八・二万円、北海道の一〇三・七万円などと比べると三分の二程度である。長野県はまた、平均在院日数においても全国で二番目に短い（図表1－2参照）。全国平均三四・一日に対して長野県は二六・七日である。他県に比べて、高齢者があまり病院にお世話にならない、あるいは入院しても滞在日数が少ないので医療コストが少なくてすんでいる。

長野県は平均寿命が長い。

図表1－3は長野県の男女別平均寿命について、一九六五年からの推移を示している。二〇〇五年時点で男性は七九・八四歳と都道府県別で一位、女性も八六・四八歳と都道府県別で五位である。ちなみに、平均寿命の長さは男女ともに比較的近年になって順位を上げてきたものである。特に女性については、一九六五年には都道府県別で二六位だったものが、その後急激に伸びている。その理由については後で検討する。

「医療費が低い」ということだけでは、その県が望ましい状態にあるとは言えない。「医者や病院が少ないからなかなか医者にかかれない」とか、「体調が悪くても病院へ行かずに我慢をしてしまう」という〝県民性〟が影響している可能性がある（実際、厚生労働省の『平成19年医療施設調査』によれば、長野県の人口一〇万人当たりの病院数は六・三で、全国平均の六・九と比べて低く、また、我慢強いのが長野県民の一つの特徴だともされている）。しかし、長野県は医療費負担が低いとともに、「長寿」なのであるから、文句のつけようがない。

一般には、医療費が低くても必ずしも長寿であるとは限らない。例えば、女性の平均寿命が八六・八八歳で四七都道府県中最も「長寿」の沖縄県は、一人当たり老人医療費が九八・七万円と全国で七番目に高い。また、岩手県は一人当たり老人医療費が七二・五万円と全国で三番目に低いが、男性の平均寿命が七七・八一歳と、こちらも全国で三番目に低い。

「医療費が低くて、かつ、長寿」。その特徴を指して、「ピンピンコロリ（ＰＰＫ）」という言葉で表現する人もいる。高齢まで〝ピンピン〟と元気に生きて、長患いせず、ある日〝コロリ〟と一生を終えるということだ。「いかに健康に生きるか」を考えるとき、長野県は結果から言えば「理想郷」である。が、それだけではない。本章で詳しく説明するように、その背景には、広い面積と多様な地域文化を持つ長野県の多くの地域コミュニティのそれぞれにおいて、住民たち自身による、自分と周りの健康を気遣い助け合うという、地道で、かつ、参加者の多くが満足感と誇りを持って関わるというすばらしい社会ネットワーク活動組織である保健補導員の仕組みがある。それが創設された戦時中から現在に至るまで、連綿と、生き生きと活動を続けているのである。

この保健補導員コミュニティには、いろいろと注目すべきことがある。まず、自治会、消防団、婦人会などほかのボランタリーな地域組織がメンバーをどんどん減らしていると言われる中、保健補導員コミュニティは今でも多くの参加者を得ている。実際、国の政策に沿って自治体の統合が大幅に進んだ「平成の大合併」の後、人数がかなり減ったいくつかの地域を除くと一九八〇年代から同じ水準をキープしている。参加者のほとんどは女性である。しかし、余裕のある人ばかりが参加しているのかと思うと、それが、違う。平均して五割近くはパート勤務も含めた会社勤めであるのだ。このような地域組織は、行政研究者から「どうせ行政の下請け組織だろう」と言われがちである。ところがどっこい、独自の活動を自主的に進めているのである。

参加者は強力なリーダーシップを持ち、声高な自発性を持って組織に参加し活動しているわけでは決してない。むしろ、メンバーになるときには、ほとんどの人が〝しかたなく〟、ないし、〝おつきあい〟で参加する。しかし、活動を通じて地域に深く関わるようになる。すると、一年や二年の任期が終わっても多くのメンバーがそれぞれのやり方で活動を続ける。メンバーのほとんどが女性なので本当は「ＯＧ会」と言うのだろうが、彼女たちが「ＯＢ会」と言っている会合が、地域によっては毎年開催され、多くの「ＯＢ」が参加する。全県平均をとると、地域の女性住民の五人に一人が保健補導員かその「ＯＢ」であるという、すさまじい密度のコミュニティが形成されているのである。

冒頭でお話しした「健康長寿」という長野県の特徴は、一般にはそれほどよく知られていないかもしれないが、保健や医療の関係者の間では「長野モデル」と呼ばれて早くから注目を集めており、その要因についてさまざまな説明がなされている。その中で必ずと言ってよいほど出てくるのが、「保健師による活発な保健活動と住民の健康意識」であり、それを支えているのが、先に述べた「保健補導員」の活動だという説明である。

「長野モデル」について最も広範な分析を行ったものとして、少々古いが、国民健康保険中央会が一九九六年に実施した調査がある。長野県で医療費が低い要因の解明に焦点を当てたものだ。『市町村における医療費の背景要因に関する報告書』では、長野県の医療費が低い理由として、「I.在宅医療を可能とする条件が整っており、その結果、平均在院日数が他県より短くなっている」「II.自宅での死亡割合が高い」「III.活発な保健活動と生きがいを持つ高齢者の生活」の三点が挙げられている。詳細はこうだ。

「I.在宅医療を可能とする条件が整っており、その結果、平均在院日数が他県より短くなっている」については、一九九四年時点で、長野県の平均在院日数が二二・七日と全国で最も短く、最も高い高知県の五七・二日と比較して半分以下であること、そして、都道府県別に分析すると、老人の入院医療費と正の相関が見られることを示している（相関係数＝〇・八〇）。また、それを可能にしているのは、「地域に根ざした医療機関の活動が公私の区別なく『空き病床』を埋めることよりも、患者の要求に対応した『在宅ケア』を医療として取組む態度」が認められること、患者側にも医療受診に対する「安易感」が薄いことを挙げている。さらに、長野県は持ち家率が高く高齢者単独世帯の割合が低いことや、離婚率が低いなど、家庭機能が高いことも関連している可能性があると述べられている。

「Ⅱ.自宅での死亡割合が高い」については、一九九三年時点で、長野県の自宅での死亡の割合が三二・四％と全国で最も高く、最も低い北海道の九・二％と比較して三倍以上であること、そして、都道府県別に分析すると、前述の平均在院日数とは逆に老人医療費（合計）と負の相関が見られることを示している（相関係数＝マイナス〇・六八）。これについては、「終末期医療における入院医療費が長野県の場合には最低であり、延命治療に対する医師及び患者の態度において長野県に特徴が見出される」と述べている。

そして「Ⅲ.活発な保健活動と生きがいを持つ高齢者の生活」においては、一九九〇年時点で、長野県の六五歳以上の就業率が三四・四％と全国で最も高く、最も低い福岡県の一七・三％と比較して約二倍であること、そして、都道府県別に分析すると、老人医療費（合計）と負の相関が見られることを示している（相関係数＝マイナス〇・四二）。そのうえで、そうした高齢者の生きがいを支えるものとして、「同県では公民館活動などの社会教育活動も活発で、こうした基盤に乗って保健補導員や食生活改善推進員などの地区衛生組織が、自立性を持って保健婦活動を積極的に支えている」と、保健補導員の活動を高く評価しているのである。

厚生労働省の発行する二〇〇五年度の『厚生労働白書』でも、医療費や疾患の地域差に対する「地域の特性に応じた保健医療に関する取組み」の例として、長野県の保健補導員制度が取り上げられている。同書によれば、「長野県では、地域の健康づくり活動である保健補導員制度を昭和二〇年代から整え、住民同士で予防の知識を広めていった経緯がある」とし、脳血管疾患の高死亡率を背景に昭和四〇年代から取り組まれた「減塩運動」「一部屋暖房運動」において、医師や保健師が、保健補導員などの住民組織と一体で保健予防活動を進めていったことを紹介している。そして、「このような住民活動の積み重ねが、脳卒中に限らず様々な健康問題に対する予防知識・意識を地域に浸透させ、予防行動の実践に大きな役割を果たし、長野県の優れた健康状態、低い医療費という状況につながったと考えられる」と述べている。

われわれの調査においても、保健補導員の役割の大きさを感じさせる発言に接することが多くあった。例えば、日本で初めてデイケアを実施したとされ、訪問看護ステーションのない時代から訪問看護に取り組むなど、「地域医療」の実践で全国でも著明な諏訪中央病院（長野県茅野市）の鎌田實《かまたみのる》名誉院長は、これまで同院が実施してきた取り組みにおいて、保健補導員組織が果たした役割も非常に重要だったと述べている。茅野市で長年、地域の食生活改善活動を実践し、同市保健補導員会の初代会長を務めた原ますよも、「諏訪中央病院の先生たちも、私たちの活動があったからこそ地域に出ていきやすかったのではないか」と指摘している。

長野県において保健補導員は多くの住民にとって身近な存在であり、その活動は研究者や関係者の間では高く評価されている。しかし、保健補導員の発足から現在までを扱った研究や書籍は数少ない。既存の書物や報告書は限られた地域しか扱っておらず、参加者の動機などに触れたものはない。本章では、独自の調査で得られた資料やデータをもとに、長野県各地で「コミュニティのちから」を発揮して、「健康長寿で医療費の低い」地域を作るのに大いに貢献していると思われる保健補導員コミュニティについて、その〝実態〟と〝秘密〟をお話ししていきたい（この

地図 1-1　長野県地図

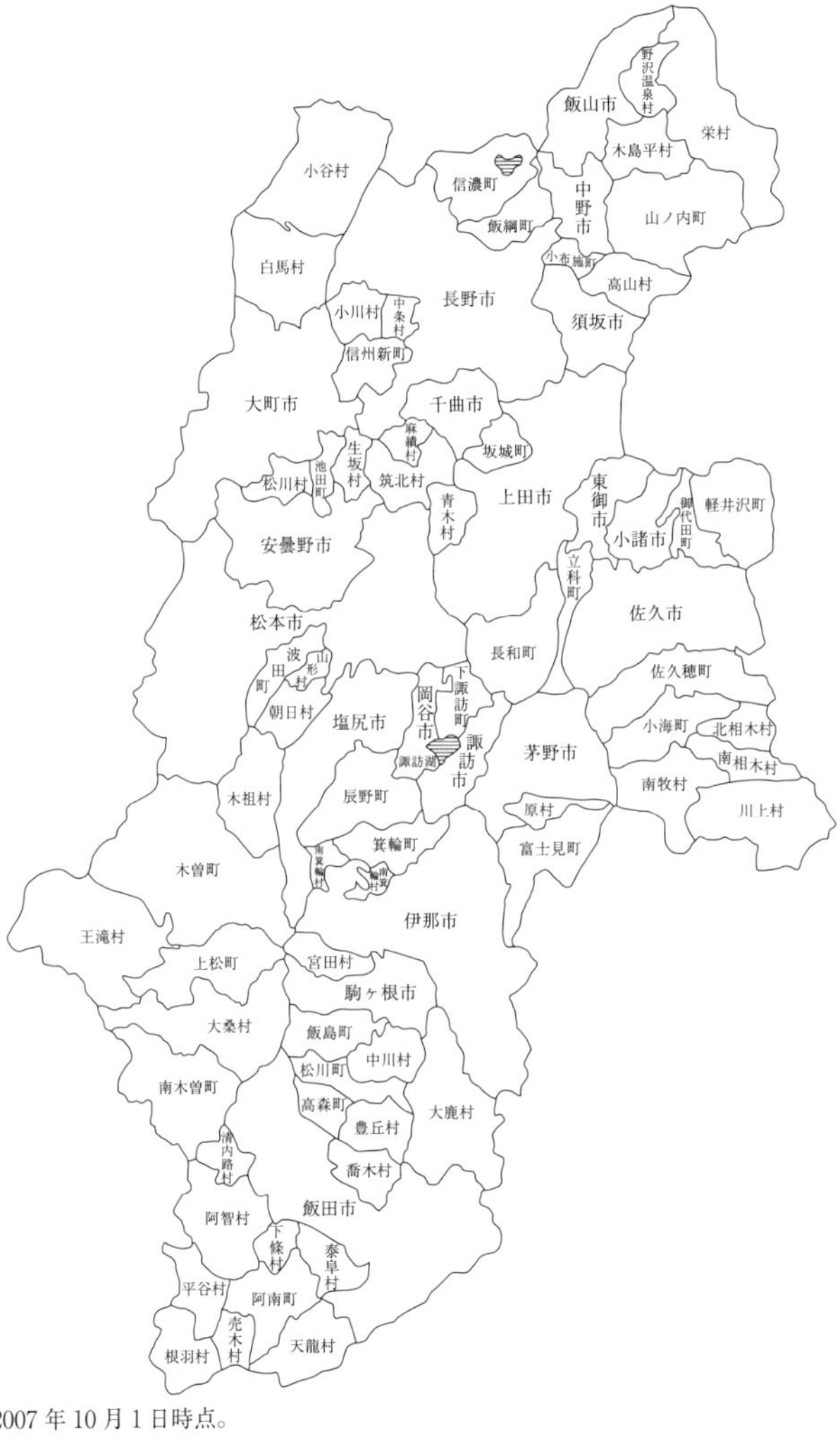

注：2007 年 10 月 1 日時点。

章の内容は、著者の一人である今村が二〇〇八年度に慶應義塾大学大学院政策・メディア研究科に提出した修士論文「長野県における保健補導員組織の実態と社会的位置づけ」に基づいている)。

2　第三の選択肢——住民の手による健康づくり

二〇〇八年一〇月一日午前。涼やかな秋の気配が漂いだしたこの日、長野県松本市にある松本文化会館の駐車場は、平日にもかかわらず、車やバスで埋め尽くされていた。この文化会館の大ホールは、夏になれば、小澤征爾率いる「サイトウ・キネン・オーケストラ」が、一カ月にわたるフェスティバルで日本中のオーケストラファンを沸かせる場所だ。

この日、二〇〇〇席の大ホールを占めたのはほとんどが女性である。

一〇時四〇分、ブザーと同時に会場は静まりかえり、幕が上がる。ステージには、「自分たちの健康は自分たちで作り守りましょう」と書かれた大きな垂れ幕。開会の辞が述べられ、来賓紹介と挨拶がなされる。来賓は松本保健所長などの、地域保健を代表する組織の面々だ。一一時二〇分、続いて行われるのは、「寸劇」と「事例研究発表」と題された発表である。寸劇一題、事例発表三題の計四題、趣向を凝らした発表がなされる。発表時間は寸劇が二〇分、事例発表が一〇分。内容は地域の健康づくりについてである。四題の発表後は、別途選任された二人の助言者がコメントを述べる。

寸劇のテーマは「これからの保健補導員の役割は？」で、担当は長野県池田町保健補導員会だ。舞台の様子を再現してみよう。

「医療制度改革に伴い、この四月から特定健診・特定保健指導が始まりました。国の目標とする特定健診の受診率六五％の半分の三五％しか基本健診を受けていなかった当町では、昨年は医療制度改革と特定健診の説明会を保健補導員が企画し、九割近い会場で行ってきました。そのような中、平成一九年度の長野県保健補導員等研究大会に参加した役員さんが、見て・感じて・動いた実際の過程を基に劇は展開します」（配布された冊子より）。

……舞台には七人の女性が座っている。そのうち「保健師」役の人と、保健補導員会の「役員」役の人たちが話し合う形で、劇は進行する。

役員Ａ、Ｂ　「ただいま」

役員Ｃ　「行ってきました」

保健師　「お疲れ様でした。どうでしたか」

役員Ｄ　「ちょっと、ちょっと、大変よ大変。これ見て、今日もらった冊子に載っていたの、各市町村の医療費が載ってるんだけど、これっていいほうからの順位じゃなくて、悪いほうから一、二、って順番なのよ。うちの町は高いほうから一五番目。知らなかったわ。医療費は低いほうだと思っていたのに」

……いくつかの会話の後、場面は補導員の学習会（班会）となる。舞台には、町の医療費の長野県内での順位や、高額医療費の対象となった人の特徴が描かれたスライドが次々と映し出される。「保健師」役の人からは、町の一人当たり老人医療費が県の中で一五番目に高いこと、町には一カ月で二〇〇万円以上の医療費がかかった住民が一四人いること、そのうち九人が心臓の手術を受けていたこと、といった説明がなされ、それを初めて知った「保健補導員」役が驚く。そして、心臓病の要因として、高血圧や高血糖が考えられるのではないかということを「保健師」役が言う。

保健師　「心臓を傷めていく土台に高血圧がある人が一四人中一〇人もいますね。そこへ血糖値が高い状態がプラスされて血管を傷めているかもしれませんね」

補導員5　「こんなイメージかしら？」

……血管を傷めるメカニズムを説明するために、「血管」を模した赤いシートと、二人の保健補導員が演じる「高血圧」「高血糖」が登場する。

補導員5　「高い圧でドンドンと血管の壁を傷めて、糖質でベトベトした血が流れて血管が傷むイメージだよね」

保健師　「そうそう、このイメージ。そうやって心臓の血管が傷んできた結果でもあるんですね」

……その後、もう一つ大きな要因として年間五〇〇万円の医療費がかかる透析があり、その予防支援が大切であること、町では、特定健診の検査項目に、腎機能と関連した検査である「血清クレアチニン」を独自に入れたことが説明される。

補導員４　「血圧や血糖で血管が傷んでいても痛みとして感じられないわけだから、やっぱり」

他の補導員「健診を受ける」

補導員４　「言われちゃった」

補導員３　「国は受診率のことを厳しく見ていくようだけど国のためじゃない、自分や家族が安心して生活できるために私は特定健診を受けたいな」

司会役　「今までうちの父ちゃん健診受けなかったけど、どうしても受けてもらいたいから今日の話帰ったら伝えてみるわ」

補導員２　「健診を受けてもらわなければ、何も始まらないからね」

補導員３　「そうだ、そこがスタートだ」

補導員４　「健診を受ける意味も伝えたいし」

補導員５　「そうだよね、あと健診の結果の見方ってすごく大事なことだよね」

司会役　「そうそう、会社指定のところへ行ってもそんなに詳しい説明ってないんだよね」
補導員4　「本当に。自分の体のことがもっと分かるように自分の地区で学習会を企画したいな」
司会役　「そうすれば国民健康保険に入っていない人も学習できるね」
補導員3　「私もやりたい。健診結果を持って公民館に集まってもらえるように」
補導員5　「私たち保健補導員の活動が病気の予防につながったらすごくうれしいね」
みんな　「そうだね。ようーし、頑張るぞ‼」

……出演者全員が舞台に集合し、音楽に合わせて歌を歌いながら、フィナーレを迎える。
……ねじ伏せられそうな時／大声で叫ぶんだ／愛する人の／健康守るため／いつもがんばる／仕事もしているけれど／何とか時間をとって／生活習慣／もう一度見直して／健康守るはずだよ／賢い人なら血圧／測れ／体重ある人／計りに乗ろう／このままじゃ／終わるわけない／頑張れ補導員／すごいぞ補導員／健康守ろう／補導員／健康教室／説明会／私たちこれを企画した……

この寸劇は「長野県保健補導員等研究大会」という催し物の出し物の一つである。毎年一〇月初旬に開催され、二〇〇九年で通算三七回目となる。長野県で市町村の保健師とともに地域の健康を担う保健補導員たちの代表が一堂に会し、日々の活動の成果を寸劇や事例研究発表といった形で発表し合うための大会だ。「寸劇」は文字どおり劇で、保健補導員たちがそれぞれの役を演じながら物語を進行させる。「事例研究発表」は発表用のスライドをスクリーンに投影させなが

写真 1-1　池田町の寸劇の様子

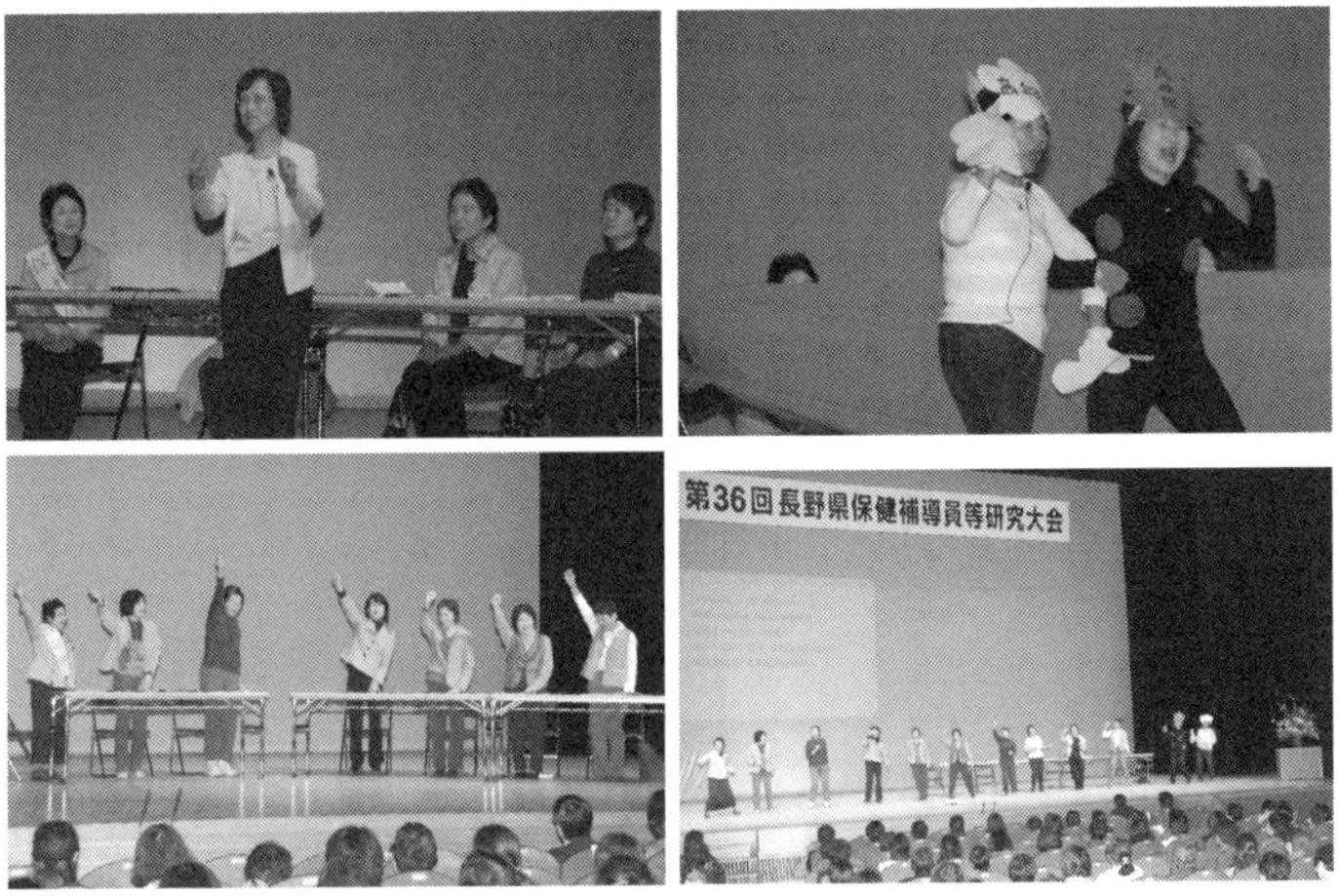

（写真提供：長野県保健補導員会等連絡協議会）

ら、発表者が中心となって話を進めていく。しかし、発表者のみによる発表で終わることは少なく、自分たちの作った健康体操を披露するなど、その場を盛り上げるための演出がしばしばなされる。

大会の司会進行や発表は、すべて保健補導員自身が行う。司会や発表者は、一〇〇〇人を超える参加者の前で、ときに原稿を読みながらも、臆することなく堂々と、それぞれの役割をこなしていく。寸劇や発表ともなれば、アドリブも出始め、あるときは笑いに包まれ、あるときはホールが一体となって一斉に踊り出す。そんな風景が毎年繰り返される。市町村によっては、自分たちの実践の成果をきちんと測定したり、住民にアンケート調査をしたりして、その成果を発表することもしばしばだ。

この日の事例研究発表のテーマは「松本市

健康づくり推進員活動」「駒ヶ根市保健補導員会の活動紹介」「富士見町保健補導員活動」で、それぞれの市町村の保健補導員会が担当する。発表は、市町村や地区の紹介から始まり、続いてこれまで保健補導員が実践してきた活動やその成果についての報告という流れだ。例えば駒ヶ根市は、牛乳パックで作ったメガネケースをプレゼントする高齢者訪問や、男性料理教室の開催、フラダンスの実践といった取り組みを説明する。その後、どこでも簡単にでき、保健補導員会で普及に取り組んでいるという軽体操の実演だ。四〇人を超える保健補導員がステージに飛び出し、「世界に一つだけの花」をBGMに、その体操を披露する。会場は手拍子で盛り上がり、あるいは曲に合わせて踊る。それ以外の事例研究発表も、大体同じような雰囲気で進行する。

事例発表が終わった後は、昼食をはさみ、健康に関する講演が行われる。例えば前年の二〇〇七年では、長野県出身の健康運動指導士による講演が行われた。靴下や靴の履き方に始まり、自宅で気軽にできるトレーニングやエクササイズの紹介がテンポよく紹介されていく。終盤、長野県歌「信濃の国」に合わせた体操を実践する際になると、会場中が歌い出し、体操をする。

このように、「保健補導員等研究大会」は、会場全体が「健康づくり」一色に染まる大会である。実は、この大会は一日だけでは終わらない。これまでに説明したのは、長野県の中南信地方の保健補導員たちが集う「中南信」大会である。翌日には長野市において、県の北部の保健補導員たちが集う「東北信」大会が同じ規模で開催されるのだ。寸劇や事例研究発表は、前日とは違う市町村が担当する。

大会を主催する長野県保健補導員会等連絡協議会によれば、中南信会場の参加者は一三五四名、東北信会場の参加者は一三〇三名であった。つまり、二日間で二六〇〇名を超える保健補導員が参加したことになる。

これは、著者がたまたま参加して見てきたものである。これ以外にも、いくつかの市町村が集まる「支部大会」や、各市町村で保健補導員が集う「総会」といった形で、同じような光景が、毎年、長野県の至るところで繰り広げられているのだ。一体、保健補導員とはどのような人たちなのであろうか。健康づくりや保健の専門家であろうか。あるいは、長年、地域活動に携わってきた「プロ」の市民たちなのであろうか。実は、そのどちらでもない。保健補導員は、それまで特に健康について関心が高かったわけではなく、「ある日突然」地域から選ばれた、しかも、就任して一〜二年にも満たないボランティアの「普通」の住民たちなのである。そうした住民たちが、定められた任期中、市町村の保健師とともに、健康について学習し、住んでいる地区や市町村を舞台に実践活動をし、そのためのネットワークを築き、成果を発表する——一見、「半官半民」の組織でありながら、県全体に〝不思議〟な現象を次々と起こしていく仕掛け——それが保健補導員組織である。

この組織は、一九四五年、日本がまだ戦争中であった頃、現在の長野県須坂市（旧高甫《たかほ》村）で産声を上げた。以来、全県的な拡大を見せ、一九九三年には、長野県の全市町村に設置されるに至った。二〇〇九年現在では（一村抜けてしまったが）八〇市町村中七九市町村に設置されている組織である。

松本文化会館で繰り広げられた寸劇や事例発表は、保健補導員たちの日常活動に裏打ちされた

「コミュニティのちから」の一端を垣間見せてくれるものなのである。

3　女性の五人に一人が経験者であるコミュニティ

保健補導員発祥の地である須坂市に在住するAさん（女性、六〇代）は、自分が保健補導員になる以前から、それがどんなものかある程度のイメージは持っていた。「経験しない前から『補導員をやるとすごい勉強になる』って周りの方から言われているので、イメージはありました」と言う。われわれの調査では、インタビューに答えてくれた多くの人が同様のことを述べた。

「知っていました。家には年寄りがいるので書類なんかを持ってきてくださったり、自分の母親も補導員をやったので、だいたいは知っていました」（飯田市Iさん、女性、六〇代）。「前任者の方たちが『今年保健補導員やってますから』って配り物を持ってきてくださったり、いろいろやってくださっていましたので、補導員がどんなものかは多少はわかっていました」（須坂市Jさん、女性、六〇代）。中には、「名前だけ知っていて詳しい活動内容は知らない」と言う人もいたが、少なくとも「保健補導員」という名前は、県内の広い範囲で認知されていることがうかがえた。地域には、民生・児童委員、PTA、消防団といった、さまざまな組織や役職があり、住民にとってはいずれも身近なものではあるはずだが、健康づくりに関わる組織でここまで認知されている例は珍しいのではないだろうか。

認知度が高いのには理由がある。それは、保健補導員の人数と経験者数だ。実は、長野県では、女性の五人に一人は保健補導員経験者であることが推計されるのだ。

われわれは、長野県の保健補導員組織の実態を把握するため、保健補導員組織に関する統計資料の分析と、関係者に対するインタビューや各種イベントの取材を行った。主に参照した統計資料は、一九七三年より開催されている「長野県保健補導員等研究大会」の第一回（一九七三年）～第三五回（二〇〇七年）において配布された冊子の統計に基づいて、若干の調整をしたものである。関係者へのインタビューは、保健補導員活動の特徴的な市町村を抽出し、保健補導員に関係している保健師および、保健補導員本人、その他関係者に対して実施した。保健師のインタビューについては、須坂市、飯田市、茅野市、長野市、佐久市、木曽町の六市町について実施した。保健補導員本人に対するインタビューでは、年代、職業、性別などの属性に偏りが出ないように配慮し、任期の初めではなく、終了が近い、もしくはすでに任期を終了した保健補導員を対象とした。インタビューを実施した市町村は、須坂市（二〇〇七年の人口五万三二〇四人、保健補導員数二八〇人、以下同）、飯田市（人口一〇万七二五九人、保健補導員数五五三人）、茅野市（人口五万七二〇一人、保健補導員数三〇二人）の三市とし、それぞれ保健補導員の事務局に依頼をして対象者を選定してもらった。インタビュー形態はグループインタビューとし、対象者は、飯田市の「保健福祉委員」を含む合計七三人であった。インタビュー調査は二〇〇八年一～三月に集中的に行ったが、調査として得られた結果以外にも、必要に応じて、著者が体験したこと見聞きしたことも随時含めている。

保健補導員のインタビュー結果については、調査時の約束で、氏名の実名表記は避け、アルファベット表記としてある。対象者が七三人と多いので、アルファベットは市ごとにAから順番に割り当てた。また須坂市のインタビュー対象者はA～Zに加え、a～dで表記をした。実名で公表しているインタビュー対象者は敬称略としてあるが、アルファベット表記のインタビュー対象者については「さん」付けで記載してある。

なお、「保健補導員」は、市町村によっては、「保健推進員」「保健協力員」などと呼ばれている。市町村ごとの具体例を述べる場合はそれぞれの地域で使われている名称を用いるが、一般的な議論においては「保健補導員」の呼称で統一して扱うこととする。また、本書では、保健補導員組織と大きな関わりを持つ保健師の役割や活動についても言及するが、この「保健師」は、二〇〇二年以前は「保健婦」という名称であった。基本的には「保健師」という名称を用いるが、昔の文献や発言の引用などにおいて、適宜「保健婦」という古い名称も用いる。

保健補導員の人数

さて、長野県の保健補導員数である。保健補導員は二〇〇七年現在、八〇市町村中、七九市町村に設置されており、長野県全体で一万二九六五人となっている。長野県の「毎月人口移動調査」によれば、二〇〇七年一〇月一日現在の県人口は二一八万三三七人なので、人口一万人当たりの人数は五九・五人である。

他の地域組織と比較してみよう。民生・児童委員は全国に二二万七二八七人（二〇〇七年）いるので、人口一万人当たり一七・八人である。地域の消防団の団員数は全国に八九万二八九三人（二〇〇七年）で人口一万人当たり六九・九人である。つまり、長野県の保健補導員は、消防団の全国平均数に比べるとやや少なく、民生・児童委員の三・三倍いることになる。なお、都道府県別に見ると、長野県の民生・児童委員は四三九三人で、人口一万人当たり二〇・一人と全国平均よりも多く、人口二〇〇万人以上の都道府県の中では最も多い計算となる。また、消防団の団員は三万八九九九人で、人口一万人当たり一七八・二人となり、都道府県別のデータはないものの、全国平均と比較してはるかに多い人数が活動していることが推測される。長野県は保健補導員だけでなく、他の地域組織も負けず劣らず活動していると言えよう。ただし、保健補導員の大きな特徴は「ＯＢ」（任期を終えた人）の多くが引き続き地域活動を継続するということであり、それを勘案すると他の地域組織に比べて〝ダントツ〟にパワフルな存在かもしれないのだ。これについては後で述べる。

保健補導員数を市町村別に見てみよう。図表１－４は、二〇〇七年の市町村別の保健補導員数と、人口一万人当たりの保健補導員数をグラフにしたものである（保健補導員組織を設置していない泰阜《やすおか》村を除く八〇市町村についてグラフ化してある）。縦軸は上から「市」、その後に「町村」という順番となっており、その並びは地域別となっている。絶対数で言えば、人口の多い長野市（一八〇一八人）や松本市（八九一一人）などの市部は当然、多い傾向にある。一方、人口一万人当たりの保健補導員数は天龍村（六九五・五人）、清内路《せいないじ》村（三〇八・三人）、南牧《みなみまき》村（一四五・五人）

図表 1-4　市町村別保健補導員数（2007年）

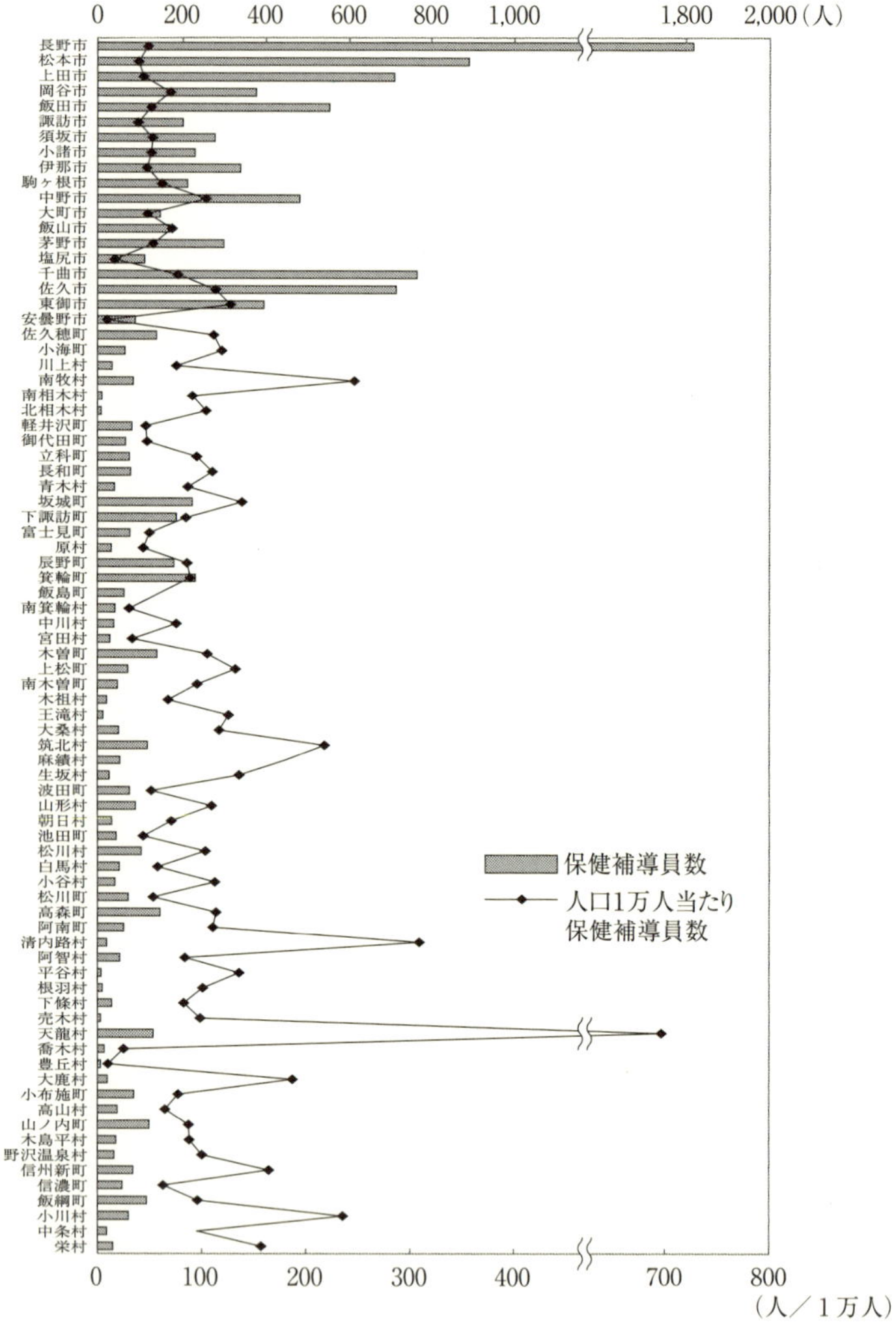

など、市部に比較して町村部のほうが多い傾向にあることが分かる。

市町村区分ごとに全市／全町／全村の平均値を計算すると、「市」は五一・六人、「町」は八四・〇人、「村」は九四・四人であり、市↓町↓村の順番で、つまり、規模が小さくなるほど数値が高くなっている。

保健補導員数の推移

次に保健補導員数の推移を示した図表１‐５を見よう（本図は長野県国保地域医療推進協議会の『信濃の地域医療国保地域医療協一〇周年記念誌』および長野県保健補導員会等連絡協議会の『創立二〇周年記念誌』の内容も参考にして作成した）。グラフの二本の折れ線のうち下の線は、保健補導員組織を設置している市町村数の推移である。一九七三年から次第に設置数が増え、それに伴って保健補導員数も増加し、一九九四年（これは、全市町村に保健補導員組織が設置された一年後に当たる）に一万四二六九人とピークを迎え、その後、横ばい時期を経て近年は減少傾向にある。ピーク時と比べると、二〇〇七年は九％の減少となっている。

ここで注意したいのは、この減少は、いくつかの特定の市町村の傾向を反映しているものだということである。詳細は省略するが、二〇〇五年に市町村合併した長野市、佐久市、安曇野市、塩尻市の四つの市について、合併に伴って保健補導員の人数を著しく減らしたなどの特殊事情があった。この四市だけで保健補導員が一四一九人減少しており、県全体の減少数である一三〇三

図表 1-5　保健補導員総数と設置市町村数の推移

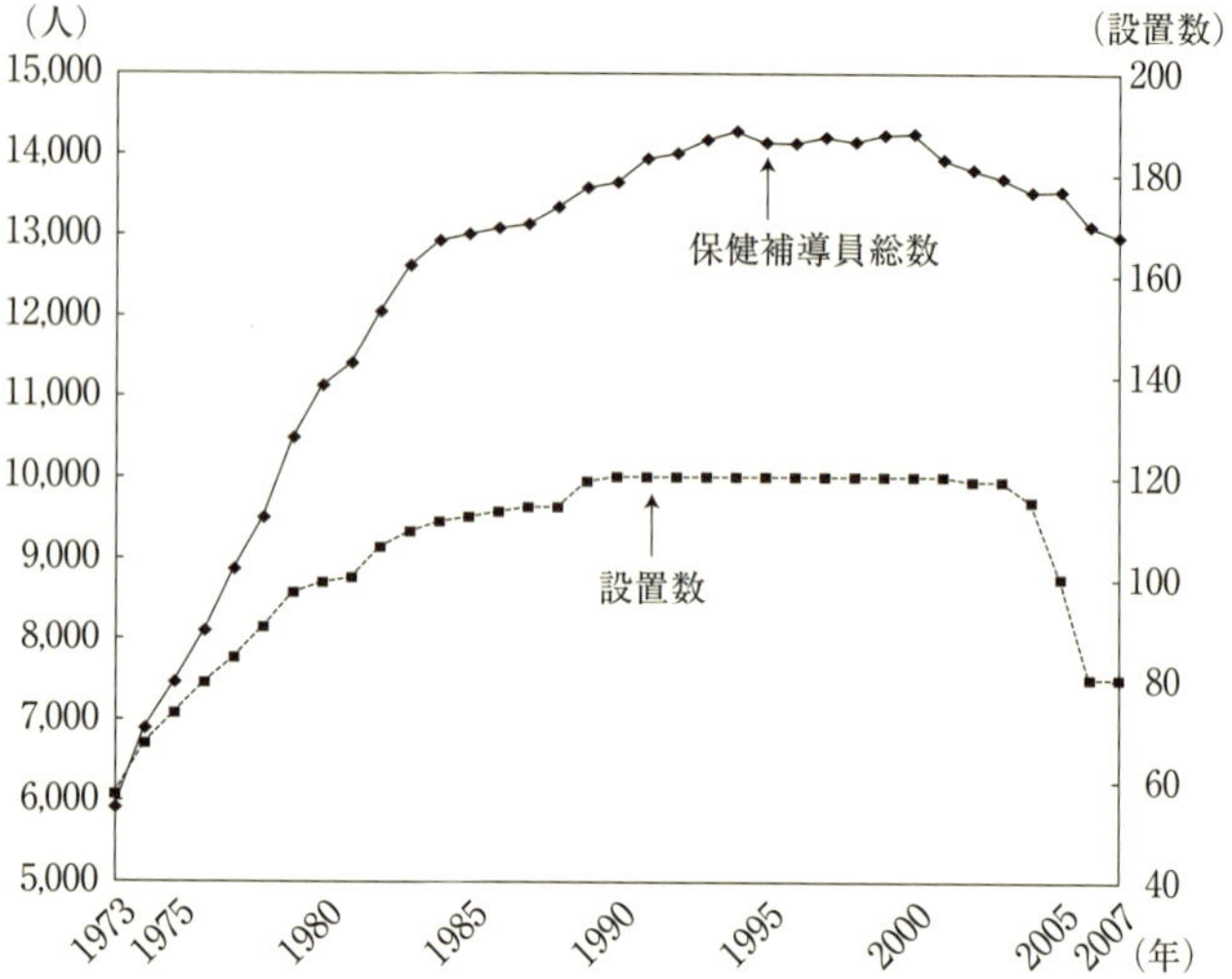

図表 1-6　4 市を除いた保健補導員数の推移

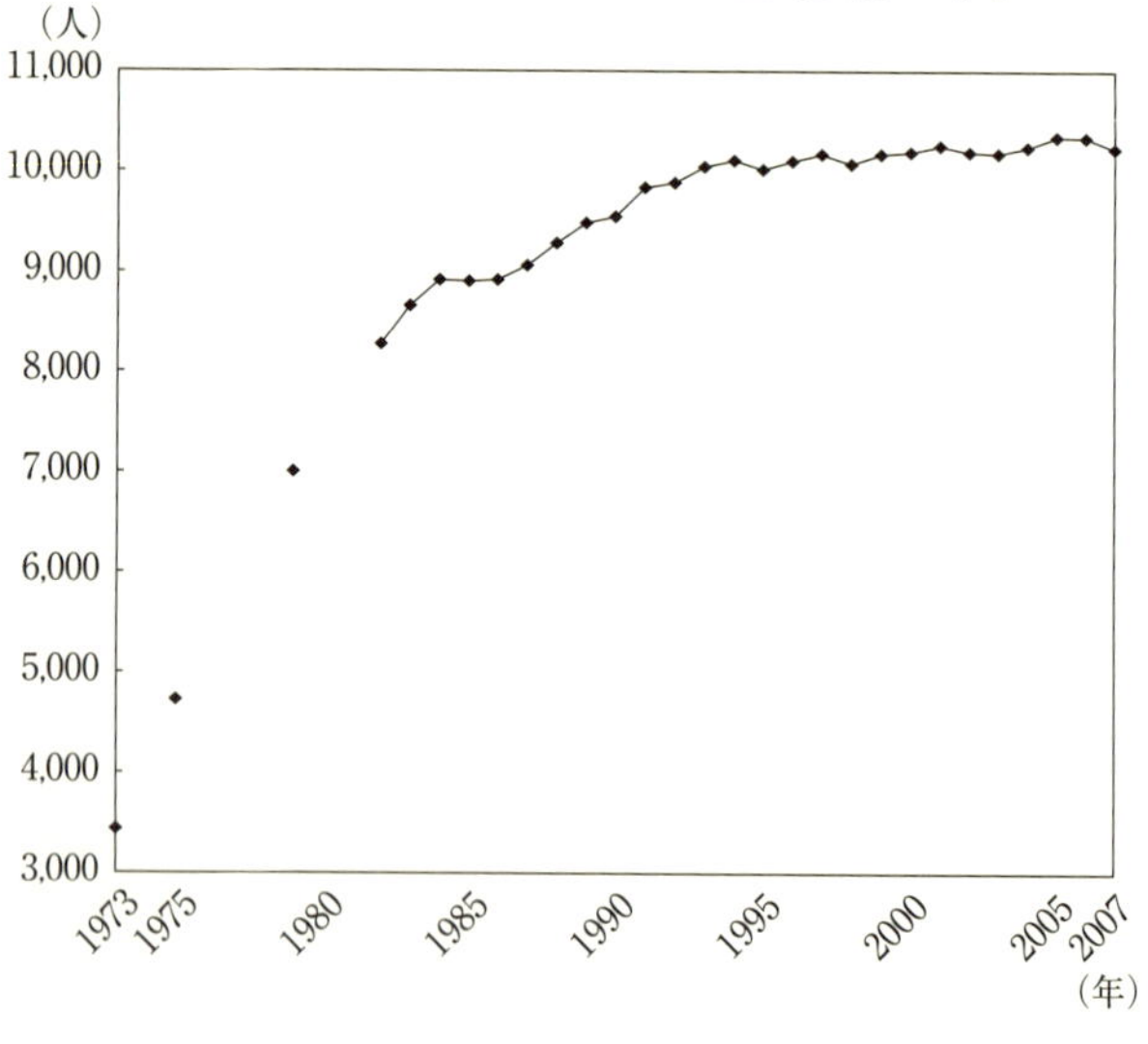

図表 1-7　全国の消防団団員数の推移

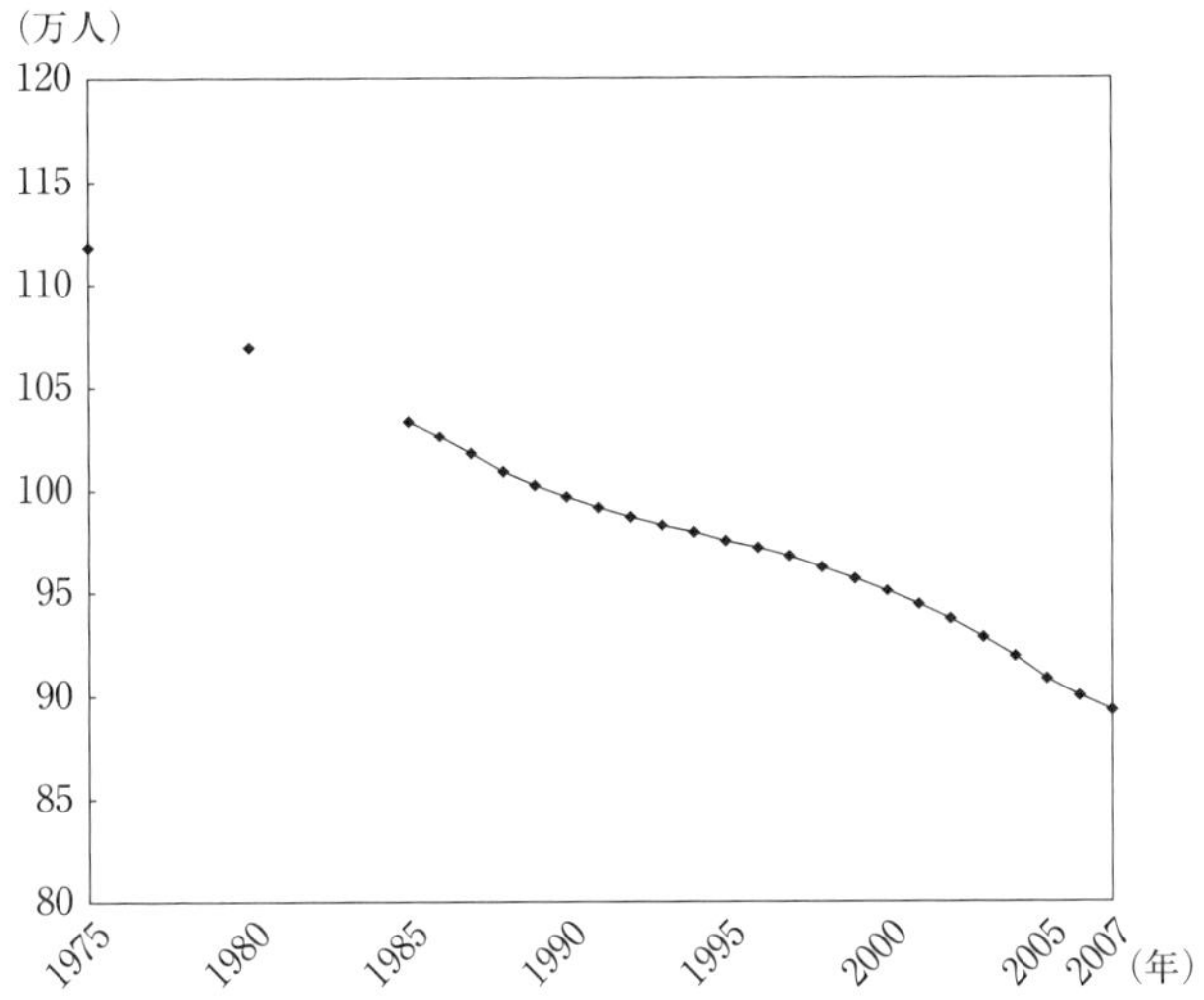

人が四市の減少分で説明できる。ただし、人数が減ったからといって、必ずしも活動が衰退しているわけではない。この四市は、それぞれの地域の実情に応じて、試行錯誤をしながら活動を続けているそうだ。

図表１－５の四市を除いた保健補導員数の推移を示したのが図表１－６である。四市以外の市町村では、若干の増減はあるものの、一九七三年から二〇〇七年に至るまで緩やかに増加、ないし、横ばいという人数規模を維持していることが分かるであろう。

この傾向は、他の多くの地域組織とは異なるものである。例えば、図表１－７は全国の消防団の団員数について、一九七五年以降の推移を示すものであるが（消防団ホームページ内の統計資料より。一九八五年以前は不明な年度あり）、消防団員についてはその数が一貫して減少傾向にあり、二〇〇七年までに約二割減っていることが分かる。保健補導員の人数規模が、少子高齢化が急速に進む近年においても、一部の例外を除き一定レベルで維持されているということは、保健補導員組織の大きな特徴だと言えるだろう（なお、民生・児童委員については、国によって民生委員法が制定された一九四八年以降、一貫して増加傾向にあったが、最近一〇年くらいはほぼ横ばいとなっている）。

五人に一人が保健補導員経験者

保健補導員は任期があり、再任が少なく、多くの場合二年ごとに入れ替わる。これが、他の地域組織と比べたときの一つの大きな特徴である。保健補導員の任期は、二〇〇七年の統計によれば、八〇市町村中「二年」という市町村が一番多く、全体の八三・八％（六七市町村）である。市町村によっては須坂市のように、厳密に「再任を認めない」としているところもある。インタビューで話を聞いたり、訪れた市町村の担当者に尋ねた限りでは、ほとんどの市町村で任期によって保健補導員が入れ替わるということだ。例えば、厳密に「再任禁止」とはしていない飯田市や茅野市では、昔保健補導員をやって、数十年後、再度担当したという例や、二期連続で務めているという例はあったものの、ほとんどのインタビュー対象者が新任の保健補導員であった。

補導員の入れ替え率が実際にどれだけあるかは正確には分からない。しかし、以上の調査結果から、県内のほとんどの保健補導員が、少なくとも現在は、再任されずに二年の任期で他の人に交代していると推測される。となると、保健補導員の経験者は、相当な数にのぼることになる。

例えば民生・児童委員は、任期が「三年」と決められており、「再任も可能」とされている。再任率の詳しいデータはないが、インタビューでは「民生委員は名誉職のような位置づけ」という声も聞かれ、誰でもなれるというものではないと推測されることから、保健補導員は民生委員より「回転が早い」と言うことができるかもしれない。

これまでの保健補導員経験者数を推計してみよう。前述の図表1－5で示された長野県の保健補導員総数を全年度分足し合わせると、延べ四三万二七五八人となる。計算を簡単にするために、全市町村の任期がすべて二年で、再任される人がゼロであるとすると、四三万二七五八人割る二で約二一・六万人が経験者であることになる。二〇〇七年の長野県の人口は二一八万二一九〇人なので、経験者が全員生存していると仮定すれば、人口の約一割が保健補導員経験者ということになる。現在の保健補導員のほとんど（九七・二％）が女性であり、これまでの経験者もほとんどが女性であると推測されるので、人口の半分が女性だとすれば、長野県の女性の五人に一人は保健補導員を経験しているという計算になる。かなり粗い計算であるが、これはデータが存在する三五年分の計算結果だけを使っているので、実際はもっと多い人数が経験していることが推測される。

市町村によっては、さらに多い人数の経験者がいる場合もある。例えば茅野市は、保健補導員の任期は一年のため、二〇〇九年現在では、推計で九〇〇〇人以上の保健補導員経験者がいることになる。市の人口が二〇〇九年時点で五万七三八二人なので、住民の約一六％――女性の三割以上——が保健補導員を経験していることになる。

五人に一人であれば、家族や親族、隣近所で、誰かが経験者であってもおかしくないであろう。

任期後も続く保健補導員の活動

さらに、任期を終えた「OB」たちの多くは、任期中に学んだことを活かして、さまざまな活動を続ける。つまり、引き続き補導員コミュニティの一員として積極的に関わるということだ。「卒業後」の保健補導員が任期満了後も活動を続けることの象徴がOB会の存在だ。文字どおり、保健補導員の任期を終了したOBが活動をするための組織である（本来、女性が多いということから、「OG会」という表記のほうが適切であろうが、関係者の間では「OB会」という表記が定着しているので、そのまま表記する）。統計資料によれば、八〇市町村中、三〇％にあたる二四市町村が「OB会がある」と回答している（うち一町は休止中）。また、まだOB会はないが、「今後検討する」としている市町村も一四ある。合計人数は、判明しているものだけで八二二七人。上田市の三一一人、岡谷市の一八七人、駒ヶ根市の九七一人、茅野市の三三〇人、宮田村の約五三〇人などである。例えば茅野市では、メンバー間の年一回の親睦・交流に加えて、地域の祭に参加したり、諏訪中央病院の総合受付のボランティアをしたりしているという。これらのOB会は、任期が終了した保健補導員が必ずしも全員加入するものではないが、多くの市町村で、保健補導員の活動が、決められた任期だけに留まっていないことを示すものである。

その中で、須坂市のOB会は特徴的だ。須坂市のOB会が発足したのは一九七八年一〇月である。会員は約四八八〇人。任期を終了した保健補導員が、ほぼ自動的に加入する仕組みとなっている。OB会は市内に六九ある町単位で活動し、年一回会合を持つことを基本とするが、会によっては同期でグループを作って、毎週ボランティア活動をする例もあるなど、活動はさまざまである。

調査の中でわれわれが見学をさせてもらった須坂市のOB会に、仁礼《にれい》町二〇期OB会というのがあった（須坂市では、一九五八年の合併後から、二年の任期を一つの〝期〟としてカウントしている）。このOB会は、二〇期で市の保健補導員連合会会長をしていたOさんなどが中心となって運営されている。年一回の集まりのほかに、市内の福祉施設のボランティアや手芸教室の主催もしているという。

われわれが見学したのは二〇〇八年三月一六日の日曜日、その年で一〇回目になる集まりであった。この日は、朝の九時半に地区のコミュニティセンターの調理室に集合して、おやき（長野県でよく食べられる郷土食）や、災害時の「包装食」をみなで作り、メンバーが任期中にこの町を含む地区の担当だった関野志穂保健師を呼んで話を聞くというものであった。この日集まったのは一三人。調査のつもりで行った著者も、「おやきの先生」と呼ばれるあるOBに教わりながら、調理に参加させてもらった。「おやき作りは六〇歳からよ」「須坂のおやきは蒸すのが特徴」と先生。著者がおやきの皮作りに手間どっている間に、どんどんと調理は進む。補導員会で培われたチームワークは抜群であった。

調理が一段落し、保健師の話は一〇時三〇分頃から始まった。話のテーマは、その年の四月から始まる新しい医療保険制度だ。当初三〇分ほどの予定であったが、一同熱心に聞き入り、「子宮がん検診が二年に一回になったのは残念だ」「市内には産婦人科が少ないのではないか」といった意見や質問もたくさん飛び出し、結局四〇分近く続いた。

そして、その間に炊いていた包装食とおやきが出来上がり、一一時一〇分頃に食事開始となった。最初、包装食とおやき、味噌汁だけであったテーブルには、メンバーが持ち寄った、たくあん・おでん・菜の花や白菜の漬物・りんごのマヨネーズ和えといった「一品」がどこからともなく並べられ、あっという間に豪華な食卓に変身した。花を挿したコップも置かれるという演出付きだ。

料理に舌鼓を打ち、思い出話に花を咲かせ、一二時過ぎに解散となった。年一回の集まりをみなで楽しく過ごしたのであった。

会の運営は完全に自主的なものだ。任期中は事務局や健康教育の講師として保健補導員活動のコーディネートを担当する保健師も、ＯＢ会では「お客さん」になる。関野保健師によれば、この日に話すテーマは、当初、包装食を作るということに合わせて「防災の話にしましょうか」と提案したが、「それは別にいいです」と「一蹴」され、会の要望で新しい医療保険制度のテーマになったという。「市がＯＢ会に対してあれこれ言うものではないですからね」と関野保健師。「でも、保健補導員活動が終わっても、こうやって毎年呼ばれるのはうれしいですね」と、笑顔で話していた。

写真1-2　須坂市福島町のOB会風景

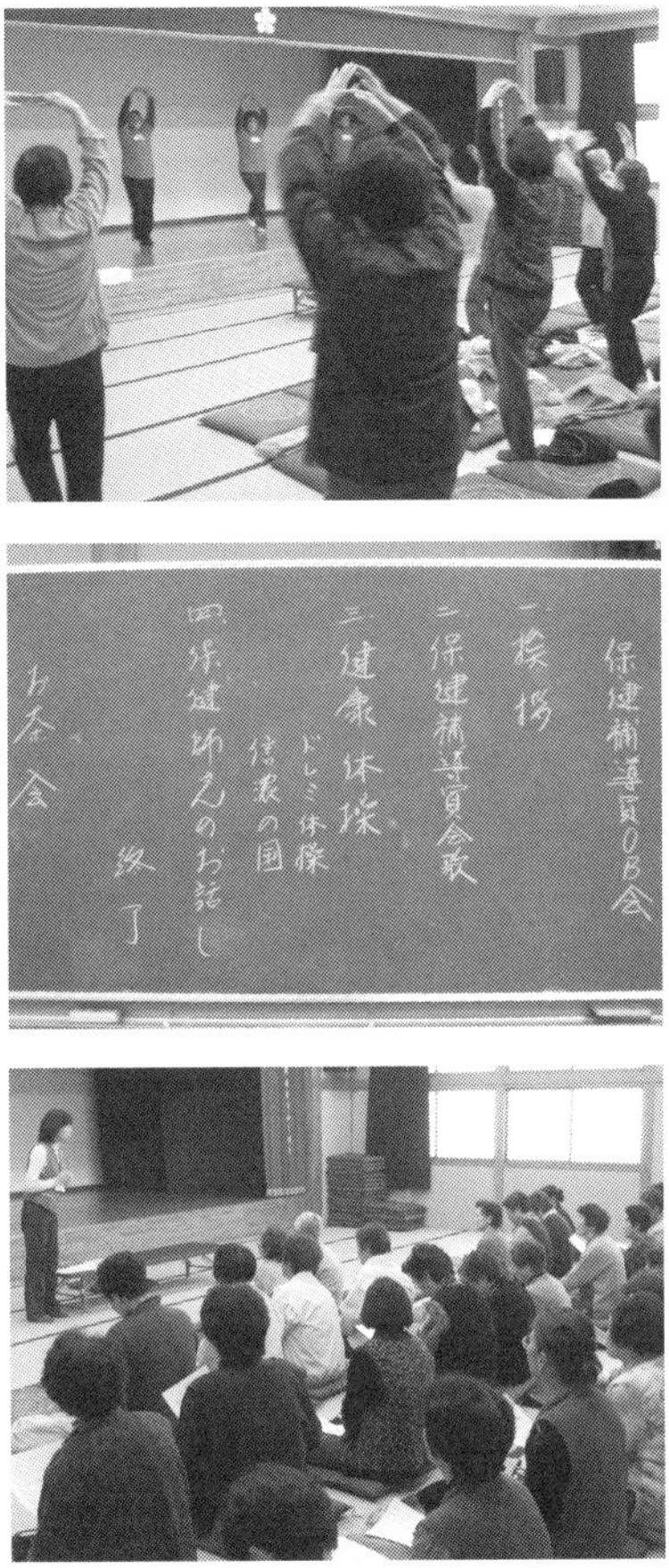

（すべて著者撮影）

翌々日の三月一八日は、同じく市内の福島町でもＯＢ会が開催されていた。仁礼町とは違い、この町のＯＢ会は昔ながらの公会堂で実施される。この日に集まったのは八期から二五期までのＯＢで約四〇人。福島町では、四名から五名程度の保健補導員の選出を基本にしているということなので、かなりの数のＯＢがこの日集まったことになる。会の主催は、その年の一つ前の期の保健補導員が担当するという仕組みで運営している。

須坂市では、こうした光景が、市全域で繰り広げられているのだ。

ＯＢ会だけでなく、保健補導員の活動が、別のグループ結成につながったケースもある。茅野市保健補導員会の「よりよく生きるために～みつめてみよう私たちの生命」の学習会活動（以下、「みつめてみよう私たちの生命」）と、それをきっかけに結成された「いのちの輝きを考える会」の活動がそのよい例である。

「みつめてみよう私たちの生命」は、一九八三年に、任期中の四〇代の保健補導員が、胃がん検診を受けていたにもかかわらず、亡くなってしまったことがきっかけで始まった、命の尊厳や終末期医療についての学習会である。茅野市の保健補導員連合会の資料によれば、そのときの状況は「大変元気だったＡさんの突然ともいえる死に、地域住民や保健補導員さんから医療や健診に対する不信感が噴出してきました」というものであった。同市の保科実早子《ほしなみさこ》保健師は、学習会発足のいきさつをこう説明する。「結局その方は胃の裏側の大変見つけづらいがんだったんですけれど、『医療にも限界がある』『検診にも限界がある』って、そういうことをきっかけに病院の先生だとか牧師さんだとか、保健補導員さんとか、みんなで集まって話し合いをしたことをきっかけに、『命に関する学習を毎年一回はやっていきましょう』っていうことになりました」。以来、この学習会は、保健補導員の「任期最後の学習」として毎年取り組まれ、保健補導員活動とともに評価を受け、一九九三年の県医師会長の表彰や、二〇〇五年の保健文化賞といった賞の受賞につながっている。また、学習会で学んだ保健補導員のＯＢが中心となって、一九九四年に「いのちの輝きを考える会」というグループが発足し、保健補導員の学習活動の連携や公開講座など、グループ独自の活動を推進することになった。さらに、この学習会などがきっかけとなって、一九九八年には市の諏訪中央病院に「緩和ケア病棟」が設置されることとなった。

保健補導員の経験者が、地域のほかの役職につくことも多いという。須坂市のＢさんは、「民生委員さんの女性を見ると、ほとんど補導員さん経験者だね」と言う。同じく地域で食生活改善活動を行う、食生活改善推進員になる補導員も多いそうだ。例えば須坂市二〇期の会長を務め、仁礼町のＯＢ会を引っ張っていたＯさんは、その後、市の食生活改善推進協議会会長を務めた。須坂市の荻原幹子保健師によれば、市で養成している介護予防サポーターになるのも、保健補導員経験者が多いという。茅野市で一九九七年に保健補導員連合会の会長を務めた大下京子は、任期終了後、「はじめに」で述べた市の「ビーナスプラン」策定において、「茅野市の21世紀の福祉を創る会」の幹事を務め、現在でも、その後期一〇年計画策定に携わっている。

保健補導員の任期中に学んだことや経験は、さまざまな場面で活かされているのである。

4　学習、働きかけ、関わり合い
――自分の健康、家族の健康から地域に目を向ける

「うちは、塩分計を持ち帰って、お味噌汁とかの塩分を測ったりして減塩にしました。夫もその味に慣れてきましたね。外で飲んだときに『しょっぱいな』って言います」（須坂市Ｓさん、女性、四〇代）

「もう薄味には慣れましたよね。補導員が集まるときも、みなさんお漬物を持ってくるんですけど、やっぱり減塩のもので。『しょっぱい!』っていう漬物はないですね」(須坂市Qさん、女性、六〇代)

「私は一〇年くらいウォーキングをしていますけど、いつもならダラダラしゃべりながら楽しんでいました。補導員をやって、今は手を振ったり、友達と『ああやろうね、こうやろうね』って考えながらやっていますね」(須坂市Rさん、女性、六〇代)

(著者)「幼稚園などで体操を披露することもあるそうですが、みなさんはどうですか?」

「文化祭とかでやるときはありますね。今は月一回、補導員がストレッチ体操をやっています」(須坂市Uさん、女性、五〇代)

「老人会に呼ばれたこともあります。『信濃の国』とかね、『しゃぼん玉』とか、座ってできるような体操をしました」(須坂市Rさん、女性、六〇代)

これは、著者が須坂市保健補導員会の理事(市内一〇ブロックの代表として、市全体の方針を決めたり、対外的な活動の代表として活動する役割)にグループインタビューした際の会話の一部である。カジュアルな会話からも、「夫」「友達」「老人会」「補導員自身」と、それぞれの保健補導員が、周囲のさまざまな人に健康づくりを働きかけていることが分かる。「誰かに働きかけた」という話題になるときはとても会話が弾み、保健補導員たちはいきいきとするというのがわれわれの印象である。

保健補導員組織の活動内容と学習活動

保健補導員組織の活動内容はどんなものだろうか。補導員の活動範囲は市町村（先に述べた理事の活動がそれにあたる）、および自治会などのより小さい範囲の地域であるが、健康についての話題は家庭や補導員一人ひとりによって異なるので、活動は実にさまざまなものになる。しかし、その特徴を一言で言えば、健康づくりについての「学習と働きかけ」である。

「長野県保健補導員等研究大会」の資料によると、二〇〇七年度の市町村の活動内容（一一カテゴリー別）は、八〇の市町村数を一〇〇％として以下のようである。まず、「成人保健活動への取り組み」（九七・五％）「研修会、講習会、大会視察等」（九六・三％）「健康づくり大会、福祉大会、文化祭、運動会等」（七五・〇％）がほとんどの市町村で実施されている。つまり、「まず研修会や講習会を通して、健康や地域の現状について学習をし、知識を身につけてから、成人保健活動や地域の健康づくり大会等への参加をする」というのが、一般的な保健補導員組織の姿だと言えるだろう。

次に続くのが、「在宅福祉関係、寝たきり、痴呆、一人暮しの方等への関わり」（四三・八％）「献血推進運動」（三六・三％）「ボランティア活動」（三五・〇％）「その他」（三一・三％）「母子保健活動」（二八・八％）「調査活動関係」（二七・五％）である。例えば佐久市は、住民を対象として毎年健康についての調査活動を実施している。二〇〇五年は住民一〇〇〇人を対象にして「健康づくりに関するアンケート」を実施したという。また須坂市では、保健補導員の発案で始まった「子育て広場」というものを地区ごとに開催している。これは、出生児数の多い地域で、地域の公会堂などを利用して、子どもとその母親のための広場を設けるというものであり、保健補導員によって自主的に運営されている。名称こそ「保健」であるが、それに留まらないさまざまな役割を、保健補導員は担っているのである。

「研修会、講習会、大会視察等」の詳細を見てみよう。市町村によっていろいろな学習活動が行われている。テーマは、メタボリックシンドローム・生活習慣病をはじめとした各種疾病や、医療保険制度、地域の健康状態についてなど、さまざまだ。一般的な知識だけでなく、地域の問題を発見して活動に活かすために、住んでいる市町村や地区にどのような病気の人が多いか、高齢者や新生児は何人いるかといったことも学習するのが特徴である。「私たちの町は今年生まれた赤ちゃんが○○人いるんですが」とか「長野県は女性の平均寿命が○○歳ですよね」といった会話は、保健補導員と話していてごく一般に見られる風景である。

講師は市町村の保健師や医師など、健康づくりに関連した専門家が担当するのが一般的である。県単位や市町村が集まった支部単位といった広域での研修会——先に紹介した「長野県保健補導員等研究大会」がその代表例である——から、市町村単位、さらに地区・ブロックごとの研修会まで、その範囲もさまざまである。例えば須坂市では、二年間の任期を〝一コース〟と見立て、「減塩食」「健診結果の見方」「こころの健康づくり」「歯の健康」「認知症予防」といったテーマごとの学習を、市の六九自治会を一〇にまとめた「ブロック」単位で毎月実施しており、講師は主に保健師が担当している。須坂市の保健補導員組織を調査した長野県短期大学教授の張勇《ちょうゆう》によれば、一九八四年からの二年間では、実に合計三四三時間という研修プログラムが組まれていたという。こうしたことを指して須坂市の保健補導員活動を「短期大学」と呼ぶ人もいるほどだ。また、茅野市のように、学習活動の一環として、地域の医療機関や福祉施設の視察見学を実施しているところもある。

多くの保健補導員経験者は、研修会や講習会を通して勉強をすることが、「とても勉強になった」という感想を述べている。例えば須坂市のGさんは、七〇歳まで現役の看護師として働いていたが、そのような豊富な経験があるGさんでも、保健補導員の学習は得るものが多く、「お年寄りの介護なんてずいぶんやってきているけども、知らなかったことも多かった」と言う。ほかにも、こんな声が聞かれた。

「体のことで勉強できたことが多くて、『家族も大丈夫かな?』って気にするようになりました。健康について気持ちが変わってきましたね」（茅野市Iさん、女性、四〇代）

「私は肥満とコレステロールが心配でした。以前は『食べてないのに』って思っていたのですが、よく勉強してみると、実際にたくさん食べてることに気がついたんです（笑）。私はまずご飯のお茶碗を小さくしました」（須坂市Aさん、女性、六〇代）

「自分でどのくらい歩くかという計算ができるようになりましたね」（須坂市Cさん、女性、六〇

代）

彼女らは学んだことを活かして、まずは、「血圧を測るようになった」「歩くようになった」というような自分の健康づくりを始める。それに加えて、生活のさまざまな場面で、「夫に減塩の味を慣れさせた」「近所の老人に歩き方を教えた」「職場の仲間と歯の勉強会をした」など、家族や地域、職場の人に対して自分から働きかけをする。インタビューを通して、こうした実践例はいくつとなくあることが分かった。

それがより広がりを持つと、地域全体に対する働きかけに進展する。一つの実例を紹介しよう。須坂市のK町で、Jさんが「公会堂を禁煙にした」という例である。少し長くなるが、Jさんが自分や家族の健康というテーマから、より影響範囲の大きなテーマに関心を持ち、それを実現するための活動を始める契機となる心持ちを語った発言を、そのまま引用する。

補導員をやって、地域の環境というか、その状況をちゃんと把握しないと、事業を一つやるにもうまくいかないと思いました。一つには、K町の場合はすごい高齢化してるんです。それと同時に、高齢化している人たちが、どんなことに興味を持っているか、どんなことしたらみなさん地域に出てきていただけるかとか、そういうことを考えたときに、うちの町では、公会堂を禁煙にしたんですよね。その方向に持っていけたんです。前期の補導員さんと一緒に話をしていたときに、会議場はたばこ吸わないけれども、それ以外の場所では当たり前みたいな感じがあったことに気づいて、「そこを何とかしよう」と。補導員の学習会でたばこの害について学習をしたときに、周りの人の方がどのくらい危険なのかっていうことを知って、区（自治会）の方にもお伝えしたんですよ。「これは何とかしなきゃいけない」って。そんなことで、区の文化祭でたばこの害についてみなさんにわかっていただけるように、保健師さんに来ていただいて話をしていただいたり、パネル作ったり、いろいろやりました。そして区の総会のときに、最終的に、「やっぱりこれは、健康を考えたらやめるべきだ」ということで、全会一致で、二月一日から禁煙にすることが決まりました。で、そのときに、区のみなさんがいかに高齢化しているかということと同時に、健康についての関心度がすごい高いというのが分かったんです。それで、「じゃあ次に何をしたらみなさんが興味を持ってくださることができるだろうか」ということになったんです。保健師さんに、町の中の健康診断やったときにどういう病気が多いかをお聞きしたんですけど、そしたら高血圧が多いことが分かった。やっぱりお年寄りが多いから。今度は高血圧についてみなさんに何か働きかけようって感じになっています。地域の実情を知るっていうことが非常に大事だと思いました（須坂市Jさん、女性、六〇代）。

Jさんは研修会で喫煙の害について学んだことをきっかけとして、「公会堂の禁煙」という形で、地域に働きかけるに至った。この場合の「地域」とは、区（自治会）である。またその後、担当保健師に高齢者の血圧状況を聞いて、新たな働きかけを考えている。いわば、客観的なデータに基づいて地域単位の課題を発見し、それを実践に移したのである。自分や家族を超えた、もっと広域の地域コミュニティに向けて健康づくりを訴えるのは、なかなか勇気のいることだ。それをJさんは、当たり前のことのように始めた。

「配り物」がもたらす効果

保健補導員の活動のうち「成人保健活動への取り組み」について見てみよう。「生活習慣病」が大きく問題視されるようになった現在では、その対策や予防は保健補導員の最も大きなテーマだ。ウォーキング会を開催したり、塩分測定を実施して意識づけをしたりすることなどは、まさにその好例である。また、地区の健診会場に手伝いとして出向くということもある。特に多くの市町村で実施されているのは、「健康教室の開催」と「健診の受診勧奨」だ。

健康教室は、一般的に、「自治会」や「区」といった地区単位で、そこに所属する保健補導員がテーマから講師までを自分たちで企画して開催される。講師として呼ぶのは、「研修会」と同じく、市町村の保健師や医師などの専門家だ。例えば茅野市は、市を一〇地区に分けて活動をしているが、活動報告資料をもとに計算すると、二〇〇六年には〝補導員のみの学習活動を除いて〟合計一二一回の健康教室が開催され、少なくとも延べ二九九二人が出席したことになる。興味深いのは、茅野市では誰が来ても講師料が六〇〇〇円と決められており、それは市内の有名な医師でも変わらないということである。それでも、呼ばれた人は喜んで講師として出向くそうだ。保健補導員の活動が地域にいかに根付いているかを物語っていよう。

「成人保健活動」のもう一つ大きな活動が、健診（二〇〇八年四月までは〝基本健康診査〟、それ以降は〝特定健康診査〟を指す）やがん検診の受診勧奨だ。「健診を受けて、早期発見・早期治療をしましょう」「自分の健康を見直すきっかけにしましょう」という呼びかけの運動である。一般的には、保健補導員が自分の「受け持ち世帯」を持ち、その世帯へ戸別に訪問して健診申込み用紙などの関連書類を配布したり、その場で受診を勧めたりする。

二〇〇八年に、長野県保健補導員会等連絡協議会が県内の各市町村の保健補導員組織を対象として、活動内容に関するアンケートを実施した。回答のあった六二市町村のうち七四％が「健診等のお知らせの配り物」を保健補導員が届けていると答えている。現在でも多くの市町村で実施されている活動と言えよう。

保健補導員の「受け持ち世帯」は、市町村や地区によってさまざまであるが、統計資料によれば、二〇〇七年における県全体の平均は五二・二世帯、市町村区分別には、「市」で八五・二世帯、「町」で四七・八世帯、「村」で三九・七世帯となっている。これは、先に述べた人口当たり保健補導員数の傾向をそのまま反映したもので、保健補導員数の少ない市部ほど受け持ち世帯が多くなっている。それにしても、書類を配布したり健診受診を呼びかけたりするために、保健補導員が周囲の数十軒の家を回るということであり、それだけでもかなりの負担になる役目であろう。

「配り物」にまつわるエピソードには事欠かない。七〇歳まで現役の看護師として働いていたという須坂市のＧさんは、「補導員になったから」ということで七四歳になって初めて乳がん検診を受診したところ、乳がんであることが判明したという。友人たちからも「補導員をやったからこそ見つかって、よかったね」などと言われ、健診の通知を配るときにそうした体験談を話すことにした。

「健診の申込書をお配りして歩いているときにね、自分の体験を話すんですよ。『健診は大事だからね』って、みなさんにお勧めしますね。自分で体験しているから。こんなこと人様に言いたくないけれども、『私はこうでしたよ。だから、健康診断も大事なんですよ、毎年受けたほうがいいですよ』って。ほんとに、心からの気持ちでお話しして歩けるようになりました」（須坂市Gさん、女性、七〇代）

須坂市福島町のOB会のお茶会で同席した、二六年前に保健補導員を経験して現在は八九歳になるというあるOBは、懐かしそうにこう言う。「昔は歩いて各戸を回っていたため、靴の二つや三つは履きつぶしていましたよ。とにかく歩いたんで、足腰が元気じゃないとやっていられなかったんです」。

補導員自身のためになるということも少なくない。大阪から茅野市に移り住んで一二年になるというFさん（女性、六〇代）は、保健補導員の経験を通して、地域になじめるようになったと言う。「出身地が大阪なもんですから。見ず知らずというか、ほんとに知らない人ばっかりの中に入ってね。保健補導員に選ばれたおかげで、地域の方とお話ししたり、会食したりね、いろいろしてるうちに、精神的にとても楽しくなってきましたね」。須坂市のOさん（女性、五〇代）は、「自分から配る」ことで人脈も広がり、補導員としての活動もやりやすくなるとこう言う。「『行事に誰も出てくれない』と言っててもだめだと思います。補導員やっていない頃は町の行事もあんまり参加しなくて隣組しか知らなかったですが、補導員になって行事に出始めると、いろんな方と知り合いになって、人脈がちょっと広がって、補導員としての活動もしやすくなりますね」。

人によっては、「そんな時代遅れのことをするより、申込書を郵送したり、ホームページからダウンロードできるようにすればいいじゃないか」という意見もあるだろう。しかし、一軒一軒訪ねることが必要なこの「配り物」活動こそが、保健補導員の原点でもある。保健補導員関係者が口を揃えて言うことであるが、健診受診を呼びかけるということは、それ自体重要なことではあるが、一つの「きっかけ」にすぎない。形の上では「行政の事業への協力」ではあるが、その過程で、地域の住民とコミュニケーションを取ったり、健康状態を把握することが重要だというのである。それは、地域のつながりが希薄になったと言われる現在では特に貴重なことであるが、昔から補導員にとっては日常的な活動であるとともに、地域のつながりを体感し、周りの人にもそれを実感を持って伝えるための根源的な意味を持ったものであった。一九七五年に「保健補導員等研究大会」で事例発表をした須坂市のTさんの話を引用しよう（研究大会で配布された冊子より。以下、原文のまま掲載する）。

私の班には重病人一人、軽い病人三人の方がいます。その中に息子さんの勤め先の都合で一人暮しの老人Kさんがいます。この方は近くに親類の方もおられるのですが事情もあっておつき合いはなさそうでしたので、Kさんの隣りの奥さんに「Kさんは血圧も高く一人暮しなので、よろしくお願いします」と頼んでおきました。ある日Kさんは庭に出て草とりをしていましたので「大丈夫ですか」と伺いますと「今のところはこの通り調子がいいけれど、時々いけません。まあ、補導員さんよろしくお願いします」と中々御機嫌でした。私とこんなやりとりがあって、四、五日たった夕食後のことです。「Kさんの窓のカーテンが、二、三日あかないのでちょっと声を掛けてみたら、具合が悪くて頭が上がらないし、食事もとりたくないようです」と隣の奥さんが報らせてくれました。私はとっさに昨年の秋一人暮しの人が、板の間にうっぷして死亡し、三、四日は経過していたということが頭に浮かび、ショックを受けました。夜のことではあり保健婦さんの連絡先も知らず、全くうろたえてしまいました。とりあえず前任の補導員さんに相談しました。しばらくしてから電話で、「Kさんと親しい方が私の近くにいるので事情を話したらすぐ行って様子を見てくれるそうだ」と言う返事をもらい私は本当にホットしました。翌朝早く、保健婦さんに事の次第を連絡したところ、すぐとんで来てくださって、私の所に寄ってKさんの血圧が二百以上もあったこと、放っておけば大変なことになるかも知れなかった事、入院の手配をして来たことなど話して下さいました。それを聞いて本当にKさんのためによかったと思いました。この事件をとおして、補導員の責任の一片も果たせたのかしらとうれしく思いました。又補導員という個人だけでなく、地域の人々の横のつながりと心

写真1-3　全体研修会（須坂市）

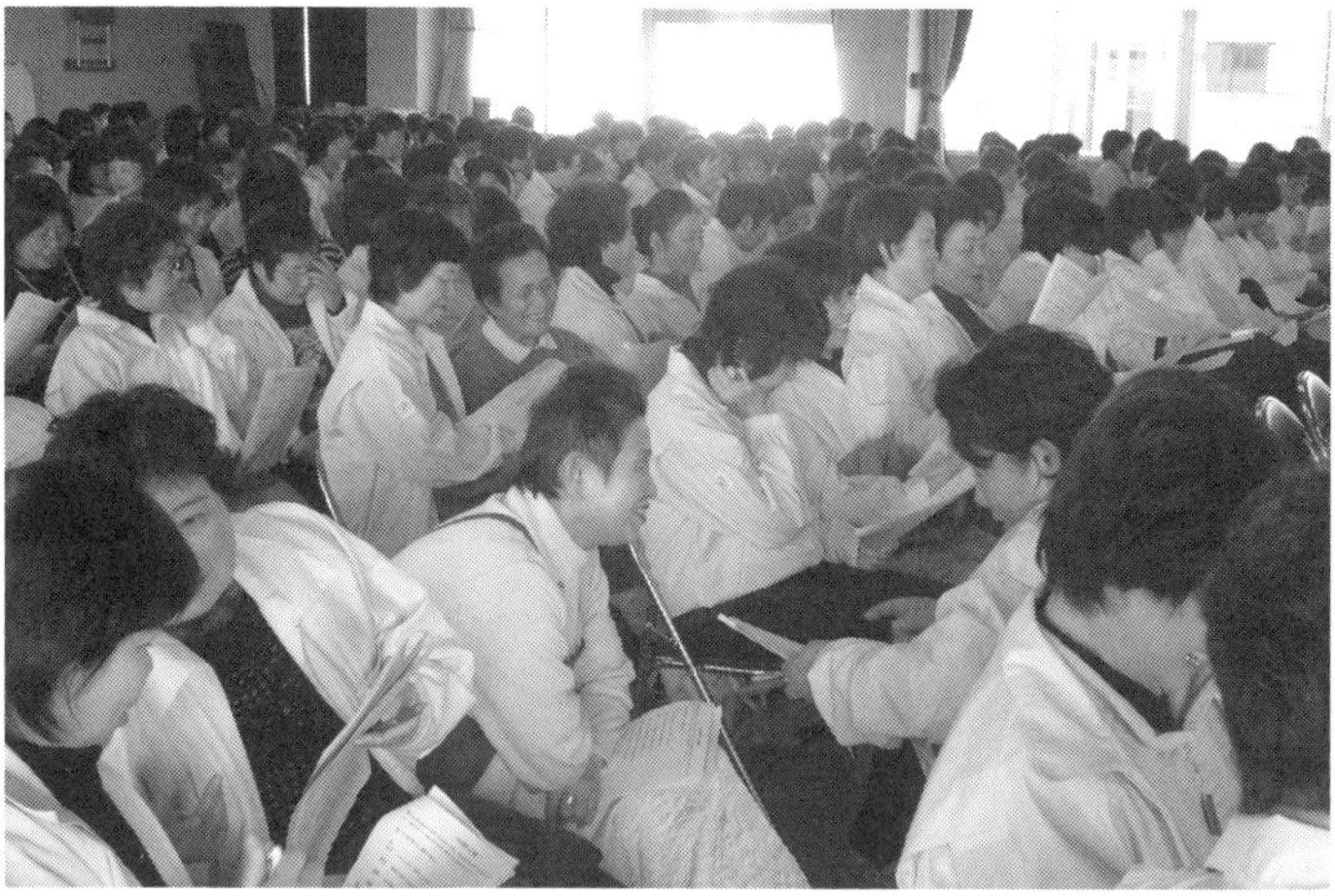

写真1-4　体操教室（茅野市）

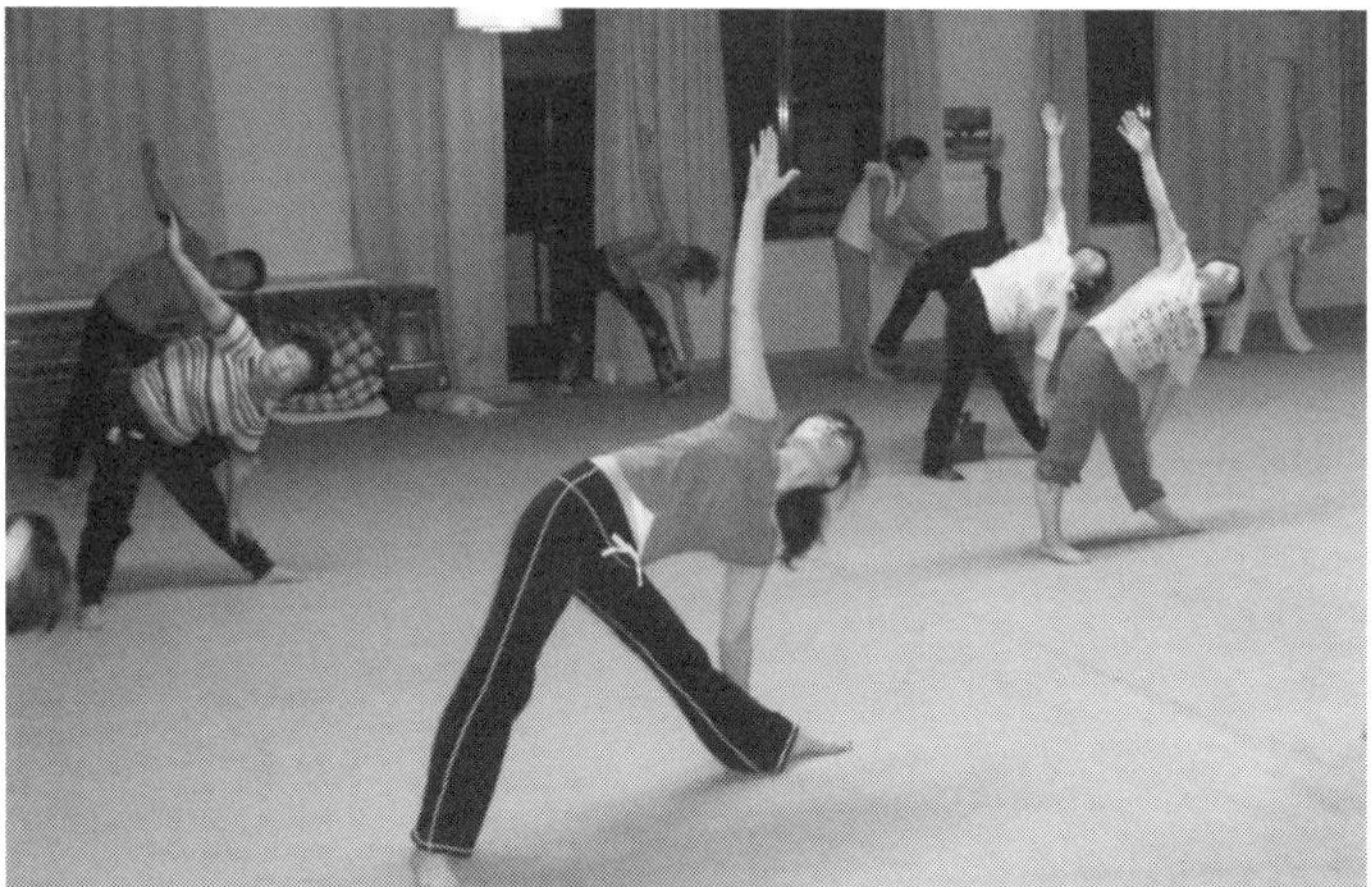

（写真提供：それぞれ須坂市保健補導員会と茅野市保健補導員連合会より）

あたたかい思いやりの気持ちがあってこそ、私達補導員の仕事も成立っているのではないかと痛感しました。

プライバシーや個人情報保護意識が強くなった現在では、このような関わり方はなかなか難しいかもしれない。それでも、コミュニティのちからを涵養することについて、この「配り物」活動が果たしている基本的な意義は薄れていない。それは、自分の住む「地域」について学び、補導員という「お役目」を授かることで、周りのさまざまな人との関わりを作る機会を与えられるということである。

保健補導員の活動日数、年齢、職業、報酬

保健補導員の活動日数、年齢、職業、報酬など基本的な「事実関係」について説明しておこう。

保健補導員の活動日数

保健補導員になると、かなりの日数を研修・会議・事業の参加に割かなければならない。同じ市であっても、市の会長や理事になるか一般の保健補導員になるかで大きく違ってくる可能性があり、また、地区によって町の行事にどの程度参加することになっているかなどさまざまであるが、役職によっては、年間に九〇日以上の活動があるという。

例えば須坂市のH町の地区の長を務めるOさん（女性、五〇代）は、「一年間に七五～六回は出ましたね。一応（町の）〝長〟って付くんで、出ないわけにはいかないので。子どもにはときどき叱られました」と〝証言〟する。退職してから保健補導員になり、須坂市の理事を務めるVさんも、「月に三、四回は出ている。もっと多いときもある。ブロック会と理事会と、それだけで二回だからね」と言う。飯田市のH地区で地区の会長を務めるAさんは、「自分が最初に思っていたよりも活動日数は多かったですね。年間で四二回くらい」だと言う。

保健補導員は、自治会など、地区の役員と位置づけられていることが多い。そのため、研修会・会議などの活動以外にも、地区・町の行事にも参加しなければならないことになる。例えば須坂市の理事を務めるQさんの町では、保健補導員になると町の評議員になり、神社の行事などにも参加する。補導員の活動としては、「一年にしてみると、ほんとに、九〇回くらいは出てますよね」と言っていた。保健補導員の活動は「気楽なボランティア」の域はゆうに超えた「大変な仕事」である。家庭に、地域に、自分の健康に、保健補導員は奮闘しているのである。

保健補導員の年齢・性別

保健補導員の年齢について見てみよう。「長野県保健補導員等研究大会」の統計資料には詳しい年代構成の統計はないが、代わりに「最高年齢」「最低年齢」「平均年齢」の三指標が記載されている。二〇〇七年について市町村別にまとめたものが図表1－8である。二〇～三〇歳代から六〇～七〇歳代と、どの市町村も例外なく幅広い年代層が保健補導員組織を構成していることが

図表 1-8　市町村別保健補導員の最高／最低／平均年齢（2007年）

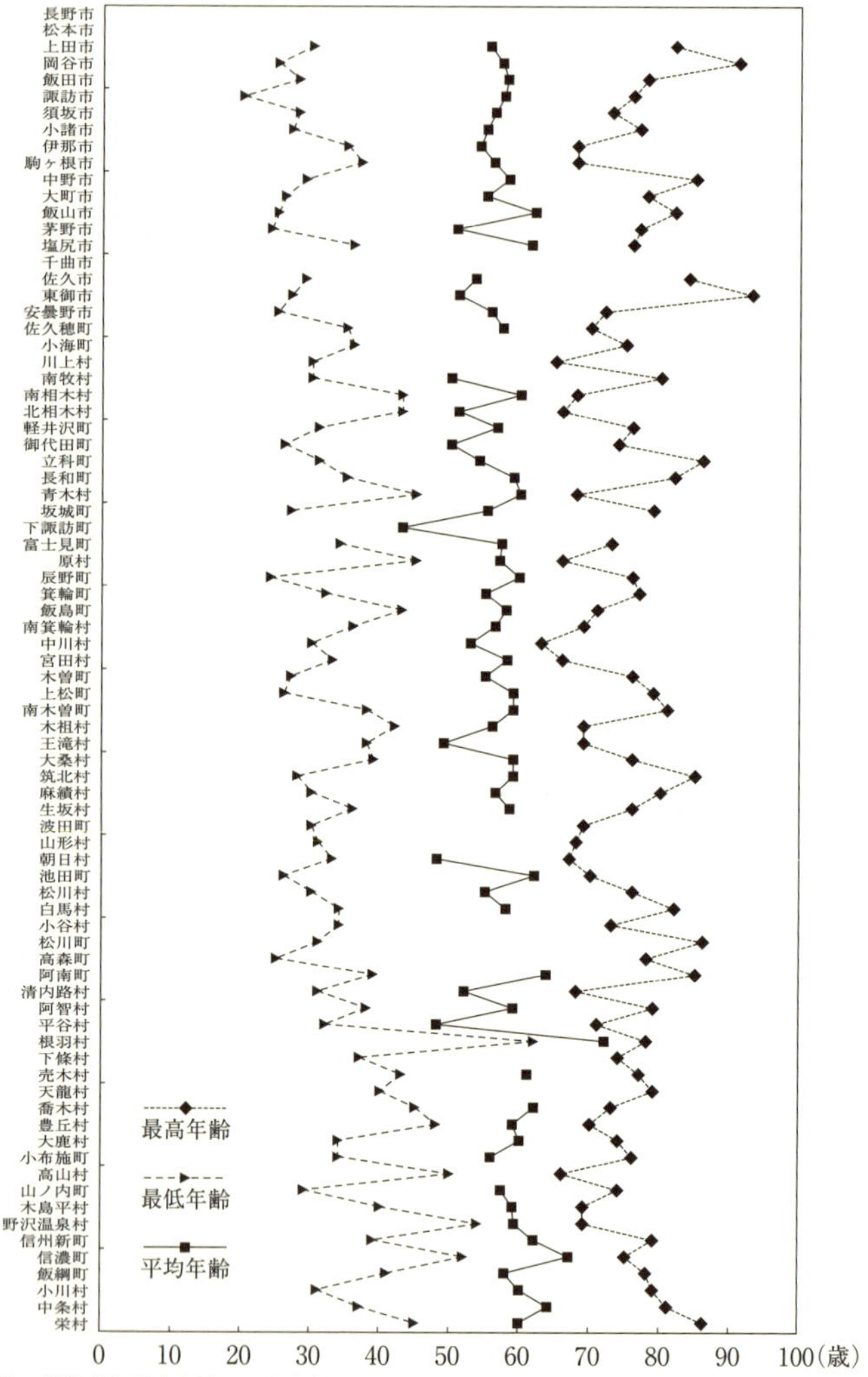

注：長野市と松本市はデータなし。

分かる。なお、最少年齢は二〇歳（諏訪市）、最高年齢は九三歳（東御《とうみ》市）であった。「平均年齢」は主に五〇歳代であるが、地域によってかなり違う。最も低いのが下諏訪町（四三歳）で、最も高いのが根羽《ねば》村（七二歳）である。市の中で平均年齢が最も低いのは茅野市（五〇・七歳）である。市町村区分別に見た「平均年齢」は、市部が五五・五歳、町部が五六・二歳、村部が五七・一歳であり、若干ではあるが、市↓町↓村の順番で高い。

須坂市と茅野市の年齢構成を少し詳しく見てみよう。須坂市の二五期の保健補導員合計二八〇人中、二四四人の年齢構成で一番多いのは「五〇～五九歳」の一二八人（五二・五％）、次が「六〇～六九歳」の八九人（三六・五％）となっており、五〇代と六〇代で全体の約九〇％を占めている。しかし、数は少ないものの、二〇代や三〇代、また、七〇代の保健補導員もいる。この年の須坂市の保健補導員の平均年齢は五六・二歳である。茅野市の二〇〇七年の保健補導員三〇三人全員の年齢構成では、須坂市と同様、五〇代が三六・〇％と最も割合が高くなっているが、須坂市と比較して年齢層が広く分布しており、特に、三〇代が一三・九％、四〇代が二九・七％と、若い年代の保健補導員が多い。そのため、先に述べたように、平均年齢は五〇・七歳で県内の市の中で一番低い。

こうした、いろいろな年代の人が集まることによって、「新鮮だった」と感想を言う保健補導員も多い。例えば茅野市のEさんは、「PTAと違って、もっと広い、いろいろな年代の方たちと一緒になるので、刺激があってとても新鮮でした」（女性、四〇代）と言う。飯田市のFさんも、「お姑様とおんなじくらいの年の人と一緒に活動できたのでとっても楽しかったですね」（女性、四〇代）とのことだ。

七〇歳代のGさん（須坂市、女性）は、老人会にも入っていて班長を引き受けることにした。すると、一週間くらいして「補導員をお願いします」と言われたという。「老人会と両方は無理だ」と思ったのだが、「『老人会はいつだってできるから、先に補導員やって』って言われてね。ま、今は健康だから『それじゃお引き受けしましょう』とお返事したんです」と言う。「長寿県」の長野県では、七〇歳を超えても地域のネットワーカーの役目が回ってくるのである。同じく七〇歳を超える須坂市のDさん（理事、女性）も、持ち回りで役が回ってきた。「健康でいれば七〇になっても回ってくる」「誰も疑いなくやるもんだと思っているから」と言う。

なお、保健補導員は女性がほとんどであるが、近年、男性の成り手も若干であるが増えてきている。男性の人数については、一九九六年以降の数値しかないが、一九九六年は一一四人であったのが、二〇〇七年には三六三人にまで増加している。また、八〇市町村のうち、三五市町村は最低一人の男性がいる。それでも男性の保健補導員は総数の三％に満たず、現在においても女性が大半を占めているのが現状である。

保健補導員の職業

保健補導員は、「暇な人の気楽なボランティア」ではない。保健補導員の「職業状況」については、一九八八〜二〇〇一年の一四年間のみであるが、統計が取られている。それによると一番多いのがパート勤務を含む「会社勤務」であり、すべての年で四〇％台後半の率となっている。

次に多いのが「農業・自営」、そして「その他」を除くと一番割合が低いのが「家事のみ」であり、全体の三割にも満たない。しかもこれらの割合は、一四年間でほとんど変化がない。忙しい中で「コミュニティのちから」を発揮させているのである。

保健補導員は、理事にでもなれば、かなりの日数を保健補導員として費やさなければならない。会社に勤務している人では、その負担は相当なものになるだろう。例えば、長野市の会社に勤務しながら須坂市の理事を務めるＰさん（女性、五〇代）は「働いてて理事になったりしたから、すごく大変でした（笑）。会社を休まなければいけないんですよね」と振り返る。「会社にすごい気を使いながら、休みをとった」というのである。保健補導員は広い年齢層のいろいろな職業の人から構成されているのである。

保健補導員の報酬

保健補導員をすることによって、何らかの「金銭的報酬」が出るのであろうか。二〇〇七年の統計によれば、八〇市町村のうち、六六・三％にあたる五三市町村が「手当てを出している」としている（無回答が一件あり）。しかし、その額は、茅野市で地区や理事会の役員を担当して年間一万円前後（地区によってばらつきがある）と、微々たるものであり、「報酬」というより、活動のための「足代」という意味合いの強いものである。ほかの市町村でも、「仕事」になるほどの報酬をもらうことはない。須坂市では最初は市からの〝手当て〟が出ていたが、「頑張って活動しているのに『手当てをもらっているから当たり前』と思われてしまう」という声もあり、一九七〇年から廃止したという（ただし、保健補導員が選出される区（自治会）からの手当てはある）。飯田市でも、二〇〇六年度までは保健推進員に対して年間五〇〇〇円の「手当て」を出していたが、「まちづくり委員会」という地域組織の協議会の発足にあたって、それを廃止している。市の佐藤八重保健師によると、個人手当ての廃止は、「他の役職が手当てがないのに、保健推進員だけもらうのは気が引ける」という保健推進員自身からの希望もあったという。

保健補導員は、ほぼ無償のボランティアと言ってよい。

保健補導員組織の予算

最後に、保健補導員の組織としての予算についても少し触れたい。保健補導員には報酬はほとんどないのであるが、これまでに述べたさまざまな活動をするための予算は、ある程度は確保されている。

保健補導員の活動は、公衆衛生行政では「地区組織活動」とみなされ、その組織は基本的に各市町村につき一つ設置される。「研修会」や「健康教室」の活動に見られるように、市町村の保健師とのつながりが強く、組織の事務局は、市町村の役所、特に保健センター内に設置されることが多い。そのため、多くの場合は、市町村から予算が割り当てられる。予算は市町村によってばらつきが大きく、統計資料によれば、二〇〇七年では、一〇〇〇万円以上のところもあれば、数万〜数十万円というところもある。各市町村の予算を合計すると、県全体で一億二八六四万八四五三円の予算が計上されている計算となる。これを「保健補導員一人当たり予算」として計算してみると、県平均は九九二三円、市町村区分ごとでは、市部は九六八二円、町部は八七六三円、村部は一万三二九九円となり、町→市→村の順番で高くなっている（なお、ここで示した数字は、各市町村の「理事会」についての予算を示していたり、地区によっては別途自治会から予算が出ていることもあったりするので、正確な活動予算を把握することは難しい。そのため、ここで述べた数値は、「少なくとも」ということで考えていただきたい）。県全体の予算を経年で見てみると、保健補導員数と違って増減が激しく、一定の傾向はないのであるが、最も多い年が一九九二年で一億七七一三万二一六五円となっており、それと比べると、二〇〇七年は約五〇〇〇万円少ない計算となる。

この予算額を「多い」と言うか「少ない」と言うかは難しいが、行政が、「住民組織を育てる」という意図で支出していると見れば、保健補導員一人当たりで一万円近くという額は、どの市町村も簡単にできるものではないであろう。

行政が予算を支出しているからといって、保健補導員が、これまでに見てきたように「行政の言いなり」の活動を行っているわけではない。それは、その予算の「内訳」を見るとはっきり分かることである。二〇〇七年度の県全体の予算額についてその内訳を見てみると、約八〇％は「市町村事業」「市町村から」となっている。このうち「市町村事業」とは、〝市町村の事業〟として位置づけられている事業について、保健補導員に業務委託をした場合の予算を指す。先に述べた「健診の受診勧奨」などがその代表的なものである。一方、「市町村から」というのは、補助金や交付金の形で、保健補導員の活動に対して支給されるものである。これらについては、明確に切り分けを行っていない場合もあり、必ずしも正確な実態を反映してはいないと考えられるが、それでも、「市町村事業」が三六・〇%、「市町村から」が四六・四%と、「市町村から」の割合が大きい傾向にある。また、予算の内訳としてこの二者が切り分けられて認識されていることは、保健補導員活動が「行政の言いなり」ではないことを示す重要な点でもあると考えられる。

5　保健補導員の共通意識

「一二月の二〇幾日で、雪がばったんばったん降ってるとこへ、区の三役の方と補導員さん六人が玄関の前にいたんですよね。『ごめんください』って言うから開けたら、みなさんばーっと並んでらっしゃって。雪の降る中で。それで二四期の補導員さんに『ぜひ』って言われました」

これは、須坂市のBさんが保健補導員の就任を依頼されたときの光景だ。Bさんは、後に、須坂市の保健補導員会の会長を務めるまでになるが、もちろん、このときはBさん自身そんなことは夢にも思っていなかった。実は、Bさんには以前も「補導員に」という話があった。そのときは会社が忙しかったため「いつかはやらせていただきます」と言って断ったという経緯がある。今度は、会社勤めは辞めていたため、「一度くらいはやらなきゃいけないかなあ」と思って、結局、引き受けた。

補導員になるようにという依頼があったのは、Bさんが地域の特別な存在だから起こったことではない。五八歳まで会社勤めをし、地域活動とはほとんど縁のない生活を送っていた、ごく「普通」の住民だ。やや大袈裟に言うなら、長野県に住み、自治会に所属している人であれば、「ある日突然」「誰にでも」起こり得るものなのだ。保健補導員に選ばれた人たちは、声を揃えて言う。「まさか私がなるとは思わなかった」と。

保健補導員は、「気の向いたときにちょこっと参加する」というものではない。特に、理事にでもなれば時間的にも精神的にも相当な負担がかかる「お役目」である。金銭的報酬は、あっても微々たるものである。それでも、五〇代、六〇代を中心に広い年齢層の、現職の人を含めてさまざまな職業歴の女性たちが補導員になる。そして、任期が終わっても多くは関連の活動を続ける。なにせ、女性の五人に一人は経験者なのである。どんな経緯で保健補導員になったのか。聞き取り調査で判明した典型的な「答え」は、例えば以下のようだ。

「私も年だからお断りしようと思ったんですよ。お若い方がどんどん控えてますからね。年金もらうようになった人は飛び越していただいてもいいんじゃないかな、なんて思ったりしてね。けど、『順番なんだから、ここに住んでる以上は断っちゃいけないんだよ』みたいなこと言われましてね（笑）。それで自分も、『勉強させていただこう』と思うような気持ちでやらせていただきました」（須坂市Aさん、女性、六〇代）

「うちの組は順番で役が回るんですよ。そのときに受けたのが保健補導員だったんです」（須坂

市Pさん、女性、五〇代）

「私が頼まれたのは前の年の春くらい。みんな顔見知りで、だいたい家のなかの状況全部わかってるもんで、『できない』って言う人が抜けていくと、『絶対自分のところに来るな』って思ってましたんで、『しょうがないな』って。『いずれは来る』って、そんな感じですね」（須坂市bさん、女性、五〇代）

「地域に長く住んでるとか、年齢が上とか、そういうところからなるべく回すようにはしてるんですが。で、たまたま、『やるなら今しかないかな』って思ったので、『じゃ今度もらうね』って言って受けました」（茅野市Eさん、女性、四〇代）

大勢の人にインタビューをしてみると、自分から積極的に「手を挙げた」人はいない。ほとんどの場合は「順番が回ってきたから」「他の人もやっているから」ということらしい。しかし、決して、「いやいやながら」という気持ちだけではない。彼女たちがどのような心持ちで保健補導員になり活動をするのか。そこにどんな力が働いているのであろうか。ここに「コミュニティのちから」を象徴する重要なキーワードがいくつか含まれている。以下では、その背後にある「秘密」を解明してみたい。

ほっぺた回し

なぜ女性たちが保健補導員を引き受けるのかということを考えるために、インタビューから、さらにいくつかの〝証言〟を紹介しよう。

「うちの場合は、八班に分かれていて、各班から一人ずつ出るんですけど、順番なんですね。『あそこが二四期（インタビュー時の二年前に始まった任期）だったら今度ここから出ます』みたいに順番になっていまして。で、私の場合は、隣組の新年会に行ったら、『今度、二五期はＯさんですよ』っていうふうに言われて、『あ、そうなんだ』っていう感じでした」（須坂市Ｏさん、女性、五〇代）

「私は一月の後半か二月くらいに、地域の保健補導員さんが健診の申込用紙を配られてるときに、『あ、Ｓさん今度順番だからね』って言われて、それだけだったんです。で、保健補導員っていう仕事がわからなく、知らなかったので、どんなことするかわかんないけど、『ま、順番だっていうからしょうがないな』っていう形で受けたんです」（須坂市Ｓさん、女性、四〇代）

「組長さんたちがお話し合いをして、『この組合で一人ずつ、こういう役員が必要です』って言うと、その組合の中で、順番にできそうな人を推薦してもらって、その組長さんがその人のところに訪ねていって、了解を得て、それを、自治会の方へ登録するっていうような感じなんです。私たちも、組合の事情わかってるんで、『保健推進員をやってくれ』と言われれば、『それじゃ、協力いたしましょう』っていう感じで。『できるだけ地域のことなので協力しましょう』っていう、積極的に立候補とかっていうことじゃないんだけれど、そういう気持ちでお受けしました」（飯田市Aさん、女性、六〇代）

「私は婦人会の新年会があったときに、『次はBさん順番だに』って感じで。だいたい年代で下りてくるので、『ああ、そうなの』って、断れなくて（一同笑）。順番なんですよ」（飯田市Bさん、女性、五〇代）

「たまたま年齢が一番若かったっていうか、上を見るとお年寄りばかりなので、うちの組は。一六人いますけど、ほとんどお年寄りや一人暮らしの方で、できないことは一目瞭然わかってて、そこへ係を持って行ってもしかたがないので。自分もまだ小学生の子どもがいますし、PTAの役も入ってますけど、どちらにしても、受けざるを得ない状態で、そんなに苦には思わなかったんですよね」（飯田市Fさん、女性、四〇代）

「やはり持ち回りなんですよね。たまたまうちの組に回ってきた。で、『じゃあくじには参加します』ということでくじに参加したら、当たってしまった。それでもやはり同じ地区に住んでいて、顔を知らない方たちではないので、もしそういう役割が回ってきたら、それくらいなら受け

ようと。まさか地区の副会長になるとは思っていなかったんですが、ヒラならやろうと思って」（茅野市Aさん、女性、三〇代）

「保健補導員になるのは町ごとに違うんですよね。私たちの場合にはある程度の年の人が選ばれる。いったん年齢を下げちゃうと上の年齢に持って行くのが大変だから、ある程度年の順から下がっていこうということでたまたまうちの隣組に来たんですよね。その前に一回順番が来ていたんですけど、御柱祭の年だったんですよね。『御柱の年になると大変だぞ』っていう話だったので断ったら、今回になって。『今度受けないと大変だよ』って言われたから、『ハイハイ』っていうことで（笑）。これ以上経つと、大きい役回ってくるということで受けました」（茅野市Cさん、女性、五〇代）

「今までの経験というかね、昔からのそのならわしということで、もう『やるもんだ』というような感じで。『仕事を持っているから係をやらない』っていうのは許されないような状態なんですよね。仕事を持っていても、いくつかの係は受け持つという形が以前から取られているもんですから。『仕事があるから役ができません』っていうのは、あまり言えないですね、今の状況ではね」（飯田市Sさん、男性、六〇代）

「私もね、回り番で当ったんですよね。仕方なくオッケーしたんですけど。区の中で四人選ばれて、その中で、あみだくじで支部長、副支部長、会計、それから普通の人と（笑）決めることになりました。そしたら、私があみだくじで副支部長になっちゃってね。支部長だったらとてもやっていけないと思っていたもんですから、とてもよかったたって思ったんですよね、そのときはね」（茅野市Fさん、女性、六〇代）

「新しい団地に住んでるんですが、同じような年代の家族が多い地区なので、地区の奥さん達みんなで集まってお食事する機会もあったりして。保健補導員を決めるときも、そういうときに、『どうする？　次、誰に回そっか。やりたい？　やりたい？』みたいな。『今やっておきたい？来年やりたい？』っていう、そういう相談を奥さん達の中で常に回してやっていて、『今年ダメ。ＰＴＡと重なるから来年にして』とか、『今年は子どもの受験があるから』とか、そんな相談をしながら順番が決まってくようなところがあるので、その点では割と楽かな。その中でも、できれば、長く住んでるとか、年齢が上とか、そういうところから回すようにはしてるんですが。で、たまたま、『やるなら今しかないかな』って思ったので、『じゃ今度もらうね』って言って受けました」（茅野市Eさん、女性、四〇代）

「二四期の方が子どもが同級生で、たまたま知っている方だったんですよね。それで、『ぜひお願い』ということで。年齢的にも、『そろそろ自分がやらなければいけないかなぁ』という気持ちにもなっていましたし、回ってきたなら、『地域の役員なら一回は何かやらなければいけない』ということで、割合スムーズに承知しました」（須坂市Eさん、女性、五〇代）

「私は同じ市内のＫ町というところから引っ越してきまして、お話があったときは七年目だったんです。それでやはり、『私じゃどうかな』と思いましたんですけど、夫も『お世話になるからには、何かお手伝いすることがあったらしなきゃいけない』って常々言ってたので…（中略）…道端で前任者の方に出会って、『お願いします』ってことだったので、『私でできるかな』って言ったら、『大丈夫です』って」（飯田市Ｅさん、女性、七〇代）

保健補導員に選ばれたときの状況として、「区長の指名」「新年会で言われた」「知り合いに直接言われた」「くじ」「みんなで相談」など実にさまざまであるが、「自分から手を挙げた」という人は一人もいなかった（ただし、少数ではあるが、「積極的に引き受けた」という例もあった。須坂市のＦさん（女性、六〇代）は、「朝のゴミ出しに行ったら前任者が待っていて『どう？』って言われて、もう鶴の一声で、『はい』って言いました。自分の健康の管理ができるじゃないですか。そういうことで、すんなり受けましたね」とのことである）。共通点は、須坂市、飯田市、茅野市を問わず「持ち回りで回ってきた」という表現が使われていたことである。保健補導員という役職を「持ち回り」で回しているのである。そして、「持ち回り」の単位として、「区」や「町」などの自治会、そしてそれを構成する「組」が重要な役割を果たしていることが分かる（なお、この「組」というのは、通常一〇～一五世帯から成る、自治会の最小単位である）。その中で、「組単位の持ち回り」「組内での持ち回り」の両方があり、そうした方法が現実的に組み合わされていること、また、「持ち回り」は年齢順となることが多いが、組内の各世帯の事情は互いに分かっており、それも十分に考慮したうえで依頼していることも分かる。

一般的な説明としては、保健補導員は、「自治会長や区長が推薦し、市町村によってはその首長が委嘱する」とされる。しかし、ここで見ると分かるように、単に自治会長・区長との関係だけでは説明できない、「持ち回り」に象徴されるような地域の「ルール」によって、保健補導員が選ばれているのである。なお、実は、これまでの発言に見られるように、保健補導員は地域から見れば役職の一つであり、われわれが調査した地域にはほかにも、「地区社協委員」「日赤奉仕団」「交通安全協会委員」などの役職や、区や組の長といった、多くの役職があった。地域では、こうした役職も、互いの事情を考慮しながら、保健補導員とともに「持ち回り」で回しているのである。余談であるが、地域の顔役とも言える「区長」は、その地域において「ひとかどの人物」と見られる人がなる役職であり、地域によっては、自治体の議会議員よりも一目置かれるような存在なのであるが、例えば須坂市では、そうした役職すらも多くが一年で交代するのだという。「持ち回り」というのは、見方を変えれば、「嫌なものを押し付けあう」ということになるが、ここで見られるのは、明らかに、住民によって共有された一種の「ルール」なのではないかということである。ちなみに、須坂市ではこうした「持ち回り」のことを〝ほっぺた回し〟という言い方をするそうである。

「持ち回り」には、どのくらいの強制力があるのだろうか。飯田市の山間部に近いS地区で行ったインタビューにおけるやりとりが典型的な反応だ。

（著者）「役職が来たら、忙しければ断れるが、やるしかないというような感じですか？」

「断るってことはまずないです」

「断れないな」（一同うなずく）

「やらなくちゃならない」

「今はやれないからと断っても二年後には来る」

「二年後に来ると（役職の数が）倍になってくる。四つとか」

「そうすると、一年でも早いほうがいいんだ」


発言を聞く限りでは、かなりの強制力が働いているようにも見える。しかし、そこには「従わないと罰せられる」というような雰囲気はない。「二年後になると仕事が増えるから、今引き受ける」という言い方の裏には（いつかは引き受けることになるとしても）「自分の〝得〟になることを選択する自由」があることは、互いに了解済みのことだという相互信頼が存在する。実際、先に見たインタビューでも、仕事やＰＴＡやお祭りや子どもの受験などという、各家庭の事情は十分配慮されるということがあってこその「協力の強制」であった。そこには、狭い地域の中で互いの情報はある程度共有されているという信頼感があることが前提となっている。さらに言えば、飯田市のＢさんの発言にあるように、「『ああ、そうなの』って、断れなくて（一同笑）」という、互いに〝大変さ〟と〝協力的態度〟を了解したうえでの「ゲーム」としての「強制」ではないかと思われる。

また、前記の須坂市のEさんや飯田市のEさんの、「地域の役員なら一回は何かやらなければいけない」「お世話になるからには、何かお手伝いすることがあったらしなきゃいけない」という発言にあるように、補導員を引き受けるのはある種の「義務感」が働いているのであるが、それは、「お上、つまり、行政に対する義務感」ではなく、「地域に対する義務感」だということも見てとれる。先に、保健補導員の予算の多くは行政から支出されるということを述べたが、だからといって、多くの保健補導員の意識は、「行政の仕事をしなければいけない」という義務感ではないのである。

調査を終わってのわれわれの感想は、「半ば強制的で、半ば自発的」だということだった。表面を見ると、そのような表現になる。しかし、多少の飛躍を許容していただけるとしたら、そこに流れているのは、「強制力」ではなく、西欧的な、ないし、最近の「自己責任」と「自己主張」が満開の現代日本が忘れかけている、「〝遠慮がちな〟自発性」の発露ではないかという気もする。別の言い方をするなら、われわれとしては、そのような仮説を立てて、さらにそれを検証するという作業にとりかかりたい。保健補導員たちの気持ちの根底にあるのは、地域のつながりを維持し、自分が関わることで新たなつながりを作るための「お役目」を、それぞれができる範囲で受け入れるということであり、そして、そうすることが彼女たちの「自発性」の表現である、というのがわれわれの仮説である。

やってよかった保健補導員

ここで興味深いのは、保健補導員たちは、半ば強制的に受け入れた「お役目」を、単にいやいやながら続けるわけではないということだ。誰が言い始めたのかは不明だが、長野県には、「やってよかった保健補導員」という言葉があるという。文字どおり、「やってみたら思っていたよりもよかった」という感想を多くの保健補導員が持つということである。実際に、著者がインタビューを実施したほぼすべての保健補導員は、「保健補導員は大変だったが勉強になった」「最初はあまり気が進まなかったが、やってみてよかった」と言っていた。本章の第2節で紹介した研究大会の発表の様子や、活動内容を楽しそうに話す保健補導員の姿からも、そのことは想像に難くない。

須坂市のAさんは、次のように言っている。

「出かけていく回数は『毎月二回くらい』と言われているけど、なかなかそれでは収まらないですよね。研修会や講演会があったり、ほかにもいろいろ動員がかかったり、それからブロック学習会っていうのが月例であります。『これは大変だなぁ』という感じは正直ありました。でも途中からはね、地元の方とのコミュニケーションとか重ねていくうちに、補導員の使命というか、そういうのに目覚める時期がありました。『みなさんの健康のために私たちはやってるんだな』

というね。健診をお勧めした方が健診に行くことができなかったときにも、わざわざ、『せっかくこの間来ていただいたのに、行かなくてごめんね』なんて、謝っていただかなくてもいいのに謝っていただいたりするようなこともあって、こういう交流が『人のためになって良かったという実感になりますよね。自分でやってみないと、こういう、『やってよかったな』『人のために少しでもなれた』というような気持ちには至らなかったんじゃないかなって思います」（須坂市Aさん、女性、六〇代）

Aさんは理事を務めていたが、負担が多い理事であっても、「大変だった」と言う一方で、「楽しかった」「勉強になった」という感想がほとんどなのである。Aさんは保健補導員の経験を通じて、「須坂に生まれてよかった」とまで断言する。

会社を辞めた後に保健補導員を引き受けた須坂市の理事のWさんも、最初は戸惑うことが多かったが、次第に活動が楽しくてしょうがないと思うようになったそうだ。

「一年前は何がなんだかわからなくて、『やだなぁ』と思うことはいっぱいありました。まず町でやる事業の先頭に立たなくちゃならなくて。挨拶も言わなくちゃいけないし、今までそんな経験ひとつもなかったから、もう戸惑うことばっかりだったけど、二年目くらいから、慣れてきたせいもあるけど様子もわかるし、楽しくなりましたね。一年半くらいたった頃から、理事会に出てくることも楽しくてしょうがなかったね。これまで知らなかった人に話をできるし、須坂市のこともいろいろわかったし。ということで、今は寂しいですね、かえって。今度で終わりだと思うともうみんなに会えないし。『またもっとやれば』って言われても、そうはいかないよね。後が控えてるし、そんなに威張ってもいけないし（笑）」（須坂市Wさん、女性、六〇代）

こうした例は、他の市でも同様である。思っていたよりも活動数が多く、年間四二回の活動があったという飯田市のAさんも、「大変でしたか？」という質問に対して、こう答えている。

「大変っていうことではないね（一同『ないね』という反応）。これはほんと、みなさんそうだと思うんだけどね、〝やってよかった保健補導員〟って言うの。あの言葉がね、私、インパクトが強くて大好きなんですよ。最初のときは全然知りませんでしたけど、去年の第一回目の市の保健推進員の大会のときに講演があって、すごく感銘を受けたんですよ。そのときに『あぁ！』っていう気持ちがすごく走ったんですよね。『嫌だった』って言う人きっといないと思いますよ」（飯田市Aさん、女性、六〇代）

茅野市の理事で、地区の奥さんたちとの相談のうえ保健補導員になったというEさんもこう言う。

「（理事になったのは）自分でもびっくりで、まさかそんなことになるとは思わない状況に、最初は『どうしたもんかな』って思っていました。でも、子どもが同じ年代の、話をする機会も多い役員が三人選ばれたんで、とてもスムーズにいろいろ話もでき、集まることもでき、相談もでき、とても楽しく活動できました。会合の数も結構多かったんですけど、行かれないときには『ゴメンね、今日はああだからこうだから』って、気軽に言い合える仲で、よかったかなと思います」
（茅野市Eさん、女性、四〇代）

「楽しかった」「勉強になった」という感想をストレートに表現する人がいる一方で、「大変だった」「忙しかった」「やっと任期が終わる」ということを強調する人もいる。しかし、その場合でも、互いの苦労を笑って認め合っているように見受けられた。発言をそのまま受け取れば保健補導員活動についての「愚痴」にも思えるが、インタビューは笑いが絶えないものであった。われわれにはそれは、理事という大役を無事に務め上げた充実感の証のように思われた。

茅野市の保健補導員へのインタビューでは、対象者全員（一九人）に対して、「活動の負担感」と「活動を経験した感想」を五段階評価で聞く簡単なアンケートに回答してもらった。その結果では、「活動の負担感」について、一九人中一二人が「とても大変だった」「大変だった」と回答した一方で、「活動を経験した感想」では、全員が「とてもよかった」ないし「よかった」と回答し、活動経験を肯定的にとらえていた。アンケートの対象人数は一九人と少ないものの、先に見たインタビューの感想と合致する内容である。

「やってよかった保健補導員」という表現は、「やってみたらよかった」という「事後の感想」

であるとともに、母親や親戚や周りの人たちを通じて、補導員を引き受ける前から、その「お役目」がやりがいのあるものだという情報が地域コミュニティに共有されているという可能性を示唆するものであると考えられる。つまり、前もってある程度の情報を共有しつつ、実際にやってみると、「なるほど大変だがやってよかった」と思えるという経験が地域コミュニティの共通意識として蓄積されているのであろう。

6 「私たちにも手伝わせてください」——戦時中の産声

二〇〇八年九月、一人の女性が、八六年の生涯を閉じた。彼女の遺したものは、数え切れないほどの人に「健康づくり」の大切さ、楽しさを教え、今や長野県の健康長寿を支える屋台骨にまで成長した。それは一見、地味かもしれないが、しかし確実に、地域を変えた。彼女の名は大峡《おおば》美代志《みよし》。長野県の保健補導員組織の生みの親であり、県全体への拡大と成長を見守り続け、多くの人に愛された保健師である。

以下では、一九九五年に「須坂新聞」に連載された「私の50年」、および『須坂市保健補導員会50年のあゆみ』の中で大峡が回想した文章、そして、家族計画国際協力財団発行の『須坂の母ちゃん頑張る』（一九七八年）などをもとに、「私の保健婦歴五十年の全ページを埋めつくしている」という保健補導員組織の歴史を振り返りたい。

村にやって来た若き保健婦

時計の針を、保健補導員組織が産声を上げた年まで戻そう。時代は、日本で太平洋戦争が行われていた最中にまで遡る。舞台は、現在の長野県須坂市に合併する前の旧高甫村だ。「日本一の貧乏村」と呼ばれた、人口約二〇〇〇人の、小さな村であった。

一九三八年七月、国民健康保険法が施行され、全国の市町村に国民健康保険組合が設立されることとなった。高甫村の郡下にも、一九四三年に国民健康保険組合が設立された。当時の国民健康保険組合の役割として、「①保険給付と②保健施設活動すなわち保健婦による予防活動」の大きく二つがあった（「施設」と言うと建物をイメージするかもしれないが、当時の「保健施設」という言葉は、今で言う「保健事業」に相当するものである）。その頃、すでに職域保険である健康保険制度や、翌年に施行された船員保険制度があったが、予防を前面に打ち出していたのは国民健康保険法だけであった。『国民健康保険二十年史』によれば、「給付と併存する保健施設が特異

写真 1-5
保健補導員の「生みの親」
大峡美代志保健師

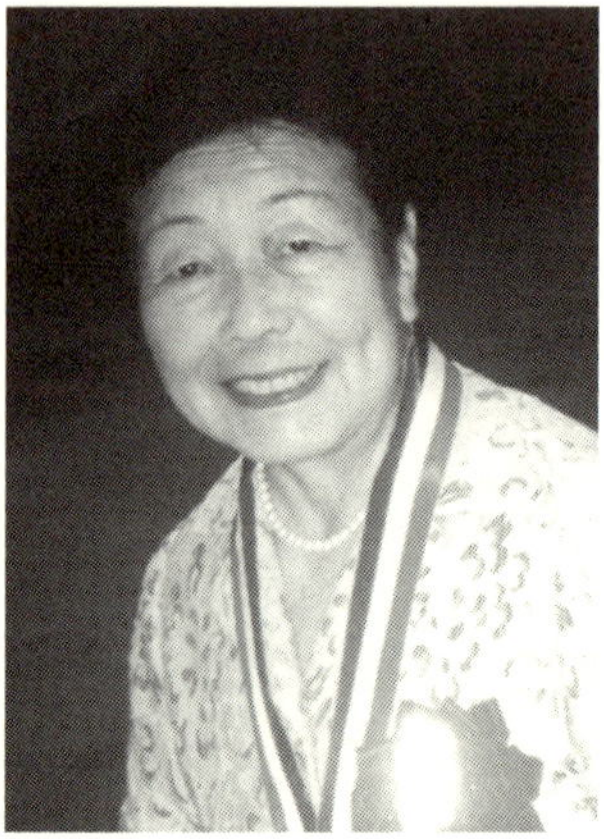

（写真提供：長野県国保地域医療推進協議会）

な事業として著しく市町村長の関心をひき、かつ、発達の過程においても興味ある事業として、保健婦を中心とする保健活動が国民健康保険の一つの特徴として持続されてきた」というものであった。この制度的な特徴は、後の保健補導員組織の拡大に深く関連することになる。

さて、そうした背景の中、一九四四年に、大峡美代志が保健婦として高甫村に赴任してきた。高甫村は、大峡の実家がある仁礼村の隣村であった。「時代の要請で『産めよ殖《ふ》せよ』の使命感に燃えて、昭和十九年東京の保健婦学校を卒業してすぐ高甫村に就職した」という。大峡は二〇歳を超えたばかりだったが、当時の高甫村は助産師が二人と、中風で半身不随の医師が一人という、「事実上の無医村」であった。そのような中での村で初めての保健婦の「ご着任」に、「地元の期待と、好奇心とは、想像をはるかに上回った」ものであったという。「医者さまの代理もできるし、助産もする。国保の事務もやれる。この人が来てくれりゃあ、村の病人は大助かりじゃ」と言われた。

大峡は当時の状況について、「大東亜戦争の末期で食糧不足、過労、寄生虫、伝染病、母乳不足と保健婦の手を必要とする病気が多く保健婦は医療行為をしながら日夜飛びまわった」と記している。午前は国保の事務作業、午後は村内の家庭訪問、その後時間があれば先輩保健婦のところに出かけた。丈夫だからと履いた下駄を一カ月に七足すり減らしたという。そうした保健婦の奮闘を見かねた村の婦人会の役員四人から、ある日、村長に保健婦活動への協力の申し出があった。婦人会の役員たちはこう言ったという。「保健婦さんが朝早くから夜遅くまで病人の家を巡回してもらって有難い。保健婦さんはまだ若いが生身の身体。もし無理がたたって病気にでもなったら大変だ。保健婦さん一人にだけ苦労をかけるのは申し訳ないので私たちに出来ることがあったら手伝わせてください」と。大峡は「高甫村のみなさんの思いやりの心に、私は感動のあまり涙が溢れ出てとまらなかった」と述べている。こうした申し出に対して当時の村長は、大峡に、「まだクチバシの黄色い、なりたてのホヤホヤ保健婦のオメサンにありがたい申し入れだ。保健婦冥利だなあ、早速、お受けし計画をたててくれ」と、新しい組織づくりの検討を指示した。

実は当時、大峡は、自分がこの地域に生涯を捧げることになるとは思っていなかった。「日本が大東亜戦争に勝利したら再び東京に行き東京の保健所で働こうと思っていた」という。いずれ来る東京行きに備えて、黒の牛皮のハイヒールを二足持っていて大事に取っており、時間があれば周りに隠れてピカピカに磨いていた。しかし、新しい組織づくりに本腰を入れて着手するにあたり、東京行きの夢とともにハイヒールを川へ投げ捨てた。こうして、大峡の組織づくりが始まった。

当時、似たような組織としては、「生めよ殖せよの時代」を背景に、一九四一年から、全市町村に「母性補導員制度」があったが、「少人数のためと、個々の活動でつながりがなかったために影の薄い存在」であった。また、郡役所からは、「保健補導員を設置するように」という通知も出ていたそうだ。しかし、具体的な指示がないものであったため、まったく参考にならなかったという。

周囲の保健婦仲間がみな五里霧中の状態の中、高甫村では、母性補導員制度を廃止し、「最初から保健婦活動の下部組織として、保健補導員制度を設置」することとした。大峡は神奈川県の

「母子愛育村」で有名であった高部屋村（現在の伊勢原市）の取り組みなどを参考に、一九四四年から「設置要項」にあたる「しおり」を作成するなどの準備をし、一九四五年四月からの組織発足を目指した。「保健補導員」という名称や、組織のあり方、適任者などは、村内外のさまざまな保健関係者や有力者、住民と、方々に意見を求めて歩いたという。すると、もっともな意見――それは現在の保健補導員組織にも活かされているものである――がすぐに集まった。特に、成り手をどう確保するかについては、「新制度なので村の組織ルートに乗せるのが一番の早道」ということで、二年で任期が終わる婦人会の次のコースとして保健補導員を位置づけた。これが「見事的中した」。

予定どおり、一九四五年四月、保健補導員組織としての活動が正式に開始された。まだ日本が戦時中であったときに、保健補導員組織は産声を上げたのである。

当初、保健補導員の選任にあたっては、部落区長四名と婦人会長四名から成る「保健委員」に、適格者の推薦を依頼する形で行われた。その際の条件とは、衛生の仕事に興味があって熱意のある人、家庭的に見て出歩く都合がよく信用のある人、足手まといの子どもがいない人で秘密を守れる人の三つである。

保健補導員組織の誕生

依頼を受け、「保健委員は、早速適格者一五名を推せんしてきた」。「婦人会役員をやめた直後の人ばかりで活動には好都合であった」という。当時の高甫村の自治組織や婦人会の構成は、大字の四区、そして、その下の一五の小字、すなわち部落を単位としていた。一五人という数字は、この一五の部落単位で選出するということであった。前述の母性補導員組織は、区ごとに一人という配置で、ほとんど活動ができないという状況であったため、より村の仕組みに合わせた組織形態を模索した結果であった。

保健補導員の任期は婦人会と同じ二年――この任期は現在にも引き継がれている――で、活動内容は、「病人の世話、ふとん干しの運動、手のひら皿廃止運動、集団駆虫が最初で、母親教室等が逐次活動に加わってきた」というものであった。「爪を短く」「白いエプロンをかける」「手ぬぐいか三角布をかぶる」「時間厳守」「会場に着いたらすぐ手を洗う」など……大峡は、「親子ほど年齢差のある大先輩の補導員さん」に、次々と細かい注文をしていった。それでも、「補導員さんたちは私を気づかって文句も言わずに一生懸命協力してくださった」という。

大峡の作成した「保健補導員のしおり」の中に、一二の「保健補導員の任務」という文章がある。そこから、結核や伝染病の予防、母子乳幼児の健康保持、経済的な援助が必要な住民がいた場合の民生委員との連携、保健衛生に反する因習についての啓発活動、村民の体位向上、保健婦と協力した育児についての活動と啓蒙、「親切丁寧の心をもった任務や職業上知り得た人の秘密を漏洩しない」などの心構えなど多岐にわたった活動と役割が期待されていることが分かる。

当時、最も大きな問題は伝染病や寄生虫対策をはじめとした衛生問題であった。例えば当時の高甫村では、寄生虫保持者が七〇％にのぼっていたという。それだけでなく、「もらい風呂で、眼病がうつる。手のひらを皿がわりに物を食べるから、寄生虫、伝染病が、簡単に広がって行く。万年床だから、神経痛が多い。赤ん坊は、「つぐら」（わらを編んで作った器）に入れられて、暗い奥の部屋にほったらかし」というありさまだった。しかしこれらの問題は、ある程度原因もはっきりしていて対策が立てやすい。それを保健補導員が推進していこうというのである。

例えば「手のひら皿廃止運動」はこんな感じだ。手のひらから食べないようにするためには、楊枝を使えばよい。しかし、当時は「物資不足でその楊枝さえなかった」状態である。そこで、「経験豊かな補導員の発案で垣根として植えてあったカラタチの木のトゲを利用して楊枝を作った」。そして、各家庭から小皿を寄付してもらって公会堂に備え、口につけるものは別々にして楊枝で食べるという習慣を住民に徹底したという。

こうした保健補導員の活動によって、「集会所から各家庭へ新しい習慣を持ち込むルール」を高甫の人々は習いはじめたという。

そのほかにも、「栄養改善」「血圧測定」「乳児検診の手伝いと通知配布」「衛生材料の共同購入」といったさまざまな活動も実施した。当時は活動費のまったくない状態、すなわち完全な奉仕活動であった。しかし、「村の人たちは、労力奉仕とある程度の持ち出しは役職にある者は当然と考えていたので気にしていなかった」という。

日本がまだ戦争中であった当時に発足した保健補導員が、住民による申し出に端を発していること、そして、大峡がそれに応え、村民の意見を聞きながら、村の状況に適した形で組織を作り、住民との二人三脚で日夜汗を流していたことは、この時代の証言として興味深い。保健補導員は、保健婦活動の「下部組織」という名目でありながら、実際は――資料を見る限り――大峡と住民との対等な信頼関係のうえに成り立っている〝不思議〟な組織であった。

そんな保健補導員組織も、直後に終戦を迎え、「下部組織から脱皮して」真に自主的、民主的な組織として新たに歩み始めることとなったのである。

須坂市の保健補導員組織の始動

高甫村と同じく現在の須坂市に合併した旧井上村は、「母性補導員制度」を充実させる形で、保健補導員組織と同様の組織を一九四五年に整備していた。また、同じく旧豊洲村、旧日野村は、一九五三年に保健補導員組織が整備された。

当時は、市町村合併がにぎやかな状況であった。大峡を含め、この四村の保健婦は、旧須坂町への合併を予想して、町の保健婦と連絡を取り合い、須坂町の保健補導員組織の設置を目指していたという。合併が正式に決定した後は、四村の保健婦で歩調を合わせ、当時の助役に粘り強く「陳情」を重ねた。「旧四ヶ村の村長さん、議会議員さん、婦人会のネットワークでお願いを重ね、合併条件に文章では入らなかったが、旧須坂町では休止中の国民健康保険を第一に再開、その次に保健補導員制度を導入することを暗黙の了解で取り付けた」という。そして、一九五八年四月、新生須坂市の「第一期」保健補導員の活動が開始されることとなった。これが、現在の須坂市の保健補導員組織だ。

写真 1-6　須坂市第１期の保健補導員全体研修会

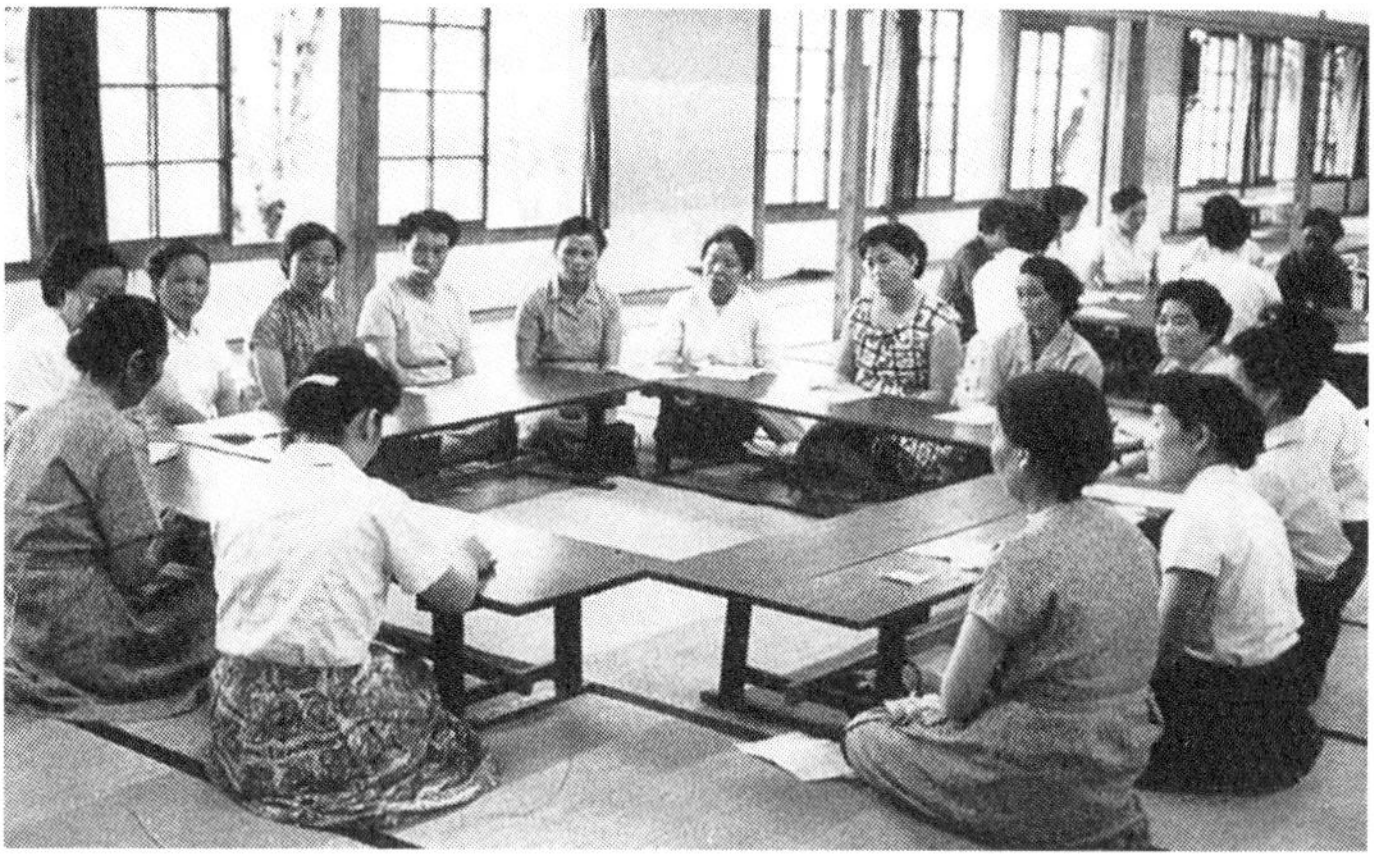

（写真提供：須坂市保健補導員会）

新しい保健補導員組織は、当初から、その活動方針は明確であった。それは、大峡美代志が記した左記の回想がよく物語っている。

家庭の健康管理者は主婦である。その家庭の主婦に、ある程度の医学常識と健康を守る技術を身につけるよう、研修を系統的に与えていく。家庭のよき健康管理者になれば、この理想をそのまま小地域社会に発展させていく。これが補導員活動であり、やがては全家庭の主婦が補導員二カ年コースの修了者となる。その時こそ、須坂市は住民自らが築いた健康都市となる。

つまり須坂市では、当初から「健康学習」を重視し、保健補導員組織を中心として須坂市を「健康都市」とする明確な意図と目的を打ち出していたのである。一九五八年に「第一期」として集まった保健補導員は計一五四名でスタートし、寄生虫予防と家族計画、そして成人病予防を中心に活発な活動を展開することとなった。

7　地域医療の先駆けから保健補導員研究大会へ――一人の医師の足跡

ここにもう一人、長野県の保健補導員を語るうえで、なくてはならない人物がいる。佐久市立国保浅間総合病院（以下、浅間病院）の元院長であり、長野県国保地域医療推進協議会（以下、地域医療推進協議会）の副会長を務めた医師、吉澤国雄である。

吉澤は糖尿病の専門家であった。浅間病院を舞台に、長年、佐久地域の地域医療を実践し、後にその経験は、県下の多くの市町村の保健補導員活動に活かされることになる。そして、保健補導員活動のよき理解者として、保健師や保健補導員が力を十分発揮できるよう、医師としてサポートを惜しまず、補導員組織の全県的拡大の大きな推進力となった人物だ。保健補導員の関係者に話を聞くとき、必ずと言っていいほど、その口からは吉澤の名前が出る。以下で、吉澤の一

写真 1-7
保健補導員の「育ての親」
吉澤国雄医師

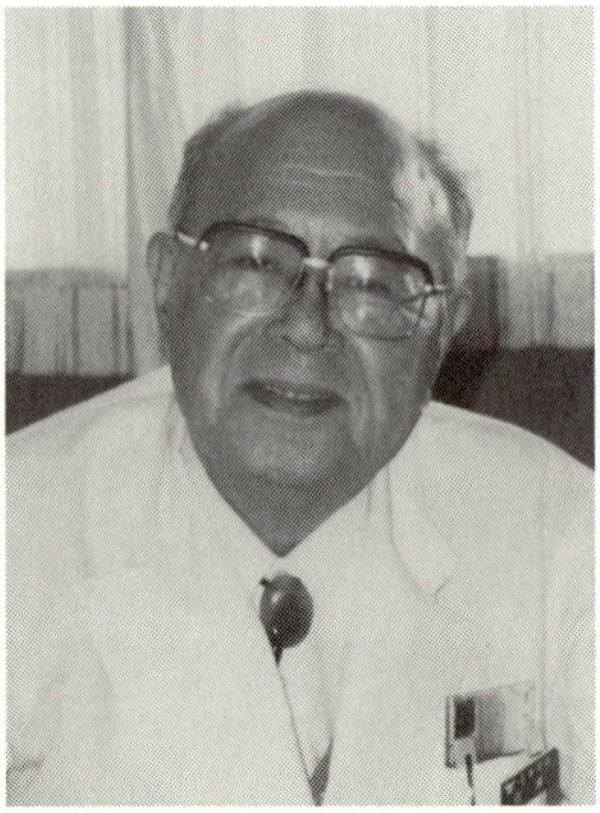

（写真提供：長野県国保地域医療推進協議会）

九九九年の講演録『保健補導員とともに』や、浅間病院の『開院二〇周年記念誌』、地域医療推進協議会発行の『信濃の地域医療』『信濃の地域医療国保地域医療協一〇周年記念誌』などの資料をもとに振り返っておきたい。

吉澤は、一九五九年、東京大学医学部から、六月に開院した浅間病院（当時の正式名称は「北佐久郡国民健康保険直営浅間病院組合」であった）の初代院長として就任した。

当時、長野県の最大の健康課題は、脳卒中であった。長野県の脳卒中死亡率は一九五九年以降、全国第一位であり、その中でも吉澤の病院がある佐久地域は、割合にして三人に一人は脳卒中で亡くなっているという、特に劣悪な状況にあった。この状況を問題視した吉澤は、その原因や実態を明らかにするため、一九六二年より、佐久市に合併する前の旧東村を脳卒中予防対策地区のモデル地区に選定して、地区診断を実施することにした。

調査の結果、この地域では、高血圧や貧血の住民が驚くほど多いこと、食生活の特徴として、味噌汁を一日平均三杯飲む住民が多いこと、肉や卵のタンパク質をほとんど食べていないことなどを明らかにする。そして、高血圧や動脈硬化症の早期発見を目的とした検診、およびその結果の台帳整備、住民に検診結果を記した「健康手帳」を配布しての意識づけ、検診結果の区分に応じた保健婦の事後指導といった、高血圧の早期発見と重症化防止の管理を徹底していった。

以来、こうした活動は続けられ、その対象地域も、合併後の佐久市全域に拡大されることとなった。一九六八年には、「佐久市東地区成人病予防の会」という住民組織も結成されるに至り、事業推進に大きな役割を果たすことになった。

一方で、開院半年後より、吉澤は、住民の健康教育のための活動も精力的に行っていた。一つは講演活動である。地域の婦人会や若妻会、青年団、ＰＴＡなどの会合で毎月二〜三回の講演を重ね、その数は開院五年後には一二五回、一五年後には四五〇回にのぼったという。また、啓発用の小冊子の執筆、脳卒中予防や糖尿病治療についてのスライドや映画の監修といった活動も行った。

医師として、積極的に地域に出て住民の健康教育を実施するということは、当時としても先進的なものであったろう。しかし同時に、吉澤はこれらの保健予防活動に疑問を持つことになる。すなわちそれは、「一方的な押しつけ仕事となり、住民は全く受身の体制で自らの健康を守る積極的態度に欠けている」というものであった。そして、病院内で完結しない、住民の自主的な組織の必要を強く感じたという。こうしたとき、吉澤が、すでに当時、須坂市をはじめとして活発な活動を展開していた保健補導員組織に着目したのは、必然であった。

一九七一年、それまで市にあった「衛生委員会婦人部」「母子保健推進委員会」といった組織を統合して、「保健補導員委員会」を結成する。これが、佐久市の保健補導員組織の誕生の背景である。

発足当時の保健補導員数は四五〇名であった。当初は市の保健婦や浅間病院の栄養士やケースワーカー、勤務医から選定した二人の保健指導医（その一人が吉澤である）、そして保健補導員によって「保健連絡会議」を持ち、地域の保健予防活動を展開していたが、一九七四年に佐久市に働きかけて健康管理センターを設置。活動はそのセンターが中心となり、浅間総合病院がそれをサポートする体制に移行する。

保健補導員たちは各地区への出張検診や冬期室温測定、一部屋温室運動、血圧の自己測定活動といった「住民の生活改善を中心とした組織的しかも自主的な保健予防活動」を推進し、その活動は地域に徐々に浸透した。

こうした活動の蓄積の結果、一九六三年は人口一〇万人当たり三三六・三人であった脳卒中死亡率は、一九七六年は一六五・八人まで減少するに至ったのである。この実績が認められ、同年、佐久市は保健文化賞を受賞した。今や佐久市は、寝たきり高齢者率が全国の五・三三%と比べて二・九八%と約半分、九〇歳長寿率が全国の三・一八%に比べて四・二八%（いずれも二〇〇〇年）、さらに、人口約一〇万人中、一年間医者にかからなかった「健康優良者」の七〇歳以上高齢者は、毎年約五〇〇人を数えるという、「健康長寿」の市となった（佐久市資料より）。「ピンピンコロリの里」を標榜し、二〇〇〇年には市として「健康長寿都市」を宣言するにまで至っている。

なお余談であるが、同じく地域医療や農村医療で著名な病院に、佐久総合病院がある。誤解されやすいのだが、この佐久総合病院は、現在こそ同じ佐久市にあるものの、当時は旧佐久市の南に隣接する旧臼田町にあった。院長であった若月俊一《としかず》を中心として、一九五九年から全国に先駆けて実施された全村健康管理――すなわち住民全員を対象とした健診の実施と管理――が有名であるが、その舞台となったのも、臼田町からさらに佐久町をはさんだ南にある八千穂村（現在の佐久穂町）である。佐久総合病院はＪＡ厚生連の病院であることからもわかるように、農村を中心とした活動に重点を置いた。対して浅間病院は、これまで述べたように、国保を中心とした活動を展開したのである。実は吉澤は、東京大学で若月の五年後輩であり、そうしたこともあって、ときに佐久総合病院の取り組みも参考にしながら、保健補導員の活動を推進していったのだという。

吉澤はその後、一九六二年に長野県国保直診医師会の初代会長（国保直診医師会とは、国保の直営診療施設に勤務する医師の会）、一九六四年に長野県医師会理事になった。浅間病院の活動とともに、県規模の組織の中心となったことが、後の長野県の地域医療、そして、保健補導員組織を性格づけることとなるのである。

吉澤が会長となった国保直診医師会は、「基幹病院制度」という構想を打ち出す。この構想は、長野県を五つのブロックに分け、それぞれから指定した基幹病院を中心として、その他の直診機関と連携、保健予防活動を含めた地域医療を推進するというものであった。直診機関の範囲ではあるが、現在の地域医療の根幹である二次医療圏を先取りした体制づくりである（なおこのブロック構成は、一九七五年には八ブロックに改変され、現在に至っている。この改編時に新たに加わったのが、茅野市の諏訪中央病院であった）。一九七一年には県の補助金も受けることになり、自治体と国保直診の医師、保健婦が一体となってこの構想を推し進めるために、国保直診医師会と長野県国民健康保険連合会が中心となり、地域医療推進協議会が結成されることとなったのである。

吉澤にとって、地域医療とは「住民の住民による住民のための医療」であった。それを実現するために、医師（特に国保直診医師）は診療だけでなく、積極的に地域の保健予防活動を担うべきであり、そして、住民の自主的な組織が作られるべきであると考えた。それは吉澤の行動を貫いているものである。地域医療推進協議会が県内の各市町村の保健補導員とともに一九七〇年代に取り組んだ主な活動として、「草の根検診」「一部屋温室運動」「塩分濃度測定」があった。いずれも、当時の長野県において最大の問題であった脳卒中をはじめとした成人病の予防を目的としたものであった。それぞれについて詳しく述べよう。

草の根検診

「草の根検診」の大きな目的は、高血圧の集団検診を実施して、住民の血圧自己測定を促進することである。まず、吉澤を中心とした医師たちで、これまで市町村によってバラバラに実施されていた高血圧の検診方法や基準、管理方針を統一し、モデル地区を選定して検診の実施（一次と二次）と高血圧者の発見、管理を実施した。また、各地区には公民館などに自己測定できる簡易電子血圧計を配置して、住民がいつでも利用できるようにした。

この一次検診が「草の根検診」にあたり、ここで活躍したのが、保健補導員である。保健補導員は、事前に配布される「補導員必携」というノートにある「簡易電子血圧計の使い方」という項目で操作法を学習し、機会あるごとに検診を実施して、住民の血圧自己測定を普及していったのである。

記録では、一九七五年から一九七九年の五年間で、モデル地区を含めて県全体で延べ三一三市町村、一二八万二〇一三人を対象としたという。また、簡易電子血圧計の配置は、毎年一〇〇台前後となり、一九七四年から一九七九年の六年間で、計六二六台にのぼった。これだけの規模の検診を実現するのには、保健補導員の協力が不可欠であった。

ただし、保健補導員や保健婦による血圧測定には、大きな問題があった。医師会から、それが医療行為にあたるのではないかと問題視されたのである。それに対して吉澤は、「医師の指導のもとでの行為だから大丈夫だ」と周囲を説得したと言う。吉澤はこう回想する（講演録より）。

私どもがこの運動を始めたときには、血圧計は聴診器で測らなければいけなかった。一番困ったのは保健婦さんなんです。これは長野県だけではないと思うのですが、医師会は保健婦が聴診器持つとはけしからんといういちゃもんがついたんです。医療費の中に血圧測定というのがまだ入っていまして、当時確か二点でしたか、二〇円か三〇円ですが、血圧測ると医療費になるわけです。それを保健婦がやるとはけしからんといって、ずいぶん長野県でも医師会から叱られました。私その頃会長をやっていたものですから、私が責任を持つ。私の指導下にみんなやっているのだから、医師の指導下ならいいだろう、こういうことで血圧測定とか血圧検診が行なわれたわけですが、決して簡単に行なわれたわけではなく、そういう隘路《あいろ》もありました。それを克服しながらの検診だったのです。

吉澤のこの周囲への説得と援助が、どれだけ当時の保健補導員活動を後押ししたか。一九七五年の「長野県保健補導員等研究大会」では、佐久市の保健補導員が、高血圧管理モデル地区で体験したことを次のように記している（研究大会で配布された冊子より）。

吉澤先生、保健婦さんのご指導により各区に簡易血圧計が配置されました。各区の班長会を開き、血圧測定の練習を受け活動に入りました。次の日早速婦人会がありましたので、補導員三人が出向いて血圧計を披露し、主旨を説明したところ、大部分の人が血圧測定を希望し、補導員四人で協力して測定しました。初めてでまた大勢であったので落ちつきませんでしたが、次回は測定場所と方法を考えてと思いました。また誰もが私達には気安く測ってもらえる事と血圧を知りたい気持を充分持っている事が感じられました。

一部屋温室運動

「一部屋温室運動」は、文字どおり、「最低一部屋は暖房などで部屋を温かくしておこう」という運動である。当時、吉澤のいた佐久地域では、一日平均室温が一～五度という家庭も多く、これは「台所のビール瓶が破裂する」ほどの寒さであった。

具体的な対策としては、「毎年大寒前後の一週間に朝昼晩と保健婦、保健補導員によって各世帯の居間の室温と外気の気温の測定」をし、住民の意識づけを行った。記録では、一九七二年からの一〇年間のうち七年間で、延べ三五九市町村の五万五八九九世帯の温度測定を実施した。特に、一九七二年には八六市町村の計一万六六九世帯、一九七三年には八四市町村の計一万四四二世帯と、多くの市町村で実施された活動である。こうした運動が功を奏し、住民の意識は徐々に変化していった。一九七三年から一九八一年の間で、平均室温が一〇度以下の世帯が七〇・〇%から四八・二%にまで減少したという。

塩分濃度測定

「塩分濃度測定」は、基幹病院への塩分濃度計の設置や、簡易塩分計を利用して、保健補導員の講習会などで塩分を測定し、塩分に対する意識づけを行うというものであった。いわゆる「減塩運動」である。これについては、正確な記録が残されていないが、当時のことを知る飯田市の山田幸子保健師はこう回想する。

五〇年代頃は減塩キャンペーン一色でしたね。長野県は脳卒中の人が多かったんで、テレビのスイッチ入れればコマーシャルでも結構言ってました。私が就職したのはこの五〇年代くらいなんですけど、その頃はやっぱり味噌汁の塩分測定みたいな感じで、地域に出て、集会所単位で血圧測定と味噌汁塩分測定をセットで実施していました。みんなに味噌汁を持ってきてもらって、「これは濃い」とか「薄い」とか言ってましたね。

飯田市のWさんは、「味噌汁や漬物は味は薄くなったわ。ほんと昔は『食べ物か？』っていうものが出てくるときがあったな」（男性、七〇代）と言う。「減塩は慣れだ」という保健補導員の話を先に紹介したが、こうした細かい活動の積み重ねによって、「いつの間にか」塩分濃度は改善されていったことが推察される。

このように、医師や保健師の指導のもとに、地域医療の一端を担ったという事実が、長野の保健補導員の歴史を語るうえで、重要な転換点となるのである。

研究大会の開催へ、そして現在へ

地域医療推進協議会の一九七三年の事業計画の一つに「地区組織の育成」があり、保健補導員の役割と方向性を示す次の一文がある。

地域医療組織が根をおろし、健康に対する住民の関心が高まるにつれて、〝健康は主婦の手で〟と各市町村の婦人層が中心となって、保健補導員組織が結成され、活発な活動が展開されている。これらの組織は自主的なものであって、行政上の下部組織でもなければ、保健婦の下部組織でもない。しかし、組織の育成や、技術指導などは、国保保健婦や直診医師が担当しているが、より一層の充実強化を図るためと、これら組織職員が自己研修の意味からも、研修の機会を与えようと、県下一堂に会した研修会を九月に計画している。研修の内容としては、特別講演と事例発表を中心としたい。

これが、本章の第2節で述べた「長野県保健補導員等研究大会」の始まりである。地域医療推進協議会と長野県国民健康保険団体連合会の主催で一九七三年九月に長野市で第一回が開催、以降は毎年開催され、現在に至っている。当時はまだ一日のみの開催であったが、その形式は、ほとんど変わらず引き継がれている。

吉澤を中心としたこうした取り組みを契機に、保健補導員組織の設置は急速に進んだ。本章のはじめに提示した図表1－5を見てほしい。一九七三年から一九八〇年までの間に、保健補導員組織の設置数が急激に増加しているのが分かるであろう。

8 地域活動から保健補導員初代会長に——茅野市の住民リーダーの物語

保健補導員組織が産声を上げた背景には、保健師である大峡美代志が大きな役割を果たした。そしてそれが長野県全体に広まっていく過程には、医師である吉澤国雄がいた。しかし、それぞれの市町村で保健補導員組織が根付いていく背景には、地域で長年活動をしてきた多くの住民がいる。今や「地域医療」の代名詞ともなっている長野県茅野市もそうだ。

その一人が、本章の冒頭でも名前の登場している原ますよである。原は、早くより茅野市で自主グループによる栄養改善活動に取り組み、それをきっかけとして地域のさまざまな役職を歴任し、保健補導員会の初代会長も務めた。九〇歳を超えた今でも矍鑠《かくしゃく》として地域を飛び回っており、文字どおり地域の「生き字引」である。茅野市といえば寒天が有名であるが、この寒天料理を長年研究し、発信してきたのも原である。ここでは、原が自身の半生を振り返ってまとめた著書『ころんで見つけた杖』や各種資料、原へのインタビューをもとに、一人の住民がこれまで歩んできた半生から、茅野市に保健補導員組織が形作られるようになった経緯を見てみたい。

写真 1-8
茅野市保健補導員会の原ますよ初代会長

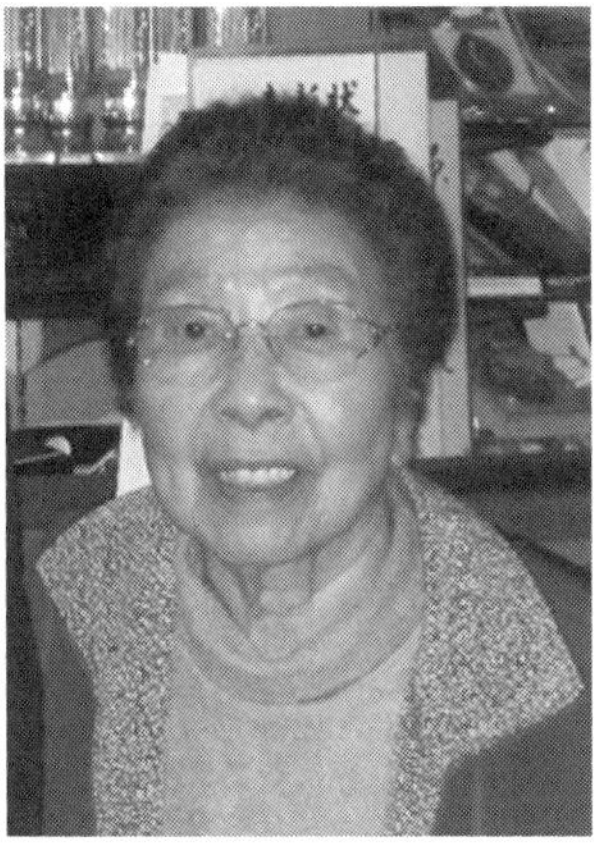

原は一九一九年、茅野市の宮川で生まれた。病弱になった父親に代わり、母親は茅野市で初めての髪結い店を開業していた。一九三四年に地元の女学校を卒業後、東京のデパートに就職。その後別の会社に就職し、また、夜学でタイピストの資格を取った。一九四二年には、香川女子栄養学園（現在の女子栄養大学の前身）を受験して合格、同学園に通う。そして同年の一二月に、神奈川県座間《ざま》の陸軍士官学校に勤務する同郷の忠太郎と結婚。その後、三人の娘を持った。

日本が終戦を迎えた後は、夫が体調を崩して入退院を繰り返すこととなる。それに輪をかけて、原自身も二九歳のとき、当時「一万に一人の生還率」と言われていた急性膵臓炎にかかり、入院してしまう。この病気がきっかけで原は健康の大切さを知ることになった。

夫婦ともなんとか健康を取り戻した後、警察予備隊に勤務することとなった夫の都合で家族揃って松本に移り住んだ。そこでは、ラジオの懸賞原稿で子ども二人の学校の給食代を稼ぎ、PTAや婦人会の役員を回されるようにもなった。このとき、「チャンスは待つものでなく、自分からつかむもの」ということに気づいた。

三二歳になり、ある程度ゆとりができたとき、「今がチャンス」と思い、「女が家に居て自立できる美容師になろう」と決心。再び単身上京して美容学校に通い、ホームシックになりながらも無事課程を修了して国家試験に合格した。一九五二年に学校を卒業後、松本で「美容院はら」を開業したが、両親が年をとってきたため、五年後に茅野の実家に戻って家業を継ぐこととした。

その後の一九五九年に、諏訪保健所の栄養士による講演に感銘を受け、その栄養士の呼びかけで、娘の中学校のPTAで知り合った一四人の仲間とともに、自主的に地域で栄養改善を推進していくための「栄養三色グループ」を結成することとなった。当時はまだ、栄養失調や貧血の多かった時代であった。隣組や知人を頼って廃品回収をしながら三万円の資金を集めるなどして調理器具を購入し、活動を開始する。公民館などで料理教室を開催し、その数は多いときで年間一三〇回を超えた。地域の人の理解を得るため、「毎月やる料理講習会に来てても来なくても区長、衛生自治会長を呼び試食してもらい、食改の大切さの念仏を唱えて」聞かせたという。一九六四年には、念願がかない、自費で宮川栄養教室を開校できることとなった。さらに同じ頃、原は、

「得た知識を包丁の実技にこめるため」、独学で調理師試験に挑戦し見事合格している。四六歳のときであった。栄養教室は一九六七年には市公認の「茅野市健康研究教室」となり、一七年で七六五名の卒業生を輩出した。

その後も、栄養改善の劇を作って老人クラブなどで上演したり、料理教室の実演に飛び回る一方、食生活改善推進協議会の諏訪支部長や県の栄養指導補助員を務めるなど、活動の舞台は徐々に広がっていった。栄養補助員としての活動に出張講座というものがあったが、原の活動はほかの補助員より群を抜いて多かったという。原個人、および関わった組織に対する表彰は、数え切れないほどにのぼった。「茅野市の女性議員に」という声も上がったが、断った。

栄養改善の活動と前後して、一九六四年には、地元の茅野区公民館の学習部長にも任命された。地区で初の女性の公民館役員であった。健康づくりのために運動にも力を注ぎ、市のスポーツリーダーにもなった。ゲートボールも始め審判員の資格も取得した。運動の中で出会ったのが、一九七四年に諏訪中央病院に赴任してきた鎌田實の妻であった。その出会いがきっかけとなって、諏訪中央病院の医師と、原をはじめとする食生活改善推進員が連携して活動するようになったという。

一九七四年からの二年間には、両親や夫をはじめ、六人の親族が相次いで亡くなるという悲しい時期を経験しなければならなかった。しばらくは呆然として何もできなかったというが、「こんな時こそ、今まで努力して得た資格をフルに活用して、精一杯前向きに生きなければ亡くなった人たちに申し訳ない。主人の分も含めて二人分を生きなければ！」と前向きに考えることで立ち直ったという。

そして一九七八年に、市に新たに設置された保健補導員を引き受けることとなった。茅野市では、一九六〇年より伝染病予防などを目的として発足した衛生自治会があったが、当時の伊藤美恵保健婦の熱意もあり、一九七八年に衛生自治会から独立した組織として、保健補導員組織が新たに活動を開始したのであった。原は、この独立後の保健補導員会の初代会長を務めた。

保健補導員については積極的に手を挙げたというわけではなく、これまでの活動の「血の滲むような思いに比べれば、一年くらいなら」と考え、自治会から選出されて引き受けたのであった。補導員としての仕事は「自治会の手伝い、ねずみ取り薬の配布、春秋の清潔の見廻り、年一度の血圧検診の手伝い、講演会の参加という簡単なもの」であった。予備知識は何もなかったため、何かをしようという意欲もなく、「かえって事業のないことを喜んでいる状態」であったという。しかし、任期の終わりに全地区が研究発表をしなければいけないことを知らされ、会合を重ねていくうちに、保健補導員の役割について考えるようになり、会員の意識も少しずつ変わってきた。保健補導員に対する住民の理解がないことも分かり、一方で、須坂市の保健補導員会の研究発表会や佐久総合病院の三〇周年記念祭に参加をして、刺激を受けた。

そこで原は、保健補導員会を活発にするための数々の提言や実践を行った。例えば、任期二年制（現在は任期一年）や活動予算の裏づけ、会議のあり方の提案などである。当時、隣組で回していた「健康台帳」（地域の人の健康状態を記入する台帳）を、保健補導員の事業として有効に活用するための提案もした。新しく実践したこととしては、補導員を地域に知ってもらうために表札を作って玄関先にかけたり、「補導員だより」を作成して配布することなどがあった。老人ホームのボランティアも始めた。

そこには、「決められたことだからやるのが当たり前」という意識で接する行政関係者に対する反発もあった。原は一九七九年に開催された「第一回茅野市健康づくりのつどい」の発表で、「私たちは主婦です。思うようにならなくても、ねぎらいの言葉をかけて欲しいのです。そうでなければ張り合いも意欲も湧かず、今様にとんでる女にも燃える女にもなれません」と、地域の実情を赤裸々に吐露し、関係者に堂々と苦言を呈した。

そうした原の想いもあり、市から市内の全区長あてに保健補導員活動の協力依頼の文書が配布された。原の受け持ち地区では、自治会・衛生自治会・公民館の三役を招いて、健康教室で学習した手づくり料理を披露しながら、補導員の活動を説明して理解を求めた。その結果、二五％の予算の増額を受けることになったという。県の統計では、一九七九年には補導員二五〇人に対して予算が五〇・〇万円であったのが、三年後の一九八二年には一二五・八万円にまで増額されている。茅野市の現在の保健補導員の基盤は、こうして出来上がっていったのであった。

原自身は保健補導員を五年間務めた。五年間も務めた理由の第一として、「一年間勉強を公費でさせてもらった感謝を、二年目に生かそうと思ったこと、母から幼い時に聞かされた昔話しの『つるの恩返し』を思い出したから」と述べる。また、これまでの経験から、組織の活動が定着するような基礎が作られるまでには、最初は五年くらいの継続活動が必要だと考えていたというともあった。しかし、一人の人が長く続けることに対して、なかなか理解は得られなかったという。

「健康づくりのつどい」で発表した原に、「茅野市の健康作りの為に保健婦さんと協力して一人歩きの出来る補導員会になる迄、誰かがやるんでなく、あなたが先に立って基礎作り五年はがんばりなさい。力になるから」と励ましてくれた人がいた。そこに助言者として参加していた吉澤国雄であった。原にとって、「補導員活動の中で最高の喜び」であった。

原が五年間の任期を終える間際のことである。一緒に活動をしている若い補導員が次々と亡くなるということが起こった。これに大きなショックを受け、一九八三年一二月に学習会を発足。「結論は出ませんでしたが、皆それぞれの立場で真剣に死について考えあいました。一つの石の投げかけに、大きな波紋が広がることを期待してやみません」と、任期最後の発表で述べる。これが、本章第3節で紹介した「みつめてみよう私たちの生命」の学習会の始まりであった。

原はその後も、茅野市婦人団体連絡協議会の会長を務めたり、七〇歳を超えて再び会社勤めを始めたりするなど、休むことなく精力的に活動を続けている。近年では、市の広報誌や地元の情報誌などに、料理のレシピなどを連載したり、テレビやラジオに出演する機会も多くなったりして、現在に至る。

原は言う。「決していいことばかりの人生じゃなかったけれども、ここにきてやっと、認めてくださる人も出てきてくれて、私がしてきたことは間違いではなかったんだと思えるようになりました」。

第2章

〝遠慮がちな〟ソーシャル・キャピタルの発見

1　ソーシャル・キャピタルという考え方

肥満は伝染する？

肥満は伝染する――。そんなことを示唆する記事がメディアに出回ったことがあった。すなわち、身近な友人が肥満になれば、あなたも肥満になる可能性が高くなるということである。肥満が将来、高血圧や糖尿病などにつながったり、多額の医療費がかかる結果になる可能性があることを考えれば、聞き捨てならない。これは、単なる憶測でもなければ噂でもない。『ニューイングランド医学ジャーナル』という、れっきとした医学雑誌の二〇〇七年七月二六日号に掲載された、アメリカのハーバード大学医学部教授のニコラス・クリスタキスとカリフォルニア大学サンディエゴ校の政治学部准教授のジェームズ・ファウラーによる研究論文の主張なのである。

クリスタキスらは一万二〇六七人を対象として、その交友関係に着目して三二年間の体重などの変動を測定した結果、このような結論に至ったという。その調査によれば、友人が太ったときにその人自身も太ってしまう可能性は、友人が太らないときと比べて五七％高い。また、二人一組の成人兄弟姉妹において、相手が太れば、本人が太る可能性は四〇％増加し、結婚相手が太れば本人も太る可能性は三七％増加する。いずれも統計学的に有意（有意水準五％）な関係だということだ。

「肥満」と言えば、食べすぎや運動不足など個人的な生活習慣の積み重ねが原因だとされている。太るか太らないかは自分の行い次第ということだ。しかしこの論文が興味深いのは、人と人との関係が肥満に少なからぬ影響を与えていることを実証しているところである。この論文の著者も、もちろん、肥満が細菌やウィルスで広まると言っているわけではない。本人が意識しないうちに、周りの人によって食生活や運動が習慣づけられる可能性があるというわけだ。外食好きの人が多い職場にいると、つい外で天丼やらカツ丼やら、夜食のラーメンやらを食べてしまうなど、思い当たることもあるだろう。

この論文が示唆していることは、健康の問題はそれぞれの人が意識して取り組むことが基本であるとしても、その人の周りの人たちやつきあっている人、つまり、その人がメンバーになっているコミュニティの影響も無視できないということだ。近年一般に行われるようになった特定健康診査、いわゆるメタボリック健診後の特定保健指導は、期待されたような効果が出ていないという意見もある。クリスタキスらの論文に沿って解釈するなら、肥満を防止するには、肥満者の一人ひとりを呼び出して「もぐらたたき」のように保健指導をしても効果はあまり期待できない、むしろ、その人の周りの人との〝つきあい方〟を考える必要があるということになるかもしれない。

第1章でお話しした長野県の保健補導員のケースは、「長寿で一人当たり医療費が安い」という長野県の「成果」をもたらしている一つの大きな要因として、県内のそれぞれの地域に広く根付いている地道なコミュニティ活動の存在があるということであった。クリスタキスらの論文が注目した人間関係と保健補導員組織の関係性は、やや性質が異なるものであるかもしれない。しかし、私たちが注目したいのは、健康は基本的には個人の問題であるとともに、そこには、個ではない面の要素、つまり、私たちが「コミュニティのちから」と呼んでいる要素が働いているという可能性である。

地域コミュニティで子どもを育てる

このようなことは肥満や健康に限ったことではない。教育についても同様のことが言えそうである。

文部科学省による全国学力調査では、全国の公立学校の小学六年生と中学三年生の国語と算数・数学についての学力調査を行うとともに、基本的な生活習慣についても聞いている。二〇〇七年の調査で生活習慣と学力調査の正答数の関係に注目すると、「朝食を毎日食べ」「規則正しく起床し」「テレビやゲームについてはルールを作っている」子どもほど成績がいいという傾向がかなり顕著に出る（図表2－1）。その他の質問項目についても、同様の傾向がある。学校に行く前に持ち物を確認し、家の人と学校での出来事について話をし、自分にはよいところがあると思い、将来の夢や目標を持っており、人の気持ちが分かる人間になりたいと思い、学校の決まり・規則を守っている児童生徒のほうがそうでない子どもより成績がいい。子どもが基本的な生活習

図表 2-1　学力と生活習慣

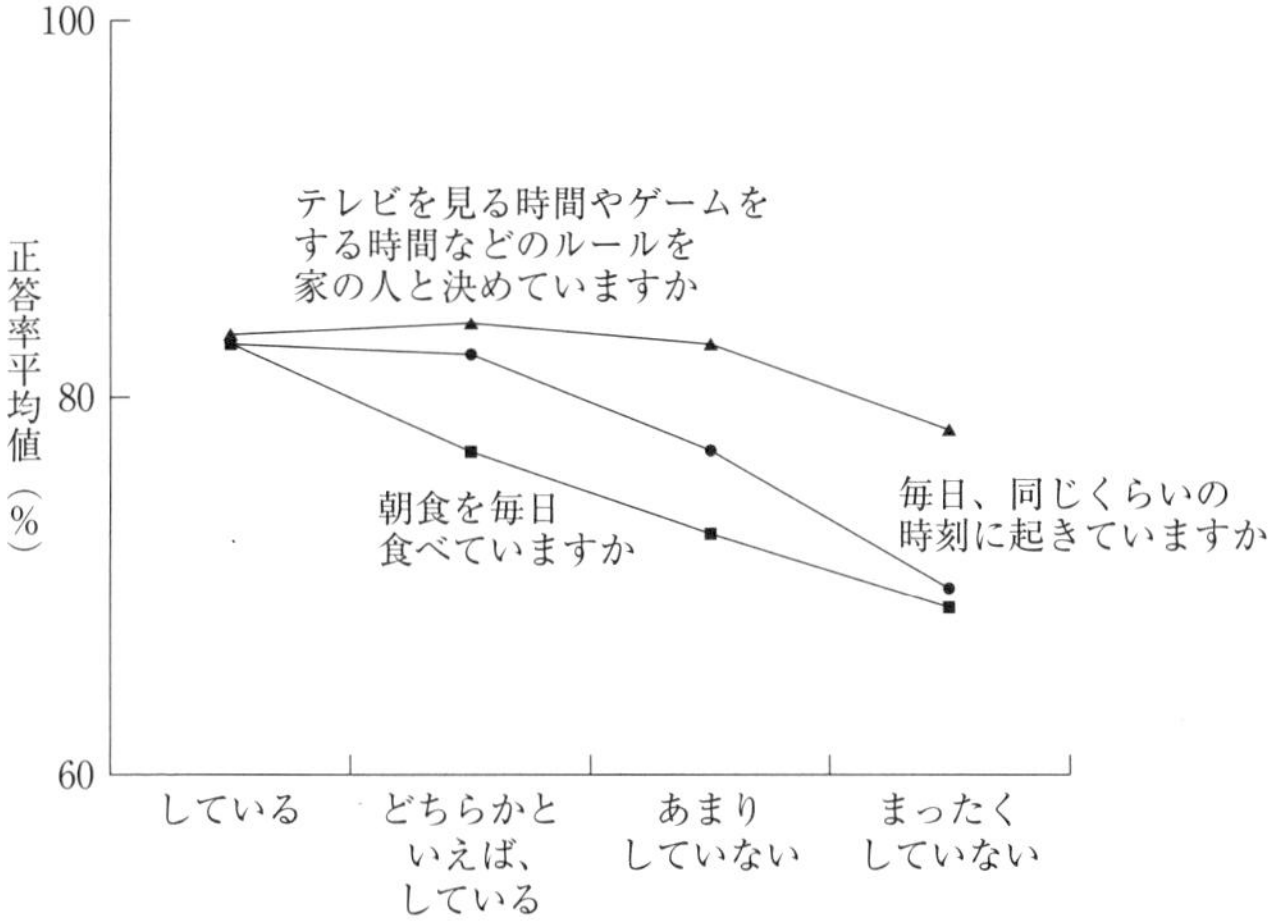

注：『文部科学省 2007 年度全国学力・学習状況調査』より作図

慣を獲得することは、もちろん、大事なことである。しかし、このような分析結果には、素直には納得できないと感じる人も少なくないであろう。

私たちが疑問に思うのは、「家庭環境がよく、規則正しい生活ができ、家族とよく話し合う余裕のある子どもたちの成績がいい」ということを「それはそうだ」とただ納得してしまってよいのかということである。

「いい教育」が行われていることで知られている東京都三鷹市の教育長である貝ノ瀬《かいのせ》滋《しげる》は、子ども時代に北海道の小さな町に住んでいた。そこでは両親の帰りが遅くなると隣のおばさんが「家で夕飯食べなよ」と気楽に誘ってくれることが自然に行われていたと言っている。よきつながりが豊富なこのコミュニティでの経験が、後に貝ノ瀬が三鷹の第四小学校で校長に就任したとき地域連携を進める際の源になったということだ。その後、教育長に就任し、「三鷹教育ビジョン」を作り、それに基づいて二二校ある三鷹市立の小中学校をすべて小中一貫校のコミュニティスクールにするという方針を立て、二〇〇九年までに、そのとおり実施に移した。同じ地域の小学校と中学校では、子どものことを考えたら教員同士が授業の内容や教え方や生活指導の方法をよく話し合い、連携をとる体制にあることが望ましいにきまっている。現在の教育システムでは、しかし、いろいろな制約があってなかなかその「望ましいこと」が実現できていない。貝ノ瀬は、よい教育方法があるなら、市内のどこに住んでいる子どもでも同じ機会が与えられるようにと、すべての市立学校を一貫校にした。また、地域とよく連携がとれた、地域ぐるみで子どもを育てる学校になるようにとの思いからコミュニティスクール制度を全校に採用した。三鷹市は以前から市政への市民参加が盛んな地域だった。それが、学校との連携に及んだ。ある中学校区で一つの中学校と二つの小学校が実質的に一つの組織として運営されている「学園」では、保護者や地域住民のボランティアによる「学校支援サポーター」の活動が盛んになっている。参加延べ数が、小中一貫教育体制ができたばかりの一年目には八九〇人だったのが、二年目になって、学校と地域の交流が進んだことで二三〇〇人に急増した。

京都市の御所《ごしょ》南小学校は、コミュニティスクール制度を導入し、地域との連携を本格的に導入した「いい学校」として全国的に知られ、ある教育雑誌の調査で「学力日本一」だとされた。それはマスコミが勝手に言ったことであるが、御所南小学校の教育方法は、公開授業に全国から八〇〇人もの見学者が押し寄せるなど定評がある。その御所南小学校の校長を長年務めた村上美智子は、「いい学校」になった理由について、次のように語っている（金子郁容『日本で「一番いい」学校』岩波書店、二〇〇八年より引用）。

御所南小の一〇周年のときに実施したアンケート調査で、九〇％の児童が「学校が好き」と答えてくれた。学校が好きだと学校や地域への帰属意識が強まる。それで、結果として勉強もよくするようになった。御所南小の学力が向上したのもそのことが大きいと思う。でも目先の学力だけでなく、もっと大事なことは、子どもたちにとって先生でも親でもない大勢の大人たちが、自分たちに関心をもってくれ、自分たちのために一生懸命になってイベントや催しものをやってくれていることを感じること。たくさんの大人に大事にされていることが子どもにとっての安心感になっているんですね。コミュニティスクールになって、大人も子どもも成長したと思う。学校が好きな大人が学校好きの子どもを育てる。そのことが一番大事なことだと思う。

「成績が悪いのは、その子が朝ごはんを食べないから、テレビを見すぎるからだ」という説明の代わりに、こんな解釈もありえる。近くの公園は荒れていて子どもだけで安心して遊ぶ場所がなく、ご近所の関係が希薄で子どもに声をかけたり、見守ったり、危ないことをしたら叱ってくれたりする大人がおらず、子どもは放っておかれ、子どもが世代を越えて参加できる地域の行事がほとんどないから――つまり、「コミュニティのちから」が弱いから――子どもは家でテレビを見るか、一人でゲームをするしかない（それで、成績も悪くなる）。

すべてを「社会のせい」にするということではない。親が子どもをしつけることは重要なことである。子ども自身の努力も、もちろん、大事である。しかし、子どもは親だけによって育てられるのではなく、学校を含めたより広がりのある地域コミュニティの一員として、見守られ、叱られ、褒められ、自分から進んで手伝いをしながら、育っていくというのが、より自然でより望ましいあり方だろう。

本書は主に健康・医療などの問題に焦点を当てているが、健康にせよ、教育にせよ、環境保護にせよ、治安にせよ、まちづくりにせよ、個々人の努力は基本であるが、「結果はその人次第だ」ということで終わりにせず、人と人のつながりの力、みなが一緒に汗をかいて同じことを目指すときに生まれてくる力を引き出すことによって、一人ひとりの力を単純に足したもの以上の効果が出る。そのような「いいコミュニティ」を実現するためにはどんなことが必要か。それを考えようというのが本書である。

コミュニティ・ソリューションとソーシャル・キャピタル

健康、環境、教育、治安などの社会課題は、本来、国が解決すべきものだと思う人も少なくないだろう。問題が大きすぎ、複雑すぎて、私たち一人ひとりでは到底何もできないように思える。では、私たちにはまったく手が出せないのかというと、そうではない。実際、「はじめに」で少しだけ紹介したように、鹿児島県鹿屋市や兵庫県丹波市では、住民の協力が地域医療の問題を解決する鍵となった。長野県茅野市では、市民が市政に積極的に参加する仕組みがとられるようになった頃から——因果関係は厳密に立証されてはいないが——市の一人当たり老人医療費が下がり、県内の市の中で最低水準になった。茅野市だけでなく、長野県の多くの市町村で、保健補導員をはじめとした住民の地道な活動が「健康長寿」が達成された一つの大きな要因であると考えられている。

一人ひとりの役割は小さなものだとしても、それが連動し、広がることで「コミュニティのちから」が働く。そうすると、国も行政も「これぞ」という手を打てないでいる地域の健康の問題が改善され、その副産物として医療費も低く抑えられる可能性があるということだ。

社会や経済の問題は、「政府」か「市場」が解決する。これまでは、そう考えられてきた。政府による解決は、財政難から限界があり、また、非効率で市民ニーズの多様化に対応できないという問題もある。そこで、市場で問題を解決すべしということになる。市場による解決は、しかし、「元気で条件のよい人」がさらに元気になることを促す傾向があり、また、システムを維持するために大きな社会的コストがかかる可能性がある。例えば、数年前に大きな社会問題になった耐震偽装などの「ルール違反」が起こったときは、社会全体に不安感が広がり、住宅産業全体が停滞した。心理面・財政面の両面で大きなコストを社会全体が被ることになる。さらに、健康・医療、教育、福祉などの社会サービスについては、もともと、すべてを市場で解決することには限界がある。

そこで近年、注目されるようになったのが、問題の当事者たちの「つながりの力」による「コミュニティによる問題解決＝コミュニティ・ソリューション」である。（金子郁容『新版コミュニティ・ソリューション』岩波書店、二〇〇二年、金子郁容・松岡正剛・下河辺淳他『ボランタリー経済の誕生』実業之日本社、一九九八年を参照）。そして、コミュニティ・ソリューションを実現するための基本となるエネルギーこそが「コミュニティのちから」である。

本書では、これまで、「コミュニティ」という言葉を、それが何を意味するかを明らかにせずに使ってきた。多くの場合、地域コミュニティ、つまり、居住地や勤務地など生活の場を共有する人たちの集まりのことを指している。しかし、一般に「コミュニティ」は、さまざまな意味を持っている。ここでは、仮に、「関心事やインフォーマルなルールを共有する人たちの集まり」と〝定義〟しておこう（詳しい議論は、金子郁容他『コミュニティ科学——社会と技術のイノベーション』勁草書房、二〇〇九年を参照のこと）。この〝定義〟だと、地域コミュニティだけでなく、例えば、海岸のゴミ拾いや地雷の除去などに関心のある人たちの集まりも、（第4章で取り上げる）禁煙をするために互いに励まし合うインターネット上の集まりなども「コミュニティ」であることになる。形やでき方は違っても、それぞれで「コミュニティのちから」がありえる。

「コミュニティのちから」の正体が何かについては、本書で、おいおい考えていくのであるが、その理論的な基礎になっているのが、「ソーシャル・キャピタル」という概念である（いくつかの訳があるが、「社会関係資本」が多く使われるようだ。本書ではカタカナで表記する）。一言で言えば、ソーシャル・キャピタルとは、コミュニティのメンバー間の日常的な活動によってさまざまな結びつきが形成され、相互信頼と自発的な協力関係が生まれやすくなるという「コミュニティの共有資源（＝キャピタル）」のことである。

近年になってソーシャル・キャピタルは、研究者の世界に留まらず、まちづくり、途上国支援、医療・保健・教育などのヒューマンサービス、地方行政など、さまざまな分野で注目されている。ヨーロッパの国々では、ソーシャル・キャピタルを醸成するために資金を投入するという国レベルの政策として打ち出されている。なぜそれほどまでに注目されているのか。一つには、国・行政や市場だけでは十分に解決できない社会的課題が続出してきたからだ。先に述べた「コミュニティ・ソリューション」に期待が集まるようになったのと同じ社会的背景である。二つには、現代においては、至るところでコミュニティが「崩壊」しており、社会全体のつながりが消滅しつつあることによる社会的不安がある。三つには、それらの社会的課題を解決するには、人々が互いに支え合い、協力し合うといった日常的な相互作用が果たす役割が大きいという、いわば、昔からよく知られている「助け合い」「ご近所のつきあい」などという要素が、現代社会でも大いに効力があるかもしれないということが、近年になって、多くの研究者によって、実証的に明らかになりつつあるからだ。

ロバート・パットナムが一躍有名にした

ソーシャル・キャピタルの考え方が言われ始めたのは、一九一〇年代の第一次世界大戦期まで遡れる。アメリカの教育学者ライダ・ハニファンが伝統的な村落共同体が保持してきた協同意識や公共善が、アメリカの工業化・都市化や世界大戦によって崩壊していく状況をソーシャル・キャピタルの視点から議論したことあたりが始まりらしい。その後、一九六〇年代には都市生活のネットワーキングの視点から、また、一九七〇年代以降は社会学の視点からさまざまな研究が進められてきた。それらの成果を踏まえて、ソーシャル・キャピタルの考え方を一躍有名にしたのは、ハーバード大学の政治学者ロバート・パットナムである。

パットナムは、二〇年余にわたるイタリア地域研究の成果を踏まえて、「民主的な政府がうまくいったり、また逆に失敗したりするのはなぜか」という問いのもと、イタリアの地方政府における行政のパフォーマンスの違いをソーシャル・キャピタルの概念を用いて見事に説明したのだった（河田潤一訳『哲学する民主主義』ＮＴＴ出版、二〇〇一年）。

一九七〇年に実施された地方分権改革によって、それまで中央集権的な政治体制であったイタリアには、二〇余州が分権制度による地域政府として誕生した。パットナムは、州を対象にして、一二の指標から成る「行政パフォーマンス」を測定した結果、それが州によって大きく異なることを見出した。その差は、北部の州と南部の州で歴然としており、全般的に言って北部において指標の値が高く、南部において低かった。そしてそれは、「スポーツや文化団体の数」「新聞講読率」「国民投票への参加度」「優先投票の利用率」といった、社会生活の活発さに関わる四つの指標から構成される「ソーシャル・キャピタル指数」によって説明ができることを示したのである。

パットナムは、ソーシャル・キャピタルの三つの特徴として「社会ネットワーク活動」「相互信頼」「互酬性の規範」を挙げ、「コミュニティのソーシャル・キャピタルが豊かであると、そのコミュニティはうまくいく」と主張する（同書、二二〇頁）。その後、さまざまな研究者によって、ソーシャル・キャピタルが豊かであるコミュニティでは地域の健康状態がよく、治安がよく、子どもの育つ環境が良好で、学力が高く、自治体がよく機能し、経済活動が盛んであるという傾向があることが実証されている。

健康とソーシャル・キャピタルについては、中でも、明確な関係性があることが示唆されている。パットナムは別の著書『孤独なボウリング』（柴内康文訳、柏書房、二〇〇六年）で一章を割いている。その中で示された図表2－2は、アメリカ五〇州の「社会関係資本（ソーシャル・キャピタル）指数」（横軸）と、死亡率や自殺率、健康保険未加入率、医療費、がん患者率や喫煙率など、包括的な二三の指標によって測定された「健康州指数」（縦軸）の関係を示したものだ。同じく、図表2－3は、五〇州について、横軸に「社会関係資本（ソーシャル・キャピタル）指数」、縦軸に全死因の「年齢調整済み死亡率」をとったものである。「ソーシャル・キャピタルが高い州ほど健康で、死亡率も低い」という傾向がはっきりと出ている。指標間の相関係数も、「健康州指数」については〇・七八、「死亡率」についてはマイナス〇・八一と、いずれも強い相関を示している。

ハーバード大学のイチロー・カワチらは、公衆衛生の観点からソーシャル・キャピタルと健康についての一連の研究成果を発表している（Ichiro Kawachi et al. eds., *Social Capital and Health*, Springer Science + Business Media, 2008 などを参照）。例えば、アメリカの三九州を対象とした調

図表 2-2　高社会関係資本州は公衆衛生状態がよい

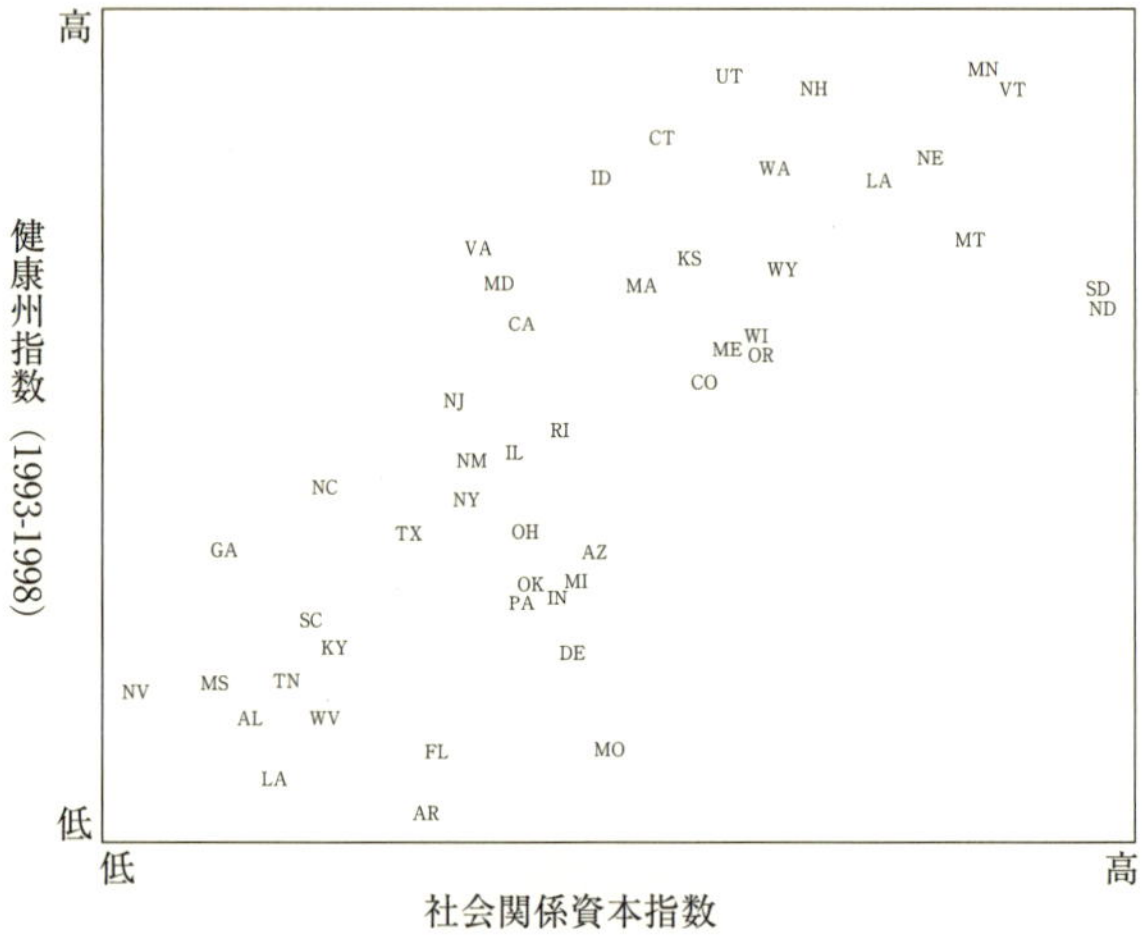

図表 2-3　高社会関係資本州は死亡率が低い

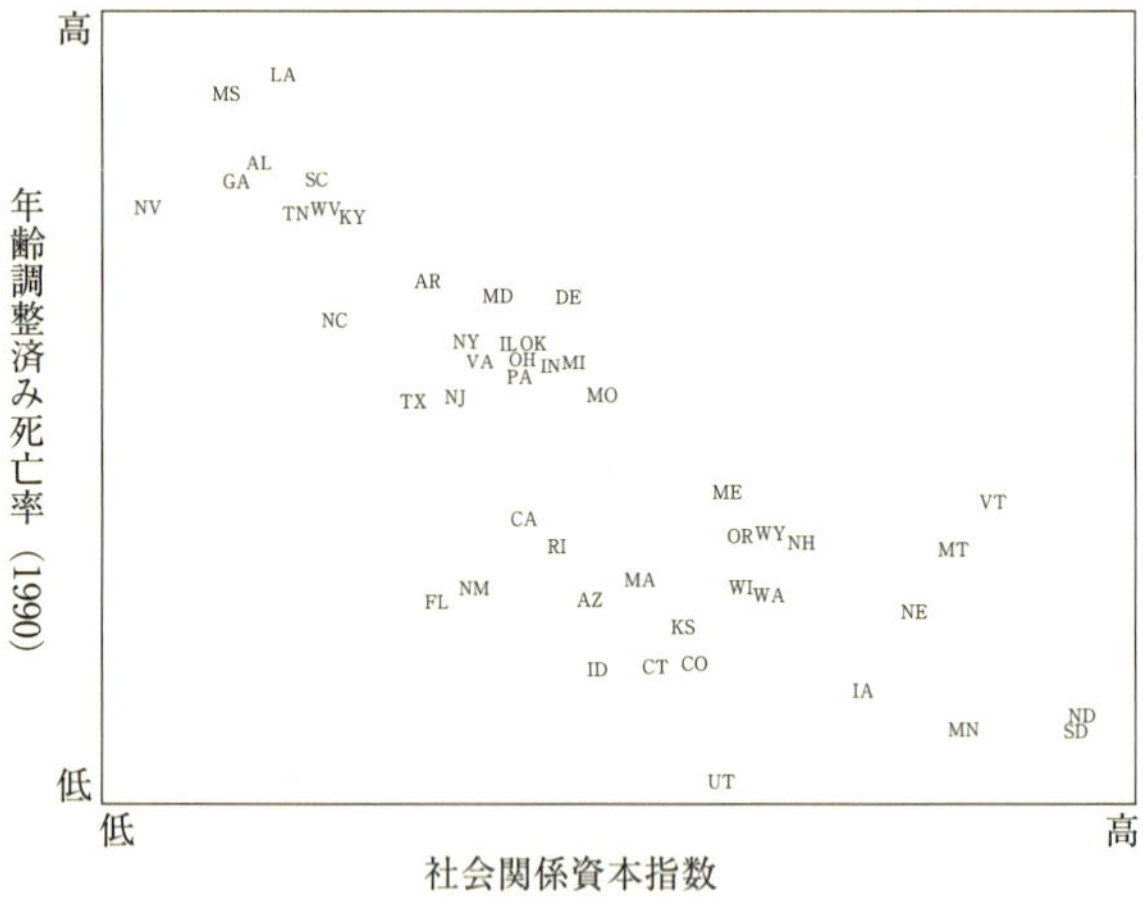

査で、「ほとんどの人はチャンスがあればあなたを（自分が有利になるように）利用しようとするか」という質問を、ソーシャル・キャピタルが低いことの一つの指標として採用した調査をしている。この質問に「はい」と回答した人の割合と「年齢調整済み死亡率」の関係を見たところ、「はい」の割合の高い州――すなわち〝相互信頼の低い〟州――ほど、死亡率が高くなることが判明した。また、そうした「相互信頼度」が、住民の「主観的健康観」と関連していることや、ボランティア組織への平均加入数が「死亡率」と反比例していることも同時に明らかになった（イチロー・カワチ他編『不平等が健康を損なう』日本評論社、二〇〇四年より）。

ソーシャル・キャピタルの研究は、日本でも徐々に進んでいる。その端緒となったのが、内閣府国民生活局市民活動促進課が二〇〇二年度に実施した調査をもとに発表した『ソーシャル・キャピタル――豊かな人間関係と市民活動の好循環を求めて』である。この報告書では、郵送方式（全国から抽出した二〇歳以上の男女一八七八人）によるアンケートとウェブ方式（二〇〇〇人）によるアンケートを組み合わせた調査結果から、都道府県ごとのソーシャル・キャピタルを測定し、各種指標との関連を分析している。ソーシャル・キャピタルの測定においては、パットナムが指摘するソーシャル・キャピタルの三つの特徴である「社会ネットワーク活動」「相互信頼」「互酬性の規範」に基づいた一二の指標から総合的な「ソーシャル・キャピタル指数」を算出している。これは、日本において全国規模でソーシャル・キャピタルを測定した初めての試みであり、この調査で示された都道府県別の「ソーシャル・キャピタル指数」は、その後の日本のソーシャル・キャピタル研究の基礎として、たびたび引用されている。

図表 2-4　都道府県別 ソーシャル・キャピタル指数

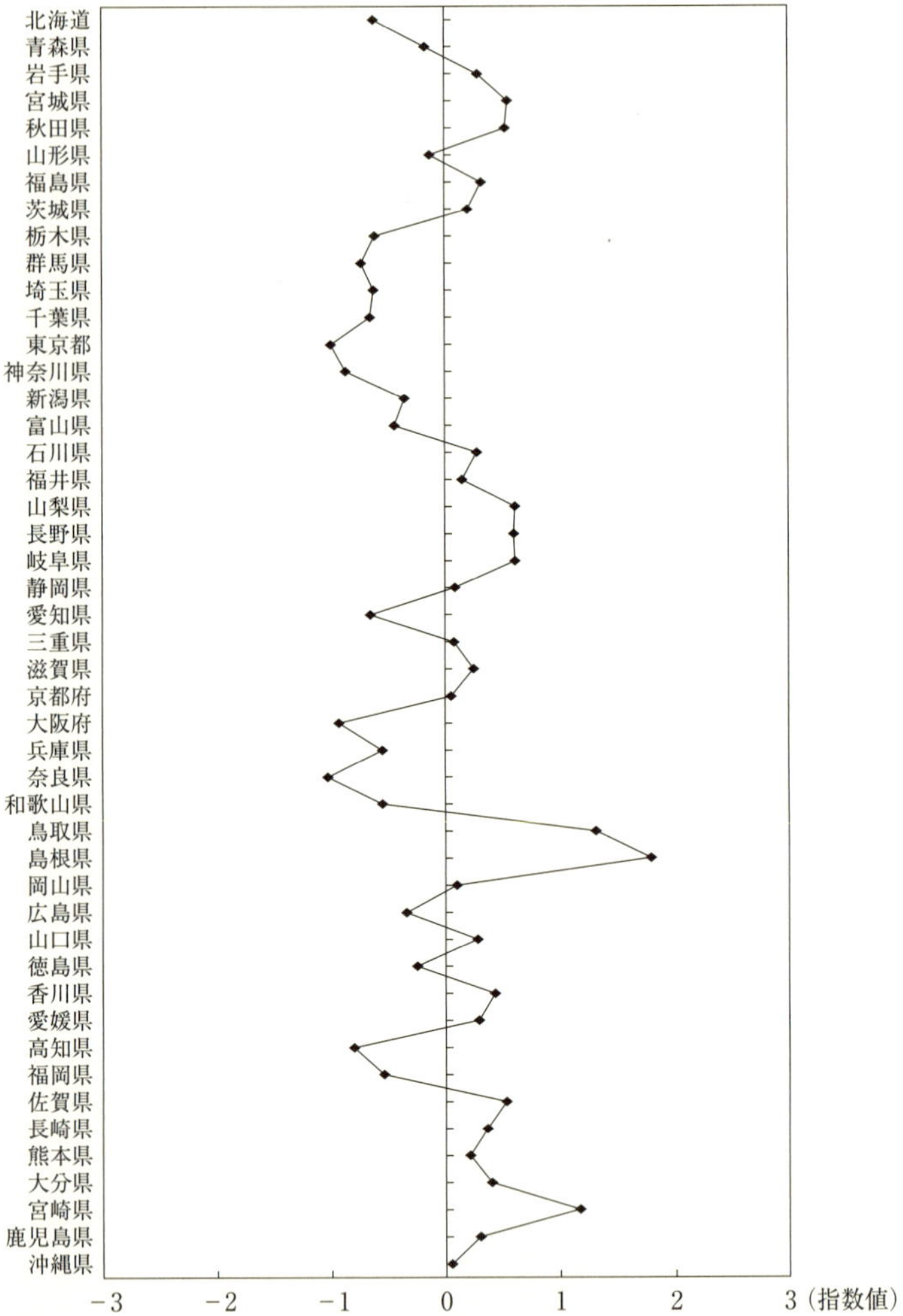

出所：『ソーシャル・キャピタル—豊かな人間関係と市民活動の好循環を求めて』p.59 の図表Ⅲ-28 b。

この調査で採用された測定法に基づくと、都道府県によって、ソーシャル・キャピタルの差がかなりあることが分かった（図表2－4）。例えば、第1章の物語の舞台になった長野県のソーシャル・キャピタル指数は〇・六（全国平均を0とする）と、島根県、鳥取県、宮崎県、山梨県、岐阜県に次いで、全国で六番目に高い値となっている。一方で、ソーシャル・キャピタル指数が低かった都道府県は首都圏および大都市圏に集中している。この調査ではまた、「完全失業率」や「刑法犯認知件数」「合計特殊出生率」「平均余命（六五歳以上女性）」「事業所新規開業率」との関連を見たとき、「ソーシャル・キャピタルが豊かな地域ほど、失業率や犯罪率は低く、出生率は高く、平均余命が長い」ということが分かった。

コミュニティは数多くの要素が複雑に絡み合ったものなので、その研究は、えてして、あいまいなものになりがちである。その意味で、ソーシャル・キャピタルという概念が果たした役割は大きい。「いいコミュニティ」という漠然とした概念を、ソーシャル・キャピタル指標によって数値化することで、ある程度客観的な実情把握が可能になった。特に健康については、「ソーシャル・キャピタルが高い州ほど健康で死亡率が低い」というような「全般的な傾向」が存在することが定量的に明らかになったことで、これまで、「健康」はもっぱら生活習慣や医療アクセスと関係していると考えられていたのに対して、人と人との「つながり」が大事だという新しいメッセージが提示された。

そのうえで必要なのは、「ソーシャル・キャピタルが高いコミュニティを作るにはどうしたらよいか」ということについての考察であろう。しかし、これまでの研究のほとんどは現状把握についてのものであり、その「答え」は十分に示されていない。本書では、全国の「いいコミュニティ」の事例をつぶさに観察し、分析することによって、その問いの「答え」を見つけるための、いくつかの具体的なヒントを提示したい。これについては、以下でおいおい議論して、最終章で具体的な〝レシピ〟を提示する。

もう一つ、幾多とある「ソーシャル・キャピタル本」の中で、本書の新規性は〝遠慮がちな〟ソーシャル・キャピタルという考え方を「発見」したことである。これまではもっぱら、強い自発性に基づくソーシャル・キャピタルのみが議論されてきたが、事例を観察することから〝遠慮がちな〟ソーシャル・キャピタルという考え方を発想し、そのことによって、より広い層の人々に支えられる「いいコミュニティ」づくりを可能にする方法を探ろうということである。これについては、本章の以下の部分で順次、議論することになる。

2　保健補導員コミュニティのソーシャル・キャピタル

第1章で取り上げた保健補導員の例を、パットナムが言うコミュニティの三つの特徴、つまり、「社会ネットワーク活動」「相互信頼」「互酬性の規範」という視点から、また、コミュニティの現状把握だけでなく「いいコミュニティをどう作るか」という視点から見てみよう。

長野県国民健康保険団体連合会が発行する『信濃の国保』の一九七一年一〇月号に掲載されたあるシンポジウムの記録で、当時の梓川村《あずさがわ》（現在の松本市）の国保診療所長がこんな発言をしている。

当村には、旧来からの衛生組合組織はあるが、そのほかには、まだ保健予防施設活動に対する特別な組織はない。生活環境改善、正しい健康管理に対する住民意識高揚のため、保健補導員制度、各種団体代表を加えた保健予防活動推進組織作りを提唱しているが、まだ村当事者にその熱意に欠けている点があり遺憾に思っている。

一九七一年当時はそのような状況であったのだが、それから一〇年余を経た一九八三年に、保健補導員の研究大会で事例発表をした村のＫさんは、こう述べている（研究大会で配布された冊子より）。

このごろは、入退院は云うには及ばず、風邪でねこんだことから、ころんで足を痛めたこと、こんな調子だが補導員どうしたらよいかなど、誰彼となく相談したり報告してくれます。毎月の健康相談と血圧測定を実施することによって遠ざかりがちな隣近所の連帯感も強まり、心のやすらぎの場になっております。

梓川村では、一九七三年に保健補導員組織が設置された。七一年に「熱意に欠けた」とされた村は、一〇年余りで「いいコミュニティ」に生まれ変わった。保健補導員を中心として、「誰彼となく相談し報告する」という「社会ネットワーク」が形成される中で、お互いに健康のことを相談し合う「相互信頼」関係が成り立つ村になった。このような地方の小さな村で「自分の健康のことを人に話す」ということは、相手のことをかなりの程度、信頼していないとできるものではない。この「社会ネットワーク」は、「初めからあった」のではなく意図的に形成されたものであると考えられる。その結果、「相互信頼」と呼べるものができ、多くの人がより安心して生活できるようになったのだと想像される。仮に、この状態の梓川村が「ソーシャル・キャピタルが高い」村と言えるならば、そこでは確かに、「ソーシャル・キャピタルが高い、いいコミュニティ」が、意図的な努力によって作られたという要素がありそうだ。

保健補導員組織を設置したから「いいコミュニティ」ができたのだろうか。確かに、保健補導員組織がなければ、この村はずっと「熱意に欠けた」村のままであったかもしれない。しかし、こうした「社会ネットワーク」や「相互信頼」は、地域組織を設置したからといって、それだけですぐに実現するものではない。保健補導員による試行錯誤の活動で、よい地域を作ろうとする人たちが時間と苦労を共有し、一緒に汗をかくというプロセスの中で、徐々に形になっていったということであろう。

一九七九年に研究大会で発表した丸子町のTさんと武石《たけし》村のKさんの例が、そのような共有のプロセスが意図的に、みなの努力によって作られたことをよく物語っている（研究大会で配布された冊子より）。

（丸子町）

私達の一番大切なことは、家庭訪問をおしげなくやることです。皆さんが家に居られる夜とか、雨降りの日に訪問します。最初は補導員の内容が自分でも理解できなかったのですが、町から保健補導員設置の回覧板が廻っていましたので、「この度、町で委嘱されました保健補導員です。お医者でも保健婦でもないのですが、皆さんの健康状況を常に知り、皆さんのご相談にあずかり医療機関や役場に連絡をとるのが私の仕事ですから、どんなことでもおきかせください。」と言って訪問したのですが、「今は保険が有るからお医者へ行った方がはやいわネー。」と、なかなか理解してもらえず、みじめな思いをしました。しかし近ごろでは皆さんとすっかり親しくなり「ご苦労さんです。マアーお上りナアー、お医者へ行くのも一日がかりで、その上、お金までとられるからナアー。」と愛想よくむかえてくださいます。そして健康手帳をとりだし、家族全員の健康状態から食生活、薬草の採集、使用法、家族計画まで話してくださるようになりましたので、避妊用具の斡旋までやるようになりました。毎月の血圧検診にも区長さんの方で野外放送を流してくださいますから、多勢が受診してくれます。

（武石村）

最初は健康管理推進委員という耳新しい言葉が理解されていなかったためか、廻っていっても「なんであなたがそんなことを」と聞かれたり、そっけなく断られたり、一つの検診のお勧めに、何回足を運んでも受診希望者が少なく情けない思いも致しました。二度三度と廻って行くようになりますと、「今度は何の検診の知らせ」とか、「沢山で大変だからお手伝しようか」と声をかけてくださり、又、病気にならないうちにと即座に受診を申込む人も出てまいりました。

最初のうちは、地域の人に保健補導員の役割をなかなか理解されず、「みじめな」「情けない」思いをしていた。それでも、何度も足を運んだり、地区の区長の協力を得たりして、ようやく健康についての相談を受けるようになった。つまり、社会ネットワーク活動を実践する中で、相互信頼を獲得したのである。実は、保健補導員発祥の地である須坂市でも、発足当初は「地区の理解がないために活動がやりづらい」という問題を抱えていた。そうした課題を解決したのは、一九七六年に初めて実施された、地区の区長が集う区長会との「懇談会」であった。補導員たちは一時間ほどの懇談会で保健補導員がどのような活動をしているかを説明し、それを聞いた区長は保健補導員の活動の重要性を理解し、その場で「保健補導員は区の役員である」ということを即決した。以来、活動はやりやすくなったという。須坂市では区長は一年の任期で交替するため、この「区長会との懇談会」は毎年実施されている。

ではなぜ、保健補導員はここまで熱心に活動できるのか。その疑問に答えるものとして、コミュニティの通奏低音としての「互酬性の規範」がある。第1章では、保健補導員の意識が、行政ではなく地域に向けられていることを指摘した。保健補導員が役割を引き受けた背景には、「しようがない」「いつか、回ってくるものだから」という、半ば強制された状況がある一方で、「これまで地域の人にお世話になったから」という思いも存在し、それが、活動の原動力にもなっていた。つまり、そこには、行動をとるたびに特に強く意識しないでも、地域で共有される「『お世話への恩返し』は当然すべきもの」という「規範意識」があったと想像される。

さらに、保健補導員の活動のプロセスをよく観察してみると、保健補導員が活動を開始すると、たいていは、これまで受けた「お世話」を「健康」という形で「お返し」するという意識が働くようになる様子がある。すると、「みんなで健康になる」ことが地域への貢献だという共通意識が地域に醸成される。その結果、保健補導員という役割の地域での価値が高まり、保健補導員の誇りや、「やってよかった」という満足につながる。それが「互酬性の規範」として定着し、社会ネットワーク活動が維持され継承され、さらなる相互信頼につながる。このような好循環が地域に働くことで、「コミュニティのちから」が有効な結果を導きだすのだと私たちは考える。

3 遠隔医療実験で出現した「共通意識」

保健補導員コミュニティとはかなり異なる状況と方法によって、ソーシャル・キャピタルが出現したと思われる事例を紹介しよう。伝統的な対面の交流が基本になっている長野県の保健補導員のケースとは対照的に、こちらは、最新の情報ネットワークを活用した遠隔医療の事例である。

奥多摩プロジェクト

奥多摩町は、東京都の最西部に位置し、人口は二〇一〇年三月で六三〇七人。面積は東京二三区の三分の二に相当する。都心に住んでいる人にとっては、都会の喧騒を忘れさせてくれる、山あり清流ありの自然豊かな町である。

しかし、この町は、さまざまな健康課題を抱えていた。まず、六五歳以上の住民の割合が三八・三%と高齢化が進み、町にある二一地区のうち、五地区が限界集落(高齢化率が五〇%以上)という、典型的な高齢過疎地である。町の中心部には町立奥多摩病院があるが、山間部に位置する集落も多いため、多くの住民にとって通院は容易でない。また、二〇〇五年の統計で、女性の平均寿命が八二・八歳(全国平均は八五・八歳)と、全国市町村の中で最下位となってしまった。町に高齢者施設が多くあるということも平均寿命が短いことに影響していると思われるが、町民にとってうれしくないデータである。寿命との明確な因果関係は明らかでないものの、住民の声を聞いてみると、「うどんやラーメンの汁は飲み干さないともったいない」「味噌汁を一日に何杯も飲む」「塩分をとらないと力が入らない」といった、明らかに「塩分のとりすぎ」であると考えられるような習慣が住民の中に根付いていた。この状況は、ちょうど、「健康長寿」を達成する前の長野県を想起させるものだ(ということは、長野県のように奥多摩町でも「コミュニティのち

地図 2-1　東京都における奥多摩町の位置

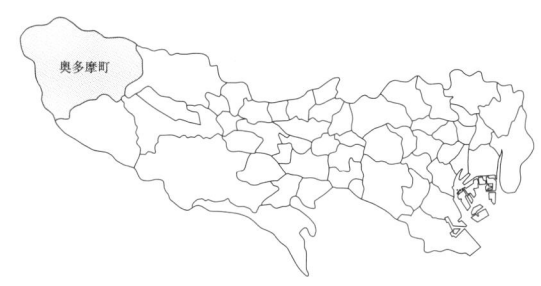

から」が発揮されれば改善は十分に可能である！）。

町の行政は、このような背景の中、健康の増進と医療サービスの充実を町の最優先政策の一つとして強く意識し、これまでも、奥多摩病院の充実をはじめ、いくつもの方策をとってきた。それに加えて、二〇〇八年に慶應義塾大学と協働について包括的な協定を締結し、町の正式な政策の一環として、実験的な事業「奥多摩プロジェクト」が実施される運びとなった。

この事業の一つの特徴は、「コミュニティ型モデル」を採用しているということだ。対象となる地域においてコミュニティを形成し、交流の機会や日常的なコミュニケーションを増やすことなどで安心感を創出し、それとともに、最先端技術を活用したテレビ電話を含む遠隔医療システムの導入によって、予防・診療の実効力を高めるというアプローチである。「奥多摩プロジェクト」は、ＮＥＣとＫＤＤＩにコミュニケーション機器やソフトウェアを提供していただきながら町と大学と企業の共同プロジェクトとして実施された。

実験事業は、町の二一地区のうち、限界集落の五地区（Ａ～Ｅ地区）および、町の中心部にあり比較的若い人の多い二地区（Ｆ・

G地区）の計七地区を選び、地区ごとに自治会長などの地域リーダーが中心になって、実験参加希望者を募る形で開始された。参加者は総計七七人で、（第一期の）実験期間は二〇〇八年一一月から二〇〇九年四月であった。限界集落地区の参加者は平均七四・二歳であったが、町の中心部近くの二つの地区では五〇歳代の参加者が主であった。

遠隔による健康指導は専門医（二名）が担当し、そのほかに「ケア・コンシェルジュ」と呼ばれている（一定の研究などのトレーニングを受けた）スタッフが医師の指導内容のフォローと生活習慣改善の継続的な確認、参加者へのアドバイスなどを適宜実施する役割を担うという体制で実施された。テレビ電話を七つの地区の地域施設に設置し、都心にある診療所および、横浜市にあるコールセンターにつないだ。指導時間は一回当たり、医師が約三〇分、ケア・コンシェルジュが一五〜二〇分程度であった。また、実験参加者の健康状態を把握し、その変化を測定するため、参加者に対して、実験期間の前と後にそれぞれ一回、自己採血キットによる血液検査および体重・血圧などの測定を実施し、その結果を参加者と指導員で共有した。なお、「遠隔医療」と言っても、現段階においては、医師法などによる法的な制約があるため、治療行為はせず、生活習慣病予防を中心とした保健指導と健康相談を行った。

この実験は、思わぬ大きな成果をもたらした。

実験では、テレビ電話を参加者の自宅ではなく、あえて各地区の「生活館」と呼ばれる集会所に設置した。そのことで、参加者を中心とした「コミュニティを作る」ことを誘発しようという意図があった。テレビ電話を生活館に置けば、みなが集まる理由になる。医師の指導やスタッフからの連絡を受けるまでの待ち時間や指導終了後に、参加者同士で健康や指導内容について会話することも起こるだろう。近くに住んでいる人同士が誘い合って生活館に足を運ぶという交流も始まるかもしれない。

遠隔相談をする日程の調整は、地区別に、自治会長や老人会会長、町議会議員経験者など、地区の中心となっている参加者に「世話人」の役割をお願いし、その世話人がとりまとめる形をとった。さらに一部の地区では、地元の食材を取り入れた健康的な食事を参加者が集まって食べる「食事会」を行うこととした。町としても数カ月に一回程度、町長も参加し、みなで血圧などを測った後でウォーキングをし、持ち寄ったサラダやおにぎりなどで昼食をともにし、遠隔医療実験を担当した医師や町の保健師によるレクチャーを聞くといった集まりを開催した。

参加者のほとんどは、地区を基盤とする自治会や老人会、ゲートボールサークル、ビーチバレーサークルなど、何らかのコミュニティに所属していたため、参加者はもともと、互いの顔はある程度知っている関係であった。実際、実験後に実施したアンケートで、所属するコミュニティを複数回答可で回答してもらったところ、回答者六四人中、「自治会」所属が三一人、「老人会」所属が二三人、「婦人会」「保健推進員」「民生委員」所属が合計一六人、「その他サークル等」所属が一〇人という内訳であった（ちなみに「保健推進員」は長野県の保健補導員のような役割を担う人たちのことである）。一人当たり平均一・三組織ということになる。「奥多摩プロジェクト」の参加者の間では、互いに健康に気をつけ合う関係や、新たな活動が生まれた。そして、それが、後で説明するような、地区ごとの実験の成果に興味深い影響を与えることになったのである。

実験終了後、体重や血圧などの測定や血液検査の数値結果の変化および指導記録の分析、実験終了後に実施した参加者へのアンケート調査や地区世話人へのインタビュー調査によって、その効果を検証した。結果は顕著な改善を示すものであった。

まず、全体的に、測定・血液検査の結果が著しく改善された。測定・血液検査の計一九項目（腹囲、体重、BMI、収縮期・拡張期血圧、血糖値、HbA1c、総コレステロール、中性脂肪、HDLコレステロール、LDLコレステロール、ALT、AST、γ－GTP、クレアチニン、尿素窒素、尿酸、総蛋白、アルブミン）について、参加者（事前／事後の検査を両方とも行った六八名）の数値の変化を測定した。その結果、測定した一九項目のうち八項目について統計的に有意な検査項目値の改善が認められた。特に、中性脂肪は二六％、血糖値は二〇％、ALTは一七％、γ－GTPは二八％数値が減少（いずれも有意水準一％）した。一方で、統計的に有意な水準で悪化した項目は一項目（LDLコレステロールが七％上昇、有意水準一％）のみであった。

実験後のアンケートや聞き取りから、全般的に参加者の満足度が高いことが判明した。実験参加後に実施したアンケート（全員を対象とし、六四人について回収、回収率は八三・一％）では、「総合的に見て、この実験に参加して良かったか」という質問で、五段階評価（五＝強くそう思う、四＝そう思う、三＝どちらとも言えない、二＝そう思わない、一＝全くそう思わない、に該当）の平均点が、四・一六ポイントであった（以下、アンケートの結果に言及する際は、同じく五点満点の評価であり、五点に近いほど評価が高い）。医師やケア・コンシェルジュの指導内容、食事会の食事などについても、軒並み四ポイントを超え、満足度が高かった。

こうした測定・検査結果の顕著な改善や参加者が満足を実感したことの背景には、参加者の生活習慣の改善があった。実験後に実施したアンケートで、食事・運動・喫煙・通院など、計一四項目の習慣について変化があったかどうかを聞いた結果、一人当たり平均四・四一項目で変化があった。最も変化があったのが、「ごはんを食べる量が全体的に減った」で七〇%近く、次いで、「うどんやラーメンのつゆを残すようになった」「味噌汁の量が減った」でともに五〇%を超えており、食生活に関する変化が多かった。奥多摩町の住民は伝統的に濃い味付けを好む傾向があり、それを踏まえて、今回の遠隔相談では減塩指導に力を入れた。参加者の多くは、数カ月の遠隔システムを介しての相談によって、減塩がある程度、達成できたのだ。

日常の運動についても変化があった。特に、「(遠隔相談を始める前より)歩くようになった」という回答がほぼ半数の参加者から寄せられた。中でも、実験に参加した医師が驚くほどの変化があったのが、限界集落の一つであるA地区である。A地区は山の中腹に位置するため坂道が多く、急な坂道を歩かなければ隣の家にも行けない世帯が多い。こうした環境にあるため、住民のほとんどは移動に車を使用し、これまで「歩く」という習慣がない状態であった。しかし、医師や健康支援スタッフの指導がきっかけとなって、実験開始から一カ月ほどして、地区の実験参加者のほとんどが毎日のように四〇～五〇分、近くの山道を歩く習慣ができたのである。参加メンバーは固定的でなく、その時々で時間のある人が誘い合って一緒に歩いているという。また、今回の実証実験に参加していない住民もこの「ウォーキング」に参加している。地区の世話人は「誰かが先導したわけではなく、自然にそうなったものだ」と述べている。A地区の参加者が、相談時に医師に話したエピソードを二つ紹介しよう。

今年に入ってから、近所の六～七人と、五〇分くらい歩いています。自分が一番年長。山道を頂上まで行って帰ってくるコースで、ちょうど汗ばむくらいです。この道はずっと前からありましたが、歩くコースとしては、考えたことはなかったです。歩く時間は昼過ぎや午前中です。最初はきつかったですが、今は普通に歩けるようになりました。この六～七人は、自分以外は今回の実験に参加していない方です。今の時期（一月）は畑仕事もないし、家の中で暇をしているだけですので、自然にみんなで歩くようになりました。暇になると「今日行く？」と言ってみんなを誘っています。人数も自然に増えてきました。これまでは山道は年に何回か歩く程度で、一緒に歩く人も前から歩いていたわけではないですが、みんな元気になっています。私自身も、歩いていると、足の裏が暖かくなるようになりました（七〇代／女性）。

先生にいろいろ教えていただいて、今は夫と歩くようにしています。正月の終り頃から歩き始めました。歩ける時はなるべく歩こうと思っています。膝が痛くて、一時期は歩くこともできませんでしたが、歩くようになって、痛みを忘れるようになりました。足も軽くなっています。これまではお医者さんばかり頼って、痛いと「注射をして」と言ったりして、なかなか自分では歩こうとしませんでしたが、歩くことで、足が痛いのが頭から離れただけでも大きいです。腰も最初は痛かったですが、だんだん慣れてきました。体重も気持ち減って、時々あった眩暈もなくなりました（七〇代／女性）。

地区によるソーシャル・キャピタルの違い

町全体としては測定・検査結果が顕著に改善したのであるが、実はよく見てみると七つの地区がすべて同じようにうまくいっているわけではない。実際、地区ごとの結果には、かなり大きな差がある。例えば先に述べた一四項目の生活習慣の変化では、同じ限界集落でも、一人当たりの平均改善項目数が最も多いA地区は五・四四項目で、最も低いE地区の二・八六項目の二倍近くとなっている。

図表2－5は、測定・検査を実施した一九項目のうち八項目を取り出して、地区別の平均値の変化を示したものである。この八項目は、二〇〇八年から実施されている特定保健指導において、健診結果に基づき「積極的支援」「動機付け支援」「情報提供」といった指導のレベルを判定するために用いられる、国で定められた項目である。

各地区の棒グラフのうち、左側が実験前、右側が実験後の数値である。町全体の平均値では八項目すべてで数値が改善しているのであるが（HDLコレステロールのみ、上昇したものを「改善」とする）、地区ごとに改善の度合いに差がある。A、Fの二地区はすべての項目で改善しており、悪化したのはゼロ、BとGは六項目で改善、二項目で悪化。Cは五項目で改善し三項目で悪化、DとEは四項目で改善、四項目で悪化している。

図表 2-5　地区別の事前／事後の平均値の変化（■ 1 回目　□ 2 回目）

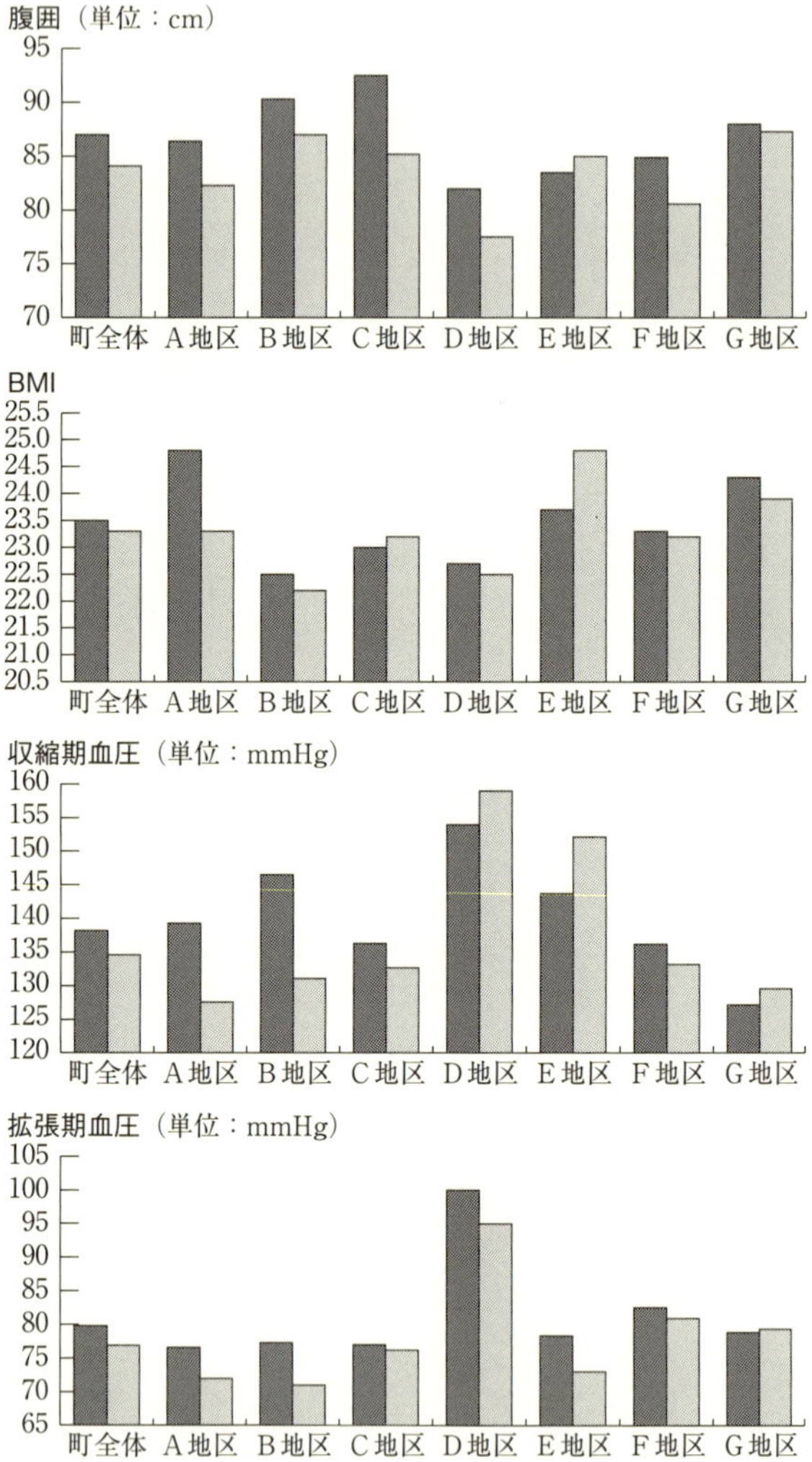

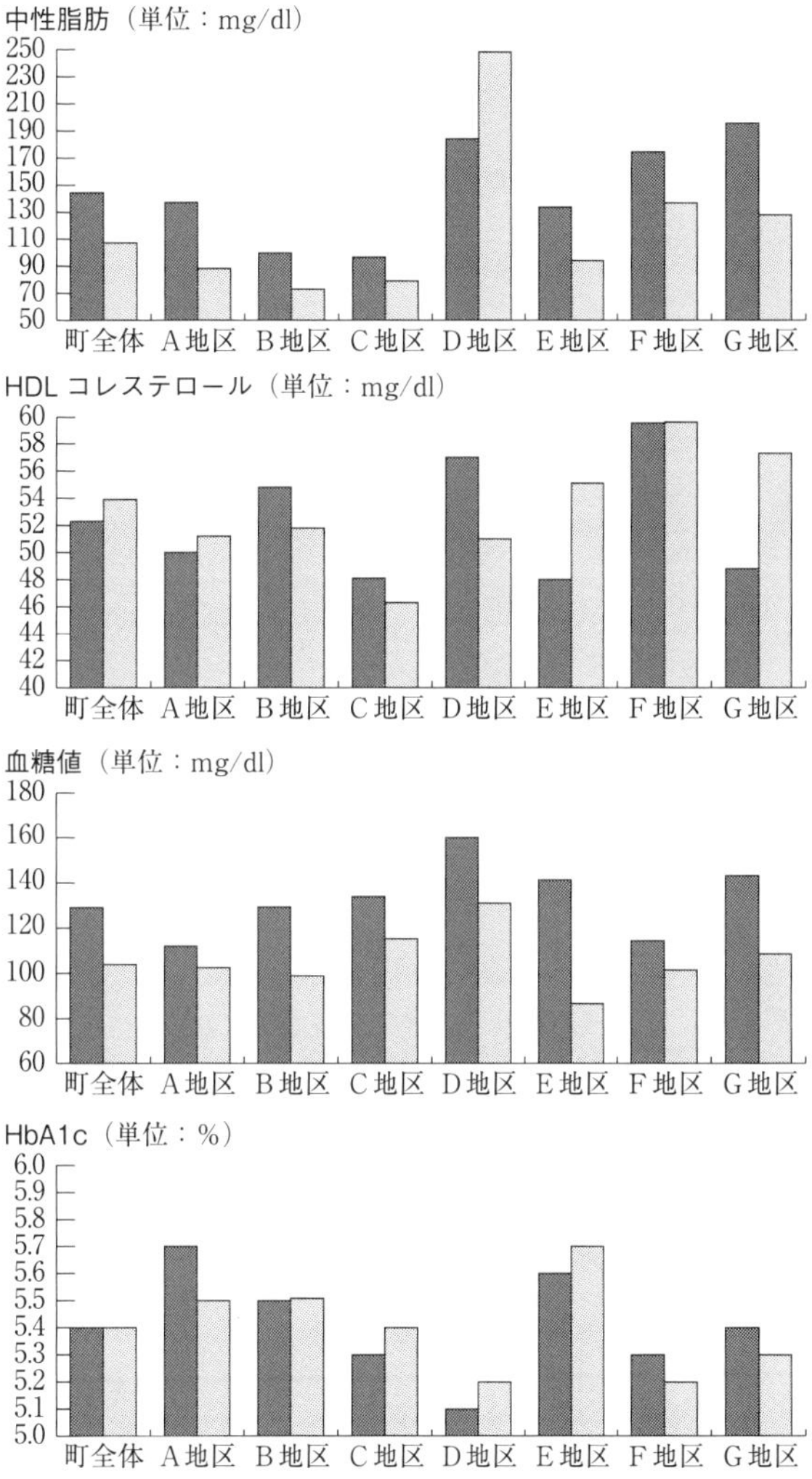
中性脂肪（単位：mg/dl）
250
230
210
190
170
150
130
110
90
70
50
町全体　A地区　B地区　C地区　D地区　E地区　F地区　G地区
HDL コレステロール（単位：mg/dl）
60
58
56
54
52
50
48
46
44
42
40
町全体　A地区　B地区　C地区　D地区　E地区　F地区　G地区
血糖値（単位：mg/dl）
180
160
140
120
100
80
60
町全体　A地区　B地区　C地区　D地区　E地区　F地区　G地区
HbA1c（単位：%）
6.0
5.9
5.8
5.7
5.6
5.5
5.4
5.3
5.2
5.1
5.0
町全体　A地区　B地区　C地区　D地区　E地区　F地区　G地区

実は、こうした結果が明らかになる前、実験をしている間に、指導にあたった医師やケア・コンシェルジュの話の中では、各地区について、「この地区は世話人さんが積極的だ」「参加者の結束力が強い」から「結果もどんどん出ているようだ」といった感想や、逆に「あんまり実験の参加に積極的ではない」「結果が上がっていないのではないか」といった、ソーシャル・キャピタルと検査結果の改善度合いについての感想が聞かれていた。実際に結果を分析してみると、こうした直観的な感想とほぼ一致した。

奥多摩町でのわれわれの実験はサンプル数が十分に大きくないので厳密な分析としては不十分であるが、パットナムの分析に沿って、ソーシャル・キャピタルと各地区の検査項目の改善度合いの関係を分析してみた。

実験後に実施したアンケートにおいて、パットナムによるソーシャル・キャピタルの「三つの特徴」、すなわち、「社会ネットワーク活動」「相互信頼」「互酬性の規範」を基本として、ソーシャル・キャピタルを測定するための質問を一〇項目用意した。ここでの詳しい説明は省くが、二〇〇二年に内閣府が実施したソーシャル・キャピタルの調査項目を一部参考にし、本実験の状況や内容に合わせて、独自の項目も設けた。それらの一〇項目についてのグループごとの平均値を「統合ソーシャル・キャピタル指標」とし、遠隔医療の事前事後で改善した項目数の平均値を対比して地区別の比較をした。

比較にあたっては、議論を分かりやすくするために、地区を三つのグループにまとめた。図表2－5にある測定・検査結果の改善が八項目（悪化がゼロ項目）であったA、Fの二地区を「A

図表 2-6　ソーシャル・キャピタルと改善項目数

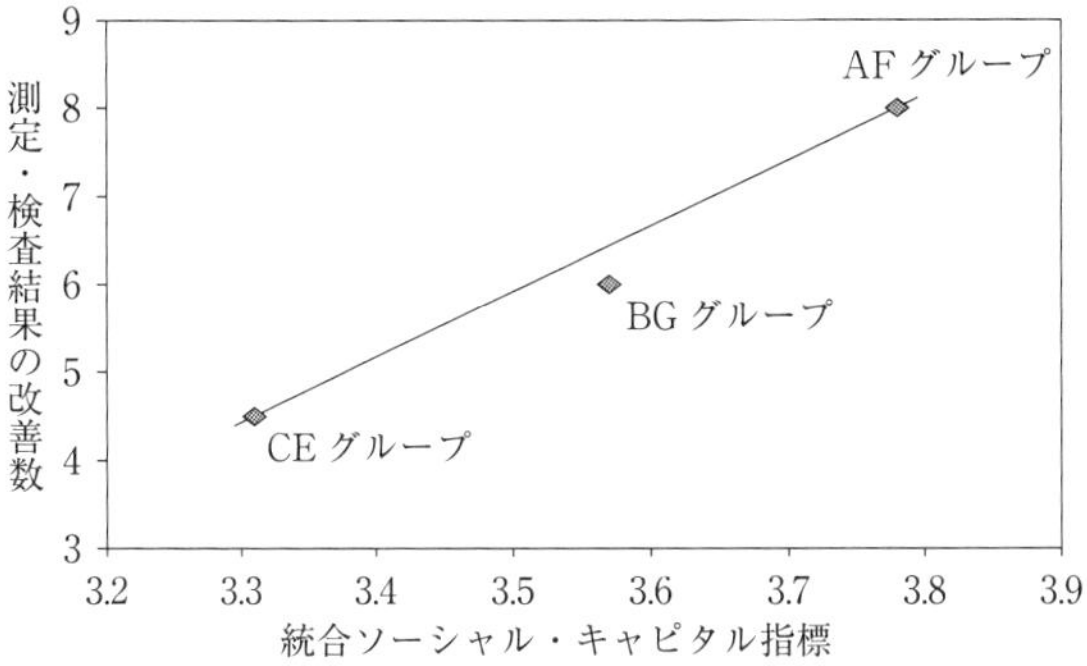

Fグループ」（大きな改善があったグループ）、改善が六項目（悪化が二項目）であったB、Gの二地区を「BGグループ」（中程度の改善があったグループ）、改善が四項目（悪化が四項目）ないし改善が三項目（悪化が五項目）であったC、Eの二地区を「CEグループ」（小さい改善があったグループ）とみなして比較した（D地区については、参加者が二人のみであり、また、二人ともアンケートの回答がなかったため、分析から除外した）。「統合ソーシャル・キャピタル指標」を横軸に、測定・検査結果の改善数を縦軸にとったものが図表2－6である。

一目瞭然である。ソーシャル・キャピタルが高いと考えられる地区ほど、測定・検査結果の改善の度合いが高い。これは、パットナムが指摘した「アメリカにおいて、ソーシャル・キャピタルが高い州ほど健康状態がよい」という研究結果と同様の傾向を示している。

こうした結果には、当然、ソーシャル・キャピタル以外の要因も影響していると考えられる。それらについての分析も行った。詳細は省くが、今回の実験データからは、地区ごとの平均年齢や町の中心部からの近さは、検査結果と必ずしも関連がないということが判明した。また、参加者の普段の生活の満足度や、健康への関心度といった要因についても、検査結果の改善に対して直接的な影響を持っていないことが確認された。

「ソーシャル・キャピタルが比較的高い」AFグループと「ソーシャル・キャピタルが比較的低い」CEグループの違いは何であろうか。私たちの見るところ、地域でこれまで培われてきたソーシャル・キャピタルが影響している。例えばアンケートのうち、内閣府の調査項目を参考に設定した六項目中五項目でAFグループのほうがCEグループよりも平均点が高い。特に、参加者同士の会話がどのくらい盛んかということについての差が大きい。アンケート調査の結果から推測するに、実験を通して交流が増え、そのことで積極性が醸成されたことが影響していると思われる。つまり、測定・検査結果が大きく改善したAFグループは、ソーシャル・キャピタルがもともと〝あった〟かもしれないが、実験を通して〝高められた〟ということではないかと推測される。

「つながっている」という共通意識

実験が始まる前の段階では、参加者の間では「みんなで健康になろう」という意識はあまり強くなかったと思われる。実際、アンケートで「今回の実験で、はじめて健康のことを詳しく相談できたか」という質問に対して、有効回答数六三人のうち、八割以上に当たる五一人が、「五〓

強くそう思う」「四＝そう思う」のどちらかに回答していた（平均三・九四ポイント）。それが、比較的短期間に、多くの参加者において食事や運動などの日常生活についての行動変容があった。メタボリックシンドロームの健康指導などにおいても、生活習慣を変えるということは簡単にできることではない。しかも、遠隔システムを介しての健康相談によるものとしては、予想を遥かに超えた変化が起きた。それはなぜだろうか。

指導を担当した医師は、「外来でやってくる患者は、時間をかけて何度も指導するのだが、一向に生活習慣を改める様子がない。通院することが一種の免罪符になって、それで安心してしまうからではないだろうか」と言う。そして、奥多摩町で顕著な行動変容と成果が見られたのは、「地域の集会所に定期的に集まって行う遠隔相談が契機になって、隣近所の人が声をかけあって一緒に散歩をするなどの活動が盛んになったことが大きいだろう」と指摘している。

遠隔医療実験では、いわゆる「情報デバイド」――高齢者など情報弱者が情報機器をうまく操作できないこと――の可能性が懸念された。しかし、実際にやってみると、それは杞憂であった。テレビ電話の端末の使いやすさについて聞いた質問では、全体の平均値が三・八〇ポイント（五段階評価で五点満点の評価であり、五点に近いほど評価が高い）とかなり高いものだった。実際、高齢者の多い地区と比較的若い人の多い地区の平均回答ポイントが三・七三ポイントと三・八九ポイントと、ほとんど差がなかったという興味深い結果も明らかとなった。これは、利用する情報端末を高齢者にも使いやすいものとし、また、共同研究として参加しているＮＥＣとＫＤＤＩに使いやすいソフトウェアなどを工夫してもらい、さらに、必要に応じて町職員などが操作の支援をするなど、いくつかの手だてを施した結果である。つまり、「情報デバイドが存在しない」ということではなく、やり方によっては克服可能だということである。

さらに興味深いことには、「医師の先生の指導は、病院で直接会うのと比べてよかったか」という質問の回答が平均三・七六ポイントとなっており、かなりの参加者がネットを介した「対面」のほうが病院での対面診療よりよかったと回答していることだ。別の質問項目で、「病院での診療と比べて違った点」として、八つの選択肢から複数選択可で該当する項目を選んでもらったところ、参加者は、「健康づくりについて詳しく教えてくれた」「緊張せず話せた」「検査結果について詳しく教えてくれた」「何でも相談に乗ってくれた」（いずれも五〇％以上の回答）という、「治療」ではなく、「健康づくりについて安心して話せる」点にメリットを感じていることも明らかとなった。アンケートの自由記述欄で、ある男性参加者はこう言っている。

お世話になりました。今回遠隔予防医療事業に参加させていただき感謝しています。今までお医者さんとお話をする機会もあまりなく、人生で初めて「健康」という人間にとって最も大切な話題をもとに、いろいろと話ができた事が一番の収穫でした（五〇代／男性）。

利用者にとっては、ケア・コンシェルジュの存在も大きかったようだ。「よく励ましてもらった」「『あぁよかったですねぇ』と言ってもらって嬉しかった」などという感想を述べる利用者が多かった。ケア・コンシェルジュは医療者ではないという気楽さから、「世間話がいろいろできた」と言う者もいた。

注目したいのは、実験のプロセスの中で、参加者が「みんなに迷惑をかけてはいけない」とか「コンシェルジュの方が一生懸命やってくれているから」という表現を頻繁に使うのが観察されたということである（これは、奥多摩町以外での「コミュニティ型モデル」の遠隔医療実験でも同様にして観察された）。つまり、励ましの言葉をかけるとかアドバイスをするとかという直接的な働きかけという要素以外に、（ネットを介して）「つながっている」という「共通意識」のようなものが発生し、相手に気遣ったり、遠慮したりという感覚が生まれていたと推測される。

「つながり」による共通意識の発生は、テレビ電話で指導を受けるために生活館に通い、その過程で参加者同士が顔を合わせ、健康について話し合ったり、一緒に毎日歩いたり、食事会をしたりという、すでに紹介した、住民同士の交流が盛んになるプロセスの中で生まれ、次第に、それぞれの参加者の行動に影響を与えるようになったと考えられる。それが体重の減少、血圧の低下、中性脂肪値の低下など、目に見える結果につながり、それについて医師やケア・コンシェルジュに「褒められ」、また、仲間の間でも話題になることで、一層やる気になる。そのようないサイクルが機能していたと思われる。

第1章で詳しく紹介した長野県の保健補導員コミュニティは、長い期間を通じての住民たちの相互活動によって生み出されたものである。奥多摩プロジェクトは、それに比べて、かなりの短期間で、また、テレビ電話などの情報機器を使いながらの実験である。そのような違いはあるものの、奥多摩町で発生した、住民の様子や変化の連鎖は、保健補導員のケースと基本的な部分で共通性がある。

奥多摩町の住民には、「うどんやラーメンの汁は飲み干さないともったいない」「塩分をとらないと力が入らない」といった習慣が根強くあったと述べた。またほとんどの集落では、現在でも地区の回覧板を回しに隣近所の家を行き来することが多いが、その際、訪問者のあった家は、「なにもてなさないで帰すのは悪い」と、必ずお茶とお茶菓子（団子やまんじゅう）を出すのだという。出されたほうは当然、「食べないと悪いから」と、お茶菓子を食べて帰ることになる。午前に一軒、午後に別の家に一軒行くことも珍しくなく、知らない間に頻繁に「間食」をする習慣となっているわけである。

遠隔医療実験が契機になって、一部の地区では参加者が集まって「食事会」が実施された。例えばB地区においては、地元の野菜やごまをふんだんに使い、だしの旨みを活かした減塩鍋や、それに玄米を混ぜたおじや、参加者の自家製こんにゃくといった「健康的な」メニューを、参加者とケア・コンシェルジュ、町役場の管理栄養士が一緒になって調理し、参加した一二人とともに食事を楽しんだ。A地区では、同じ鍋でも、豚肉のつみれを入れた醤油仕立ての鍋にしたり、「一品」として地元で採れた菜っ葉と人参のごま和えを用意したりするなど、それぞれの地区の特徴を活かした会になった。

A地区の食事会に参加した人たちからは、「いつも一人なので、食事会でみんなと集まれて楽しかった」（六〇代／女性）、「食事会は大変楽しかった。今後もあれば参加したい。みんなで集まると、色々な話ができて楽しい」（六〇代／女性）という声が聞かれ、この「食事会」が、参加者

写真 2-1　地区に復活した「お日待ち」で挨拶をする自治会長

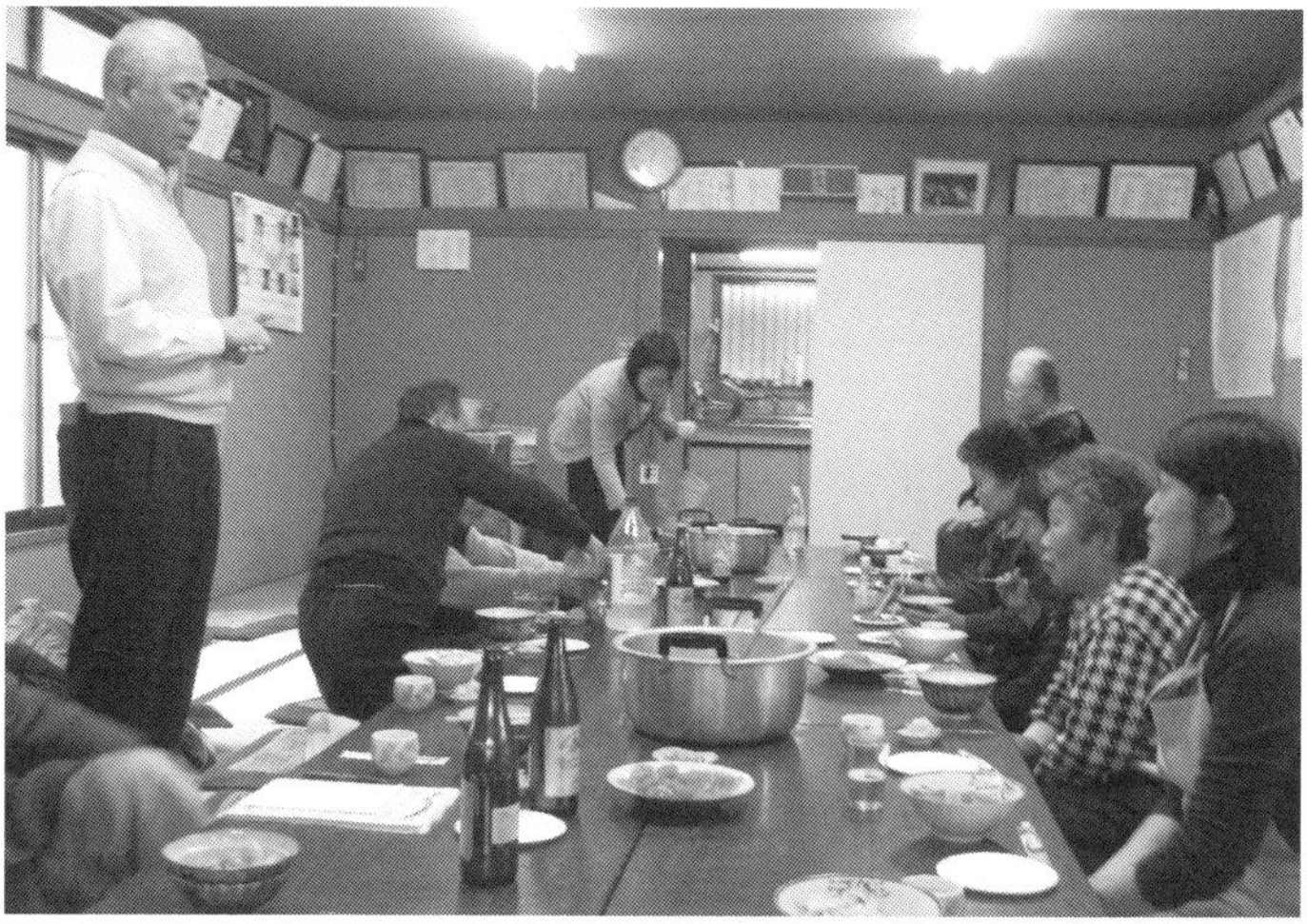

（著者撮影）

同士の「つながり」を作り、地区全体で健康を考える一つのきっかけとなったことがうかがえる。

実は、町の高齢者の世代がまだ若かった頃、各地区には「お日待ち」という、地区のみんなが集まって食事を共にする行事があったそうだ。B地区の世話人は、「最近はこうしてみんなで食事をする機会もほとんどなくなったが、久しぶりのお日待ちで参加者はみんな懐かしがっています」と述べていた。まずは一日のみの「お日待ち復活」であったが、参加者の記憶の中にあった地域の「つながり」を、「健康づくり」という目的で呼び起こしたものになったのであった。

このようなつながりをつける動きに関して、地区の世話人は参加者の呼びかけや日程調整など鍵になる役割を果たした。アンケートにおいては、「日程調整など、役場の担当者や地区の世話人はよくやってくれた」という質問の回答が平均四・三六ポイントであった。アンケートでは、五段階評価による質問は合計で四〇項目あったが、実は、この質問の回答が、最も平均ポイントが高かった。しかし、世話人たちは、「強力なリーダーシップ」を発揮するという存在ではなかった。例えば、A地区の世話人は、現在、老人会の会長をしているが、この実験に参加してほしいと住民に依頼したところ「自分たちは……」という消極的な反応が返ってきた。そのような人に対して「いろいろと聞いてみないと分からないので、ぜひ一度来てみてほしい」と重ねて呼びかけて参加してもらうというケースが少なくなかったという。呼びかけられた住民たちは、「会長さんには、普段お世話になっているから」「〇〇さんが言うならば」と参加したということが多かったらしい。長野県の保健補導員になるときのやりとりを彷彿とさせるものである。そして、実際に参加してみると、大いに満足して、周りの人たちとの交流が深まるというのも同様である。

地域の「おつきあい」によって定着していた、必ずしも「健康によくない」食習慣が遠隔医療実験を契機にして少し変化した。そして、その変化を起こしたのも、「おつきあい」と「お互いさま」の意識であったということだ。

4　足下をしっかり見直す

パットナムのイタリア地域研究では、ソーシャル・キャピタルが高い州（多くは北イタリアにある）と低い州（多くは南イタリアにある）が、以下のように対比されている。『哲学する民主主義』（一三七－一三八頁）から引用する。

イタリアの一部の州には、合唱団やサッカー・チーム、野鳥の会やロータリー・クラブが数多く存在している。これらの州の市民の大部分は、日刊紙で地域の諸問題に関する記事を熱心に読む。彼らは、公的争点に関心を寄せるが、人格的、あるいは恩顧＝庇護主義的な政治には関心がない。住民はお互いに信頼し合い、その結果、公正に行動し、法律にも従う。…（中略）…社会的・政治的ネットワークの組織化は、水平的になされ垂直的にではない。共同体は、連帯、市民的積極参加、協力、清潔性に価値を置く。政治は仕事に勤しむ。これらの州の人々が生活に満足しているのは、むしろ当然である。

これと反対の極に、「非市民的」な州、フランス語の非市民性（incivisme）という用語が巧みに特徴づけるような州が存在している。これらの州の公的生活は、水平的ではなく垂直的に組織されている。ここでは、「市民」概念そのものの発達が阻害されている。個々の住民にとって公的諸問題は、誰か他の人間――名望家、「ボス」、政治家の手合い――が勝手にやればいい仕事で、自分の仕事ではないのだ。公共の福祉を皆でよく考えようと意気に感じる人間はほとんどいないし、彼らにはその種の機会もほとんどない。政治への参加を後押しするのは私的従属か私利私欲である。集団目標が動機になることはない。社会的・文化的な結社組織への積極的な参加は乏しい。

本書でこれまで紹介してきたコミュニティでは、また、そのほかにも私たちが実際に見たり、聞いたり、報告を読んだりして知った日本各地に存在する「いいコミュニティ」では、「社会ネットワーク活動」が盛んで、その結果、メンバー間に「相互信頼」が生まれ、また、互いに支え合うという暗黙的な行動パターン、つまり、「規範意識」が見られる。つまり、パットナムの議論に照らすなら、それらのコミュニティのソーシャル・キャピタルは高いと言える。しかし、先に見た長野県の保健補導員や奥多摩町の人たちは、先の引用文の前半に出てくるイタリアの州の市民のような、社会や政治に対する積極的な関与とはあまり縁がなさそうだ。

これまでの国内の研究者の多くは、日本の地域組織を、後進性や「お上依存」の受動性という観点から論評してきた。例えば、生活協同組合の研究を長年行ってきた佐藤慶幸は、「いわゆる官僚を中核とした『政官業のコーポラティズム（協調的癒着構造）』が戦後日本の経済発展や国民生活を主導してきたことで、日本の市民社会の発展を阻害してきた」と指摘する（『アソシエーティブ・デモクラシー』有斐閣、二〇〇七年）。特に、自治会や民生委員、ボランティア団体といった日本の住民組織は、一見「ボランタリー」なように見えるが、実は、無意識のうちに権力への「奉仕活動」をさせられているという指摘が繰り返しされてきた。

もちろん、日本社会において、さまざまな局面で「お上の威光」が見え隠れすることは確かである。多くの日本人も、みずからの社会の受動性や依存性やあいまいさに疑問を持ったり、フラストレーションを感じたり、それらを打破したいと思ったりしているであろう。しかし、その一方で、長野県の保健補導員の活動や、先に説明した遠隔医療実験で観察された「お互いさま」という共通意識の形成の例など、日本社会の伝統を踏まえた地域コミュニティの活動には、見るべきところもたくさんある。それらを、単に、「遅れている」「弱々しい」と考える必要はない。

私たちが日本社会を批判的に見るとき、その背後には、西欧から輸入した「近代」の「強さ」「自我」「論理」などの観点があるように思う。近代社会は常に「強さ」が求められ、それが終わりのない国家間競争や企業間競争をあおってきた。しかし、今、それは終焉に近づいている。経済は無限に拡大するということがフィクションであることが判明した。それは、二〇〇八年のリーマン・ショックで決定的になった。「近代」の呪縛からみずからを解き放つ時期に来ている。

われわれは、日本の伝統的コミュニティがすべての面ですばらしいと言うつもりは、もとより、ない。「強がりの経済」の支配が終わった今、戦後の「追いつけ追い越せ」の時代の「日本人論」でみずからを批評するばかりではなく、また、「ない物ねだり」をするのでもなく、足下をしっかり見直し、今あるもののよい面を見て、そこから前向きに出発するほうがよいと考えるのである。

岩波新書から一九九二年に出た『ボランティア――もうひとつの情報社会』で、著者（金子）は、「助けるつもりが助けられている」と多くの人が言うボランティアの持つ不思議さを説明するのに「バルネラビリティ（vulnerability）」という言葉を持ち出した。バルネラビリティとは「傷つきやすさ」という意味であるが、それが、実はボランティアの強みだというのだ。『ボランティア』から引用する――「（ボランティアが）みずから動くことは、同時に、相手に『ふさわしい場所を空けておく』ことでもある。つまり、バルネラブルであるということは、弱さ、攻撃されやすさ、傷つきやすさであるとともに、相手から力をもらうための〈窓〉を空けるための秘密の鍵でもある」。

これは、地域組織や住民活動にも言えることではないか。日本の地域組織は、外からは、確かに自律性や自発性が弱いように見える。しかし、それが「つながり」を作り出し、「コミュニティのちから」を出現させる「強み」でもあるのだ。

パットナムが言う北部イタリアの都市のような強い自発性に基づくソーシャル・キャピタルもありえるし、長野県の各地方の保健補導員のような〝遠慮がちな〟ソーシャル・キャピタルもあってよいということだと思う。

これは、われわれが今、急に言い出したことではない。これまで、いろいろな人がさまざまな文脈の中で示唆してきたことを、改めて指摘したものだ。ソーシャル・キャピタルという考え方を踏まえた意見を述べている、一人のアメリカ人の日本研究者に登場してもらおう。長期間、日本やアジア諸国に滞在し、日本各地の自治会をはじめとした住民組織の実証研究を続け、現在はワシントン大学ジャクソン国際スクール日本研究学科科長を務めるロバート・ペッカネンである。ペッカネンはロバート・パットナムの指導のもとにソーシャル・キャピタルについての研究で、ハーバード大学から政治学の博士号を受けている新進気鋭の政治学者である。

以下では、ペッカネンの著書*Japan's Dual Civil Society*, 2006（佐々田博教訳『日本における市民社会の二重構造』木鐸社、二〇〇八年）をもとに、ペッカネンが提示する日本社会に対する「もうひとつのまなざし」がどんなものかを説明しよう。

「コミュニティのちから」の再発見

ペッカネンは、これまでの日本の市民社会について、一方では、日本の市民組織は規模が小さく、全国的影響力は限られており、従来言われてきたように国家、官僚のコントロールのもとに置かれているという側面があるものの、他方では、日本独特のスタイルの「市民社会」が成立していると指摘する。そしてその二重構造を〝Dual Civil Society〟と表現している。公益法人、NPO、NGO、ボランティア組織などの「規模」「活動範囲」「専門スタッフ」「予算」を、アメリカ市民社会と比べ、日本の市民社会では、活動範囲を地域に限定した小さな組織は多いが、プロフェッショナル化した大きな組織は少ないと指摘する。そのうえで、そうした市民社会の特徴を形作ってきたのは日本社会独特の「文化」であると片付けてしまう従来の説明では十分でなく、国家とその制度（フォーマル、インフォーマルを問わず）による側面も見逃せないという論を展開する。

こうした枠組みを前提にして、ペッカネンは、日本社会の住民組織は地域コミュニティのソーシャル・キャピタルを高めることに寄与している存在であると主張する。その象徴として取り上げているのが、日本国内に約三〇万団体存在する「自治会」とその活動である（自治会や町内会の呼称はさまざまであり統一されていないが、本書では基本的に〝自治会〟と呼ぶことにする）。ペッカネンは、これまで日本の自治会に向けられてきた「三つの誤解」――すなわち①自治会は国・行政の強制的な下部組織であって市民組織ではない、②自治会は自民党支持者の中小企業のオーナーなどの排他的組織であって全住民を代表している組織ではない、③自治会の活動にはわずかな人数しか参加していない――を挙げ、それらのそれぞれに対して実証的に反論する。

まず、自治会活動への参加率は減るどころか、近年は増加傾向にあり、加入者は祭などのイベントを通して地域の交流・親睦を深めていること、また、その参加者は特定の政党に偏っているわけではないと述べる。そのうえで、①の「誤解」について、自治会は行政の情報を普及させるなどの委託業務はあるが、行政から支給される金額やその活動量は活動全般から見れば一部にすぎず、行政がコントロールするには足らない少額であること、また、会長をはじめとした役員はすべて自分たちの間で決定しており、行政からの介入はないことなどから、自治会は自律性のある市民組織であると結論している。さらに、行政の情報を普及させるなどの「下請け」業務についても、むしろそれによって、自治会・行政の双方が互いの意思を伝達するチャネルが形成されているという効果があり、自治会はそのチャネルを通じて、行政に対して道路や街灯の維持など、自分たちの要望を伝えるものとして利用していると指摘している。そうした特徴をまとめて、「日本のローカルな市民社会の組織は、ソーシャル・キャピタルを維持し、行政効率を促進させるという点で際立っている」と結論づけている。

こうした日本の市民社会の特徴に対して、ペッカネンが対照的だと捉えているのが、アメリカのＮＰＯなどによるアドボカシーグループ――みずからの団体の主義主張を浸透させることやそれに沿った政策提言の実行を働きかけるグループ――の存在である。前述のように、自治会に代表される日本の市民社会は、地域限定性が強く、専門スタッフが少ないことなどから、より広い範囲での社会的影響を行使したり、国レベルの政策決定に影響を与えたりすることが難しく、実際にそのようには機能していない。一方で、アメリカの市民社会においては、多元主義が前提であることからアドボカシーの必要性が高く、自己の主義主張を声高に行うことを主な役割とする専門化した大きな組織が多く存在し、政策決定にも一定の影響を与えていると説明する。

ペッカネンは高齢者グループの代表的なものとして、日本の老人会とアメリカのＡＡＲＰ（旧全米退職者協会――現在はＡＡＲＰが正式名称）を例として対比させている。ＡＡＲＰは、三五〇〇万人以上の会員と一六万人のボランティア、一八三七人もの従業員を擁し、数十人のロビイストおよび一五〇〇人以上の政策・立法スタッフを通じて、アメリカの政策決定に大きな影響を与えている組織である。それに対して、会員が特定の地域に限定されている日本の老人会は、それぞれの地域における会員同士の親睦や生活の質の改善という役割は担うが、専門スタッフもおらず、政策決定への影響力はない。象徴的なケースとして、二〇〇四年における日本の年金制度改革時に、老人会は何も役割を果たさなかったとペッカネンは指摘する。そして、こうした日本の市民組織の特徴を、「政策提言なきメンバー達」と評する。

ペッカネンはそれを否定的には捉えていない。むしろ現在、アメリカでは、「政策提言なきメンバー達」とは対照的な、「参加なきメンバー達」「メンバーなき政策提言」といった、アドボカシーグループの形骸化を象徴する活動が過剰になっていると指摘する。それが、穏健中道派を社会から脱落させ、アメリカに深刻な分裂をもたらしているというパットナムやシーダ・スコチポルの議論を引き合いに出し、日本の老人会は、少なくとも、そのような社会的な弊害はもたらしていないことを強調する。そして、「日本にはＡＡＲＰはないが、アメリカにはないような自治会と老人会がある。…（中略）…日本を市民社会の発展を阻害してきた事例として捉えるのではなく、実際のところ、市民社会を正しい方向に導いてきたのではないかということを、われわれはよく考えてみなければならないのではないか」と結んでいる。

遠隔医療実験のところでお話しした奥多摩町のＡ地区の老人会は、会長を中心にしてメンバーの親睦を深めてきた。自分たちの主義主張を声高に広めることには関心が薄い。もっぱらローカルな活動に従事している。しかし、遠隔医療の実験をきっかけに参加者が誘い合って一斉に歩き出し、顕著な成果が上がっている。そのような成果が積み重なれば、いずれ、全国的に知られ、そのうち、国の医療政策を変えることにつながるかもしれない。その意味では、すべてを自分でやろうとしない、もっぱらローカルな地域活動が、結果として広く波及する可能性もある。

ペッカネンは、社会の「市民性」は運命的なものではなく、国や社会の制度によって「作られうる、可変なもの」だという視点をとる。日本の自治会の原型となったものは、「町」や「組」などの自発的な自治組織であり、それらは明治以前より日本各地に存在したもので、その起源は一五世紀まで遡れるとしている。しかし、ペッカネンによると、そのような歴史的な経緯は踏まえるべきものであるが、それによる具体的な影響は全体から見れば一部に留まっていると見るべきだとし、例えば、「自治会が現在日本全土に普及したのは、一九二〇年代の日本政府の施策によるところが大きい」と指摘する。すなわち、明治政府が法律によって定めた、伝染病対策を目的とした「衛生組合」という組織の形態が一つの型となり、一九二三年の関東大震災や、その後の政府文書や普通選挙法の施行がきっかけとなって、自治会の設置が徐々に広まったということである。

ペッカネンが言っているのは、日本社会の地域組織は、「原型」はボランタリーな組織として発生したのであるが、その「原型」が広まることについては、住民の日常的な活動やＮＰＯの役割がある一方で、国や行政も役割の一端を担っているということである。納得のいく議論である。

5　〝遠慮がちな〟ソーシャル・キャピタル

われわれが日本各地の「いいコミュニティ」の事例を観察するとき、そのコミュニティには、確かに「ソーシャル・キャピタル」が蓄積していることが分かる。しかし、そこには、強い自発性の発露というより、むしろ、ほかの人たちから影響を受け、他人を配慮する、やや控えめな、さまざまな小さな活動の連なりが、一つの大波ではなく、たくさんのさざ波のように存在するというプロセスが見られる。そのプロセスの中で、全体としては満足度が高く、成果の上がっている「いいコミュニティ」が成立している。このようなものもまた、ソーシャル・キャピタルの一つのあり方だと考えられる。

議論を分かりやすくするために、二つの対照的なタイプのソーシャル・キャピタルがあることを想定して、それらに名前をつけることにしよう。一つは、パットナムが言う北イタリアタイプの、「強い自発性によるソーシャル・キャピタル」、もう一つは、本書でこれまで紹介してきた日本の地方のさまざまなコミュニティを支えている「お互いさま」や「お世話になったから」というような気持ちが働いていると思われる「〝遠慮がちな〟ソーシャル・キャピタル」である。ソーシャル・キャピタルの表れ方はこれら二つ以外にあってもおかしくないが、とりあえず、本書では、これら二つの対照的なプロトタイプを考えていくことにする。

この「〝遠慮がちな〟ソーシャル・キャピタル」のイメージとして分かりやすいのは団体スポーツであろう。個人種目としての一〇〇m走や二〇〇m走では個人記録が世界水準に遠く及ばない日本選手が、リレーでは国際大会で表彰台に上がる成績をとることがある。バトンタッチが上手だという解説がよくされる。サッカーでも、力強いドリブルで何人ものディフェンスを切り裂き、一人でシュートを決めるといった絶対的なゴールゲッターはいないが、ボールを細かくつなぎ、フォワードも自陣深くまでボールを追ってディフェンスをするというチーム一丸のプレーで、選手一人ひとりの力を足したもの以上のゲームをすることがある。野球では、二〇〇九年のワールドベースボールクラシック（ＷＢＣ）において、日本が二大会連続で世界一の座に輝いた。ここでも、長打力のあるバッターがホームランによって次々と点を入れるアメリカやキューバチームに比べて、犠打や走者を進める流し打ちなどチームワークを重視した「スモールベースボール」という戦い方が日本チームの特徴だ。世界のスーパースターで「クール」であるとされているイチローも、ここではチームを鼓舞すべく先頭に立って献身的な行動をとる。

長野県の保健補導員コミュニティでは、ペッカネンが自治会について述べたのと同じような行動パターンによって、われわれが本書で名づけた「〝遠慮がちな〞ソーシャル・キャピタル」を作り出している。行政との関係も、ペッカネンが自治体について指摘した特徴を持っている。まず、メンバー同士は水平的な関係であるが、行政とは一定の「階層的関係」の中で存在している。しかし、保健補導員の「義務意識」は「お上」に対するものではなく「周囲のみんな」に対するものであり、上下関係によって行動しているということではない。むしろ、ペッカネンが指摘しているように、行政をうまく使ってソーシャル・キャピタルを高めているという意味合いが強い。保健補導員たちは、行政の保健師との関わりを持ちながらも、保健補導員としての独自の問題意識を育んだり、知識を獲得したりするきっかけとしていた。また、「配り物」は行政から「やるように」言われたものではあるが、実質は、地域のつながりを育て強める活動とした。行政から予算が出ているものの、個々のメンバーの働きに応じた「報酬」としては使わず、「配り物」の費用など全体の支出にあてていた。

保健補導員の間の関係で見られ、また、遠隔医療の実験を一緒にやっているメンバーの間でもその発生が確認された「共通意識」であり、一種の「規範」となっている「お互いさま」や「お世話になったから」は、形だけ「決まり」に従うことで文句を言われないようにするという従属意識からのものではない。孤立した一人が物事を進めるのではなく「つながり」で行動するという、リレー日本チームのバトンタッチ、日本サッカーの「細かいパスをつなぐ」やり方、WBCの「スモールベースボール」などは、見方によっては〝積極的〟な「戦略」であると考えることもできよう。

このような「関係性」に基づく行動や社会規範は、確かに、強い自発性を発揮させる個人の行動を中心とするアプローチに比べ「弱々しい」という印象があるかもしれない。しかし、実際の事例を見るに、先に『ボランティア』を引用して指摘したように、「ある種の弱々しさ」——強い意思を表明して行動するわけではないこと、受動的であること、他人に依存すること、強力なリーダーシップが発揮されるわけではないことなどからくる特性——があるからこそそのよさもある。半分しか水が入っていないコップにほかの人が水を足してくれるように、つながりがつきやすく、コミュニティとしてのソーシャル・キャピタルが発生する余地を残しているのである。

二〇〇六年にバングラデシュのムハマド・ユヌスがノーベル平和賞を受賞した。受賞の対象になったのは、ユヌスが創設したグラミン銀行において実践されてきた「マイクロクレジット」(貧困層に経済的自立を促すための〝担保なし〟の少額融資)の普及である。グラミン銀行のマイクロクレジットは一九七六年にNPOとして発足して以来、二〇〇五年末までに累計融資額六〇〇〇億円以上、六万カ所近くの村落の五〇〇万人以上に融資してきた。無担保であるにもかかわらず融資の返済率は九九%程度であるという。そのような驚異的な成果を支えているのが、融資を受けた住民を五人一組のグループにする「五人組」だと言われている。このグループは、メンバィが法的な連帯責任は負わない互助グループで、日本社会の「隣組」のような地域コミュニティのつながりに基づいた相互的な支援をし合う仕組みになっていると言われている。「〝遠慮がちな〟ソーシャル・キャピタル」に支えられていると言えるかもしれない。

ユヌスがアドバイザーとなっている「アショカ」は、今でこそ流行語になっている「ソーシャル・アントレプレナー（＝社会起業家）」という言葉を言い出したビル・ドレイトンが今から三〇年以上前に創設した非営利組織である。社会起業家を見出し、育成し、支援するための世界規模のネットワーク活動を行ってきており、これまで、インド、中南米、アメリカ、カナダなど七〇カ国で、小さな力から始めて、新しい発想によって大きく社会を動かす約二七〇〇人の社会起業家を育成している。そのドレイトンが好んで使う言葉が「jujutsu ＝柔術」である。力ずくで進めるのではなく、「柔よく剛を制す」で、ほかの人や勢力の力をうまく活用し柔軟な発想とつながりをつける行動が鍵になるということだ。

二〇〇九年度のノーベル経済学賞を受賞した二人の学者のうちの一人であるエリノア・オストロムは、ゲーム理論に基づいた「入会地」の研究についての成果が評価されての受賞であった。オストロムの著書（*Governing the Commons*, 1990）には日本の入会地や、結や講に相当する地域組織について言及されている。ロバート・パットナムもソーシャル・キャピタルが高い組織体の例として日本の「Koh ＝講」について触れており、それがアジア、アフリカ、アメリカ大陸を含めた世界各地に分布している「相互信用組合（rotating credit associations）」と似た仕組みであることを指摘している。

一言で言うなら、本章で議論した「〝遠慮がちな〟ソーシャル・キャピタル」を生み出しているると思われる「コミュニティのちから」は、必ずしも日本独特のものではなく、むしろ、よく見てみると世界の各地に見出されるものである可能性が高いということである。

第3章 「コミュニティのちから」で「コミュニティのちから」を育てる

グレゴリー・ベイトソンといえば、「情報とは差異」であるという名言を残した生態学者で、現代的な情報論の創始者の一人である。そのベイトソンは、こちらも有名なエピソードであるが、「サーモスタットが切れたらつく」という例を紹介して、時間の経過を無視するとパラドクスが生まれてしまう可能性を指摘した（グレゴリー・ベイトソン著、佐藤良作訳『精神と自然――生きた世界の認識論』新思索社、二〇〇六年）。

図表3－1はブザーの回路であり、接極子がA点で電極につながったときに電流が流れる。ところが電流が流れると電磁石が働いて、接極子を引き離し、A点での接触が切れる。すると電流が回路を流れなくなって、電磁石の働きは止まり、接極子はA点に戻って電極と接し、このサイクルがまたはじめから繰り返されることになる。つまり、「接触がなされれば、接触は切れる。Pならば、Pではない」という論理矛盾が生じることになる。実際は、矛盾は起こっていない。というのは、最初に電流が流れた時点からしばらくたって（電気の流れなので一瞬であろうが）電流が切れるという時系列プロセスがあるからだ。

ベイトソンは「生物界の至るところにみられる幾百万ものホメオスタシスの例の一つひとつが、この種のパラドクスを抱えているのである」と指摘する。ここで、ホメオスタシスとは、生物体が、内部や外部の環境の変化に対応しながらも、生体の状態を（ある幅の中で）恒常的に保つという性質、ないし、その状態を指す用語だ。これは、生物が生物である要件の一つであり、また、

図表 3-1　ベイトソンのサーモスタット

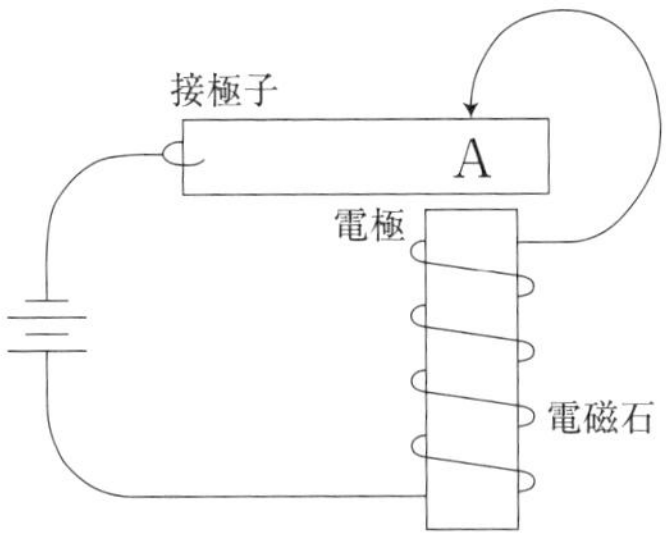

内部・外部のさまざまな変化に柔軟に対応することで「生きている」状態を保っている生物にとって「本質的な特徴」を表すものである。ベイトソンが言いたかったのは、「生きている」ということは、時間の流れの中で一定の本質を保ちながら、常に変化することであり、その時間の流れという要素を忘れて、単純な因果関係を論理的に指摘するだけなら形の上で自己矛盾に陥ることがあるということだ。

本書がテーマとしている「コミュニティ」も、一種の生物体であると考えられる。さまざまな性質と考えを持ってそれぞれが行動する多くの人が集まったものであり、コミュニティ内外のいろいろな状況に応じて、個々に、そして全体として反応し、変化していく。それでも、時間的経過を踏まえて振り返ると、「ああ、このコミュニティはこんな特性がある」という感じが伝わるものだ。本書で「いいコミュニティ」という、あえてあいまいな表現をとっているのは、この、刻々と変わるが時間の経過の中で「まとまり」が見えてくる「特性」のことを言っているのである。私たちは本書の説明で、数値を使ったりデータを引用したりして、できるかぎり「客観的」な説明をしようとしている。しかし、もちろん、論理や数値がコミュニティのよさを決めるものではない。ソーシャル・キャピタルを本書の理論的枠組みとしているのは、それが個々のデータや数値でなく、より「全体」を表しているからである。

「コミュニティのちから」を発揮して「いいコミュニティ」を作るにはどうしたらよいかということを探索している本書であるが、どんな地域もグループも、まったく何も「コミュニティのちから」が備わっていないということはありえない。だとすれば、多くの場合、私たちが考えるべきは、すでに存在する（が、眠っている、ないし、忘れられている）「コミュニティのちから」を引き出すことだろう。そのことで、すでにある「コミュニティのちから」を発揮させつつ、さらなる「コミュニティのちから」をみなで育てるということになる。つまり、ベイトソン風に言えば、「コミュニティのちから」で「コミュニティのちから」を育てるということになる。

本章では、地域住民や商店街や地域組織に自治体行政も加わって、「コミュニティのちから」を思い出しつつ、さらなる努力で「いいコミュニティ」を作っていった事例の「時間の経過」を紹介する。

1　パートナーシップのまちづくり――長野県茅野市

長野県茅野市は、長野県の諏訪地方に位置する市であり、人口は約五万七〇〇〇人である。観光名所としての蓼科高原や、特産品としての寒天などが有名だ。その茅野市で実施された、「施策の企画・立案段階から市民が直接当事者として関わり、責任も分担するまちづくり」——すなわち「パートナーシップのまちづくり」——を住民たちが受け止め、多くの住民が参画するまちづくりが実施された。この施策は、矢崎和広前市長が提唱したものである。福祉部門においては、「はじめに」で述べたように、一九九六年の「茅野市の21世紀の福祉を創る会」（以下、「福祉21茅野」）が発足したのを皮切りに、二〇〇〇年度に「福祉21ビーナスプラン」の策定と、それによる保健・医療・福祉の連携・一体化に結実した。以下、「福祉21茅野」の代表幹事を務めた地元医師会長の土橋善蔵《つちはしぜんぞう》らによってまとめられた著書『福祉21ビーナスプランの挑戦——パートナーシップのまちづくりと茅野市地域福祉計画』（中央法規出版、二〇〇三年）、および、著者らによる独自の調査をもとに、詳しく見てみたい。

写真 3-1
「福祉 21 茅野」
前代表幹事の土橋善蔵医師

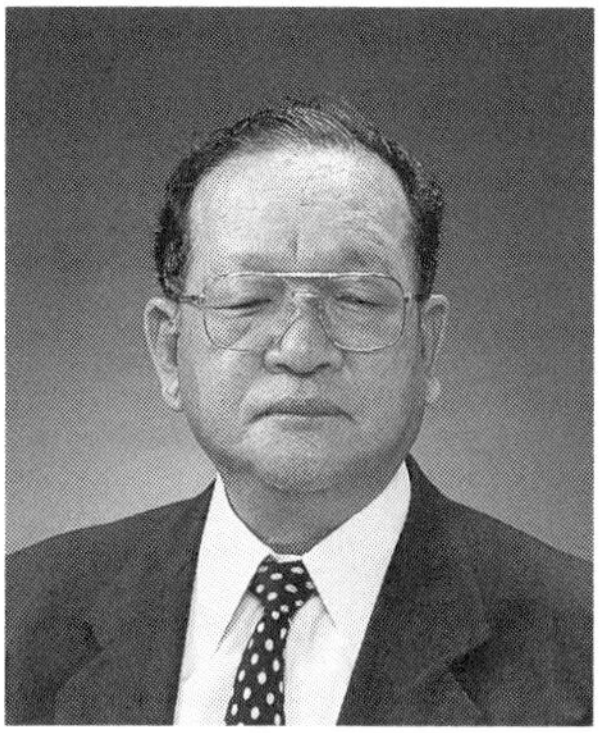

「福祉21ビーナスプラン」は、「1.一人ひとりが主役となり、『共に生きる』ことができるまち」「2.生涯にわたって健やかに、安心して暮らせるまち」「3.ふれあい、学びあい、支えあいのあふれるまち」「4.すべての人にとって豊かで快適に生活することができるまち」の四つの理念を標榜している。

通常、こうした行政の「計画」や「プラン」は、理念標榜の段階で終わることが多いが、茅野市の場合は、それを「保健福祉サービスセンター」として、具体的に形と実効力があるものにした。この「保健福祉サービスセンター」は、市内のそれぞれ四つの区域で、健康・福祉に関する相談（二四時間体制）やケアマネジメントの実施、ホームヘルプサービスの申請など、保健福祉の基本的なサービスがより身近な場所で受けられるようにしたものだ。また、各センターには保健師やソーシャルワーカーなどから成る地域福祉推進員（コーディネーター）を配置し、そこを拠点として、ボランティアをはじめとした住民活動や、福祉教育をはじめとした生涯学習のための支援・情報提供・働きかけを行い、住民の参加・参画による地域の「支えあい」の実現を目指したこの仕組みは、改正介護保険法によって、二〇〇六年度から各市町村に設置が定められた「地域包括支援センター」のモデルにもなった。

「この取り組みは、大したことをしているわけではないけれども、住民自治の形になったんじゃないかなと思う。住民が集まって議論したら形になるぞというのが、みんなの自信になった。今から思うと、そこが一番の成果だったんではないか。結果としてこのまちがうんとよくなったというわけではないが、ビーナスプランを通して、住民自治の基盤ができたのだと思う」と言うのは、「福祉21茅野」の代表副幹事を務め、諏訪中央病院の名誉院長でもある鎌田實である。「パートナーシップのまちづくり」を提唱して推し進めた矢崎前市長は、従来の「市民参加」が、ともすれば「行政の落ち穂拾い」になっていたのではないか、また、住民の側にも、行政への「お任せ」意識があったのではないかという問題意識があったと言うが、鎌田の言葉は、プラン策定までの議論や協議の過程で、住民の意識が、「自分たちで地域をつくる」という意識に変化したことを示すものである。

実は「福祉21茅野」の成果は、「保健福祉サービスセンター」だけではない。「健康づくり部会」「在宅支援部会」「ターミナルケア部会」など、多くの部会に分かれて活動をしており、部会ごとにさまざまな成果を残しているのである。ここでは、その中から、いくつかのエピソードを紹介しよう。

住民参加の宅老所

「福祉21茅野」の特徴としてまず挙げられるのは、多くの地域の医師が率先して取り組みに参加していたことである。一九八八年から諏訪中央病院に勤務し、現在は市のリバーサイドクリニックの所長および、そこに併設された西部保健福祉サービスセンターのセンター長を務める安藤親男もその一人だ。安藤は「福祉21茅野」において、認知症部会（元の名称は痴ほう対策部会）の部会長を務めた。部会のメンバーは、市内にある老人保健施設の副施設長や医師会の医師、民生児童委員協議会の副会長、高齢者クラブの会長や市役所のケースワーカーなど、計一四人であった。代表幹事の土橋善蔵に、「この部会の部会長をやってくれ」と頼まれたのがきっかけだと言う。「医療者として、福祉ニーズのある人たちや訪問診療につながっていくような人たちに関わりたいという想いがあったので、『これがチャンス』と思って出ていったんですよね」と安藤は引き受けたときの心境を述べる。安藤はほかにも、在宅支援部会や介護保険事業計画策定委員会の一般部会員としても関わった。一つの部会につき、一カ月か二カ月に一回くらいの頻度で会議が開催されていたので、月に約三回は「福祉21茅野」の活動に関わっていたことになる。

この部会の最も大きな成果は、部会員が会員になったNPO法人「みちくさ」を作り、二〇〇二年に、主に認知症の高齢者が通所介護で利用する宅老所「なごみの家」の運営を開始したことだ。当時、市に寄付された古民家があったため、土橋から「そこを宅老所にしてみないか」と打診があったのだという。安藤は「『自ら提案し、自ら行動する』というのが福祉21茅野の考え方なので、『自分たちで始めよう』ということで、法人を作りました」と言う。古民家の改修費は市と県が補助をしてくれた。県庁にも何回か足を運び、定款も全部自分で作った。安藤は最初「みちくさ」の理事であったが、後に理事長を務めることとなり、現在に至っている。

NPOの会員は四〇人ほどであるが、多くが地域の人であるという。宅老所を開設するにあたっては、区の公民館などに集まって認知症についての勉強をするなどして、理解を求めた。特に、宅老所で提供する食事については、地域のボランティア団体に声をかけて調理の手伝いを募集したところ、「予想外に」手を挙げてくれた人が多く、会員にもなってくれた。「ボランティアの人たちは宅老所で高齢者が介護される姿を見ることによって、いろいろ勉強になることも多かったと思います。一方で職員にとっても、地域住民が日常的に出入りすることによって地域の目を意識し、閉鎖的な環境になることを防げました」と安藤は言う。

「医療者として、福祉に関わりたい」と考えていた安藤は、みずからが中心となって認知症部会のメンバーとともに宅老所を運営することで、それを実現させた。「茅野市では、ビーナスプランの取り組みが始まる前から、すでにいろいろな住民のネットワークがあったとも思いますし、これをやることで、また新たなネットワークが生まれたというのもあったと思います。僕自身も、本当にいろんな人と知り合いました」。

子どもの「居場所」を作る

ＪＲ茅野駅西口の目の前にある再開発ビルの一部を改装して二〇〇二年に設置された「茅野市こども館」も、一連の議論の過程で生まれた成果の一つである。茅野市こども館には、「０１２３広場（おー・いち・に・さんひろば）」と「ＣＨＵＫＯらんどチノチノ」（以下、「チノチノ」）という、主に子どものための特徴的な「居場所」が用意されている。「０１２３広場」は、主に〇～三歳までの子どもと保護者が自由に利用できる交流広場であり、雨の日でも子どもが遊べる場として、また親同士が交流したり、子育ての悩みを相談する場として活用されている。中高生の「夢や希望をかなえる場」として設計された「チノチノ」には、ダンスの練習室や、ドラムセット付きの音楽室、クラフトルーム、学習室にキッチンもある。また、専属の市職員や、市民で構成された「サポート委員会」のサポートを受けながら、中高生みずからが運営委員を組織し、管理・運営をしているのも特徴で、敷地内には原則として中高生以外は立ち入ることはできないなど、その運営方針は徹底している。

著者らの所属する慶應義塾大学ＳＦＣ大学院の金子郁容研究室が、二〇〇八年夏に視察を行った際のことだ。「チノチノ」の中を特別に見せてもらうと、通常の行政施設や学校では考えられないような〝きわどい〟ものを含むたくさんのメッセージが書かれた張り紙が壁一面を埋め尽くしていた。そのメッセージの多くは、大半の人にとって意味をなさない個人的なものではあるが、中高生のあり余るエネルギーがそのまま投影されているようであった。少し後に「チノチノ」の前を再び通りかかると、すでに生徒が何人か中にいた。その顔からは、〝知らない大人たち〟である著者らがこの場所にいることに対しての、多少の警戒心と関心が滲み出ていた。著者らの実感として、そこには確かに、中高生が自分たちでつくりあげている「居場所」があった。

これらの施設設計は、「福祉21茅野」の分科会「子育て部会」から派生した三四人の「子ども・家庭支援計画策定委員会」が中心となって進められたものである。特に「チノチノ」は、一般募集で集まった二七人の中高生も加わって、「建設委員会」として設計段階から携わった。「施策の企画・立案段階から市民が直接当事者として関わり、責任も分担する」という方針はここでも同じであり、他の自治体の〝先進的な取り組み〟でよくある、「事実上は行政主導で、住民側はその言いなりや追認だけ」ということは、茅野市ではなかった。例えば「チノチノ」は、当初、「0123広場」と同時期にオープンする予定であったが、中高生の委員が納得いく形になるまで議論して意見を収集し、予定より三カ月遅れてのオープンとなったという。市の統計によれば、オープン以来、利用者はほぼ一定を保っており、二〇〇七年度では、「0123広場」は一日平均八一組の親子、「チノチノ」は一日平均四四人の中高生が利用しているそうだ。

土橋善蔵によれば、実は「パートナーシップのまちづくり」自体、もともと「子どもの教育」

を目的に発足したものであったという。矢崎和広が市長に就任した後、「隣近所」に住んでいた矢崎と土橋、そして鎌田實は、地域のことについていろいろと話し合っていた。その中で一番話題にのぼったのが、「子どもの教育」であった。当時、「金属バット事件」や子どもの虐待など、親子関係や人間関係の破綻を象徴するような出来事が相次いで報道されており、「こういう問題を茅野市として何とかできないか」という話になった。茅野市の医師も、外来などで不登校の相談を受けることが少なくなかったという。「人間としてお互いの命を大事にし合う世の中にしたい。それから始まった話なんです。お年寄りを大事にする、子どもを大事にする、それはどういうことかを考えました。それは結局〝ふれあい〟。親子の〝ふれあい〟、おじいさんおばあさんとの〝ふれあい〟、隣近所との〝ふれあい〟。そういうことがスムーズにいけば、子どももお年寄りを大事にするだろうし、親も大事にするだろう。そういうことを考えたのが発端です」と土橋は言う。

ある関係者によると、「チノチノ」が開設される前、茅野駅周辺は中高生の「たまり場」になっていたが、現在ではそうした風景は見かけなくなったのだという。土橋たちの想いは、「チノチノ」という形を通じて、中高生に「居場所」を提供したのかもしれない。

「チノチノ」によって自分の「居場所」を見つけた高校生の一人が、二〇〇三年に二代目の運営委員長を務めた岡崎雄太である。岡崎は、隣接する諏訪市の県立高校に通っていたが、「学校にはあまり行かない」生徒であった。さらに、高校二年生のときにアメリカに留学するが、休学扱いであったため、帰ってきたときは一学年下の後輩と席を並べることとなった。学校に「居場所」はないと感じた。そのとき、小中学校が一緒だった友達から、できたばかりの「チノチノ」のことについて聞くことになった。その友達は、「チノチノ」の「建設委員会」のメンバーであった。友人の話から「チノチノはおれたちが作ったんだぜ」という自負を感じ、「ここだったら自分の居場所があるのではないか」と思ったという。それからまもなく、学校に行かない日は「チノチノ」に通うようになった。

そのうち、茅野市の姉妹都市であるアメリカのロングモント市との交流の一環として、そこの学生を「チノチノ」に招待する企画が持ち上がった。交流には通訳が必要だということで、アメリカから帰ってきたばかりの岡崎に白羽の矢が立った。その後、週一回開催される運営委員会（開設当初は、「建設委員会」のメンバーがそのまま運営委員になったという）に自然に参加するようになり、二〇〇三年に選挙を経て、二代目運営委員長を務めることとなった。

「チノチノ」には専属の市職員が何人かおり、施設の近くに常駐していた。ただし、それはルールを強制する「番人」ではなく、中高生の「頼れるパートナー」であった。チノチノを利用する中高生は、「優等生」ばかりではない。中には、〝よからぬ〟行為まがいのことをやる中高生もいるらしい。そうしたことがあっても、上からの目線で「ダメ」と言うことはなかったという。「スタッフにとっては毎日のように何らかの試練があったんじゃないですかね。でも、絶対にノーと言わないというのが徹底していたと思います。本当に、スタッフの役割は大きかったと思います」と岡崎は言う。岡崎が運営委員長のときに実施したこととして、チノチノ利用に関する意識調査があった。チノチノは茅野市内に在住、もしくは通学するすべての中高生が利用できることになっていたが、教育委員会を通して、該当する中高生全員にアンケートをしたのだという。「当然、数は数千人単位ですよね。今から思うと、教育委員会との調整などに、スタッフの人は相当骨を折ったと思います」。

こうしたスタッフの姿勢に現れているように、「チノチノ」には、明文化はされていないが、「ダメと言うんじゃなくて、考え方を考えてもらう」というルールが共有されていたのだという。例えば開設当初、「チノチノ」は夜の七時で閉まっていた。そのため、「施設が閉まるのが早い。ダンスルームだけでも夜の一〇時まで使えるようにしたい」という要望が利用者や運営委員から持ち上がった。そこで、「サポート委員会」を通して当時の矢崎市長に相談をすることになった。岡崎らに会った矢崎は言った。「意見は尊重しよう。ただ、どうしたらそれが実現するか、一緒に考えよう」。結果として、事前に親に承諾を得るなどの条件を前提として、夜九時まで使用できることとなった。

岡崎はその後、慶應義塾大学総合政策学部に進学し、現在（二〇一〇年四月）、大学院に在籍しつつ、「カードゲームで環境問題を解決する」ことをミッションとするベンチャー企業、合同会社マイアース・プロジェクトを立ち上げ、その代表社員を務めている。岡崎は言う。「いつか、今やっていることを、茅野市という舞台につなげたいですね」と。「居場所」を探していた高校生は、「チノチノ」に自分の居場所を見出した。そして将来は、茅野市に「恩返し」をしていくのかもしれない。

「福祉21ビーナスプラン」の効果

以上で見てきたようなパートナーシップによる住民の意識の変化は、数値にも反映されている。「福祉21ビーナスプラン」が導入された二〇〇〇年度以降、「はじめに」で述べた老人医療費だけでなく、実は、一人当たり国保医療費についても、同じ傾向が見られたのである。図表3－2のように、二〇〇〇年度までは長野県平均と同水準であった一人当たり国保医療費であるが、二〇〇五年度では、県全体が三五万四三一二円まで上昇したのに対し、茅野市は三〇万九六四六円と、ほとんどその額は変化していない。第1章で述べたように、長野県は老人医療費が全国で最も低い県である。茅野市はその中でも、県平均を下回り、県内一七の市のうち最も低い医療費となった。

二〇〇〇年度は、介護保険制度が導入された年である。介護保険制度によって、施設療養費や訪問看護の医療費が、老人医療から介護保険に移行されたため、当然ながら、老人医療費は二〇〇〇年度で下がるものである。問題は、その移行がうまくいっているかである。二〇〇〇年度の一人当たり老人医療費が減額した分が、介護保険一人当たり費用額に占める割合を見てみると、茅野市は約五八％で、長野県内の一七市中で最大となっている。また、一人当たり老人医療費の減額分と介護保険一人当たり費用の差額は七万円弱で、一七市の中で少ないほうから二番目となっている。これらのことから、老人医療費から介護保険への移行がスムーズに行われ、それまで

図表 3-2 茅野市の1人当たり老人医療費・国保医療費の推移

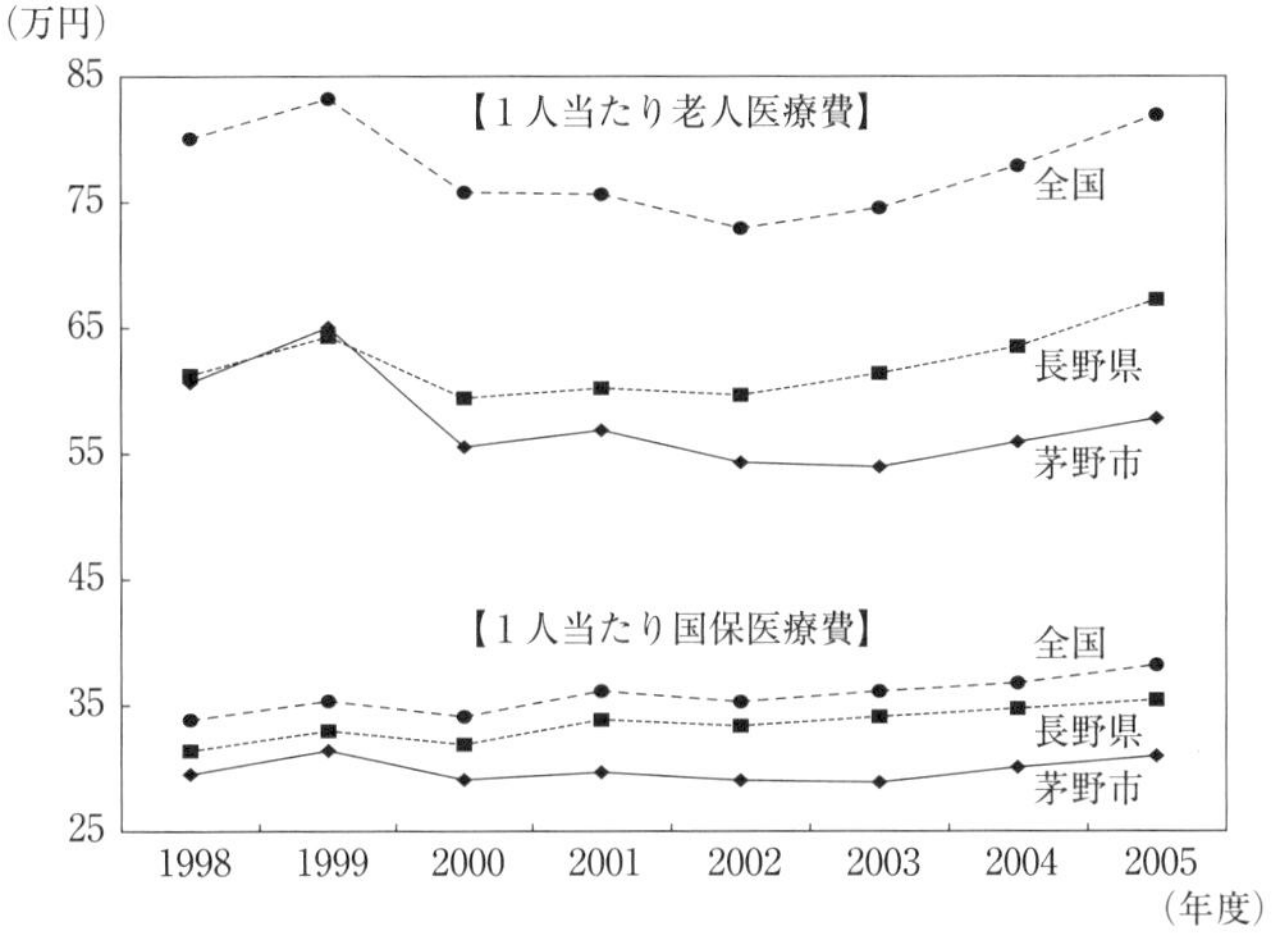

出所：茅野市作成の資料より。

顕在化していなかったコストがかなり抑えられたことが分かる。さらに、二〇〇一年六月分の介護保険利用者の居宅サービス利用率を見てみると、茅野市は、四八・七%となっており、全国平均の三九・〇%、長野県平均の三八・八%と比較して、高い水準となっているという。また、二〇〇〇年度の受給者一人当たりの居宅サービス費は一一七万八四六五円で、県内の一七市の中で最も高い額となっている。対して、病院などにおける二〇〇〇年度の平均在院日数を見てみると、市の中核病院である諏訪中央病院は一六・九日であり、全国平均の三〇・四日、長野県平均の二一・六日と比較すると大幅に少ない日数となっている。これらは、病院が有効に利用され、茅野市民の多くが、居宅の介護サービスや在宅医療をじょうずに活用していることを示唆するものである。

茅野市の「コミュニティのちから」

「パートナーシップのまちづくり」がこのような成果に結びついた背景として、関係者が口を揃えて言うのは、もともと茅野市には「コミュニティのちから」があったというものである。それは、第1章で述べた保健補導員による住民の保健活動、その背景にある自治会や公民館を中心とした地域性、原ますよをはじめとした住民リーダーの取り組みなど、茅野市の地域コミュニティのいろいろな側面から垣間見られるものである。医療においては、医師会の土橋善蔵と諏訪中央病院の鎌田實らが中心となって病診連携がうまく機能し、この二人がタッグを組んで「福祉21茅野」を取り仕切る代表幹事と代表副幹事を担うこととなった。鎌田實によれば、地域の医師会には、「不思議なほど」患者に負担をかけないように考える先生が昔から多かったのだという。また、諏訪中央病院にはもともと、医師と地域の人、社協（社会福祉協議会）や市の職員、保健師などを交えた福祉の連絡会議があり、ケアが必要な人についていろいろな人たちが話し合える場があったのだそうだ。さらに、茅野市は公民館を中心とした社会教育活動が盛んな地域でもある。鎌田實は市内にある八四の公民館において、過去に、多い年では年間八〇回以上の健康学習会を市の保健師と実施したり、現在でも市民向けの「ほろ酔い勉強会」という勉強会を開催したりしている。

茅野市には、「出払い」という、道路や公民館の庭などの共有スペースを地域で一斉に清掃す

写真 3-2 諏訪の御柱祭（2010 年）

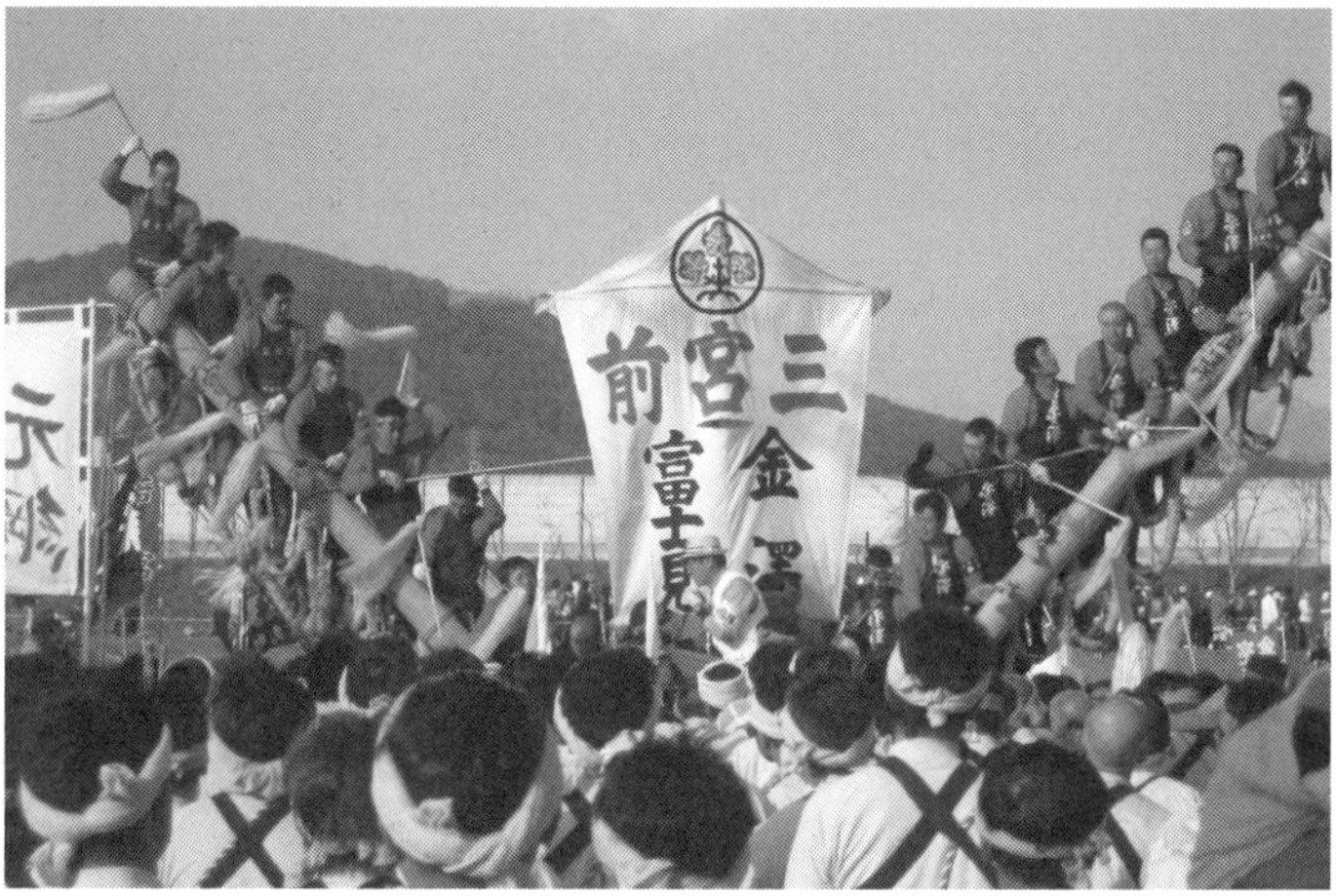

写真 3-3 御柱祭にはためく地区の旗

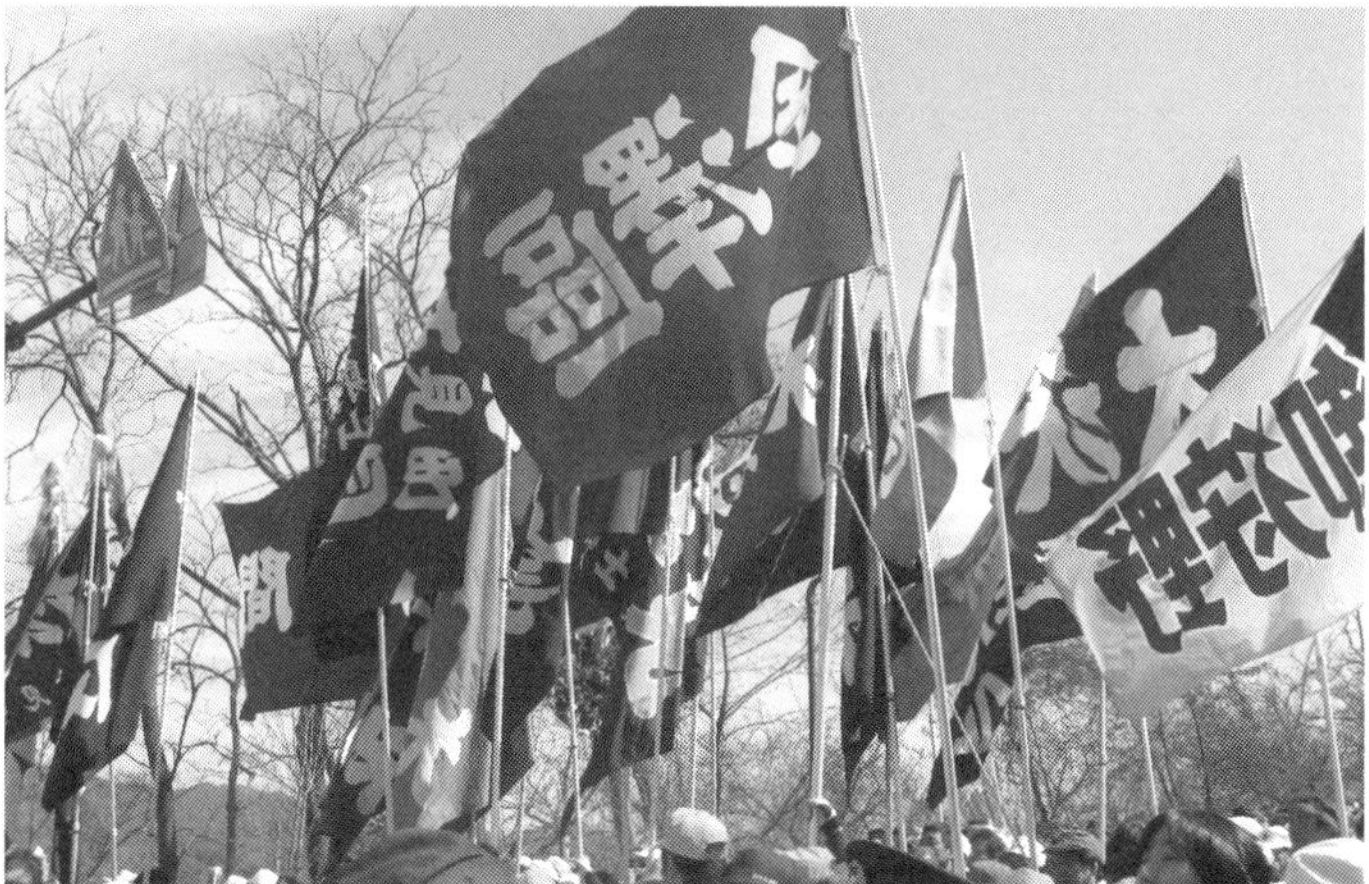

（どちらも著者撮影）

る活動が年に一回か二回あるという。安藤親男はその行事に参加して地域の住民と一緒に汗を流すそうだ。「僕が行くと健康相談になってしまうんですよね」と笑う。岡崎雄太も、「地区の子ども会にはよく駆り出されていましたね。地域の行事には、『みんな参加するもの』という意識がありました」と言う。茅野市を含む諏訪郡では、七年に一度、日本三大奇祭の一つとも言われる諏訪大社の御柱祭が開催される。「木落とし」をはじめとした豪快なこの祭を仕切る大人たちは、岡崎の世代から見ても「かっこいい」対象であるという。鎌田實には、二〇〇九年、住んでいる地区の常会（二〇程度の隣組で構成される地域組織）で、副常会長の役割が回ってきた。全国各地を飛び回っている鎌田は最初、「忙しいからできない」と断ったが、地域の高齢者から「先生が忙しいのも分かるが、こういう小さな組の仕事は回ってきたらやらなきゃダメなんだよ。先生が忙しいのはみんな知っているから、出れるときだけでいいし、出ればみんな嬉しいんだから」と諭され、「そのとおりだな」と思って引き受けた。

「パートナーシップのまちづくり」推進の過程においても、そうした「コミュニティのちから」を示す例が随所に見られた。先に述べたように、「福祉21茅野」には、多くの地域の医師が率先して取り組みに参加していた。当初、「子どもの教育」という目的で始まったこの取り組みであったが、土橋善蔵の呼びかけに応じて、医師会の医師たちが教育という名目で動いてくれた。鎌田實も、諏訪中央病院の医師に参加を呼びかけるにあたって、苦労したことはまったくなかったという。住民の反応もそうだ。「福祉21茅野」のメンバー選定は、市内の各団体から、会の活動にふさわしい人の推薦を依頼するという形をとったが、その依頼を拒む団体はなかったという。

土橋は言う。「茅野市は公民館活動が盛んで、毎日のように公民館で何かしています。公民館活動をしていた人たちが中心となって、お互いに『自分たちができることをしよう』と声をかけあって、いろんなテーマの会議ができあがりました」。

地域に蓄積されていた潜在力が、「パートナーシップのまちづくり」によってうまく発揮されたということだろう。矢崎和広によれば、もともと茅野市には「コミュニティのちから」があったが、それでも、ともすればそれは個々の組織や団体の活動だけに終始してしまい、横のつながりはあまりなかったのだという。そうした関係者が一堂に会して地域のことを考えたのが、「パートナーシップのまちづくり」であった。矢崎は「『パートナーシップのまちづくり』は〝点〟を〝線〟につなげた活動なんです」と言う。

なお、茅野市の「パートナーシップのまちづくり」は、二〇〇五年より、第二ステージがスタートした。第二ステージでは、これまでは市レベルであった実践を、住民にとって、より生活に密着した自治会や区レベルで展開することを目指したものである。具体的な取り組みとしては、市を分ける一〇地区において、「お互いの活動を理解し、地域で連携・協力する活動に結びつけていく場」として、「コミュニティ運営協議会」を設置した。この協議会は、地域における自治会や民生児童委員、高齢者クラブ、保健補導員会、地区社協、衛生自治会、ＰＴＡ、公民館分館、婦人会、日赤奉仕団、消防団といった各種諸団体を、地域の諸問題解決のために連携させる機能を持つものだ。これは、住民にとってみれば、より身近な生活範囲で、地域の「コミュニティのちから」を発揮したまちづくりが可能となるものである。さらに、二〇〇九年からは、「ビーナスプラン」の次なる一〇年計画を策定するための議論がスタートしている。市長も交代し、土橋善蔵や鎌田實も第一線を退いた。さらによい地域づくりを目指して、茅野市の「コミュニティのちから」で「コミュニティのちから」を育てる活動は続く。

2 行政と住民で築く〝認知症ケアコミュニティ〟――福岡県大牟田市

わが国では、認知症の高齢者は一五〇万人（二〇〇二年、厚生労働省調べ）とされ、その数は年々増加していると言われる。高齢化社会を迎えた現在、誰にとっても、いつ自分がそうなってもおかしくないという〝身近な〟認知症であるが、それに対する理解はまだ進んでいるとは言いがたいのが現状である。「その人を中心としたケア」や、介護施設におけるユニットケアなど、認知症の高齢者が「その人らしく」生活できるようにする取り組みは、ようやく始まったばかりだ。そうした中、地域全体で認知症の高齢者を支援していく取り組みを官民協働で行っているのが、福岡県大牟田《おおむた》市である。大牟田市は人口約一三万人、福岡県内で五番目に人口が多い都市で、県の最南端に位置している。かつては「炭鉱のまち」として栄えたが、現在では高齢化率が進み、その率は二八・八％にまでのぼっている。この、日本の将来像を先取りしたような市で行われている取り組みでは、「コミュニティのちから」が存分に発揮されている。以下では、中島民恵子《たえこ》著の『大牟田市の挑戦！「認知症の人がその人らしく暮らせるまち」をめざして』（全国コミュニティライフサポートセンター、二〇〇八年）、同「自治体の地域マネジメントによる認知症の地域ケア推進に関する研究」（慶應義塾大学政策・メディア研究科博士論文、二〇〇六年度）および、関係者へのインタビューを中心に、大牟田市で行われている取り組みを覗いてみよう。

はやめ南人情ネットワーク

地図 3-1
福岡県における大牟田市・駛馬南地区の位置

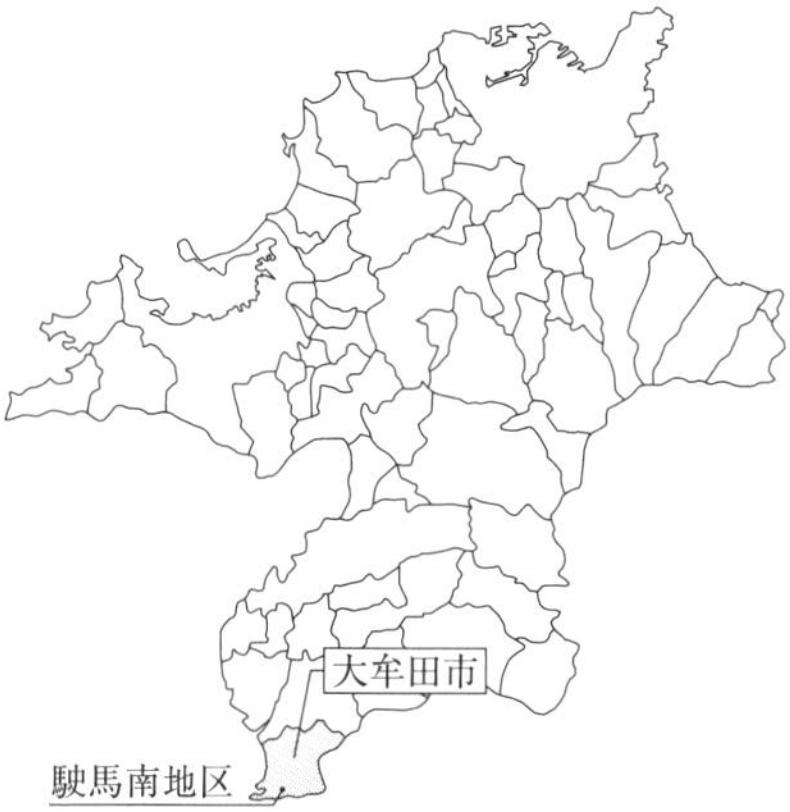

西鉄天神大牟田線の終着駅である大牟田駅を降りて、さらに南へ二㎞ほど移動したあたりに、駛《はや》馬《め》南地区がある。二〇〇九年八月二三日、夏の暑さ真っ盛りのこの日、市の南域を横切る諏訪川のほとりに位置する駛馬地区公民館のホールには、ざっと数えて五〇人以上の地域住民が集まっていた。ホールの中央には小学生から中学生くらいまでの元気な子どもたちが陣取り、後ろの壁に沿って並べられた椅子には、高齢者が肩を並べる。子どもから高齢者までが同じ場所に一堂に会するこの催し物は、「日曜茶話会」と呼ばれるものだ。

地域で民生委員を務める汐待律子《しおまちりつこ》の挨拶に始ま

り、来賓が紹介される。この日、来賓として呼ばれたのは市役所の保健福祉部長、地域の小中学校の校長先生、大牟田警察署の警察官といった人たちだ。それぞれの来賓の挨拶と簡単な話の後、警察官が子どもたちに向けて、ビデオを見せながら不審者に気をつけるための話をする。最後に、南大牟田病院の看護師長が、インフルエンザ対策のための手洗いとうがいについて話すという流れだ。

一時間ほどの会が終わった後は、この時期にふさわしく、みんなで外に出て流しそうめんを食べる。「待ってました」とばかりに子どもたちがはしゃぎ、ボランティアで参加した地元の有明工業高等専門学校の学生たちが、そうめんを次々に投入する。高齢者は子どもたちと話したり、周りの大人に手助けをされながら、自分のペースでそうめんを食べる。三本並んだそうめん台は、地域の人たちがこの日のために地元の竹山から取って加工した手づくりのものであるという。そうめんは寄付で二〇〇〜三〇〇食分も集まったそうだ。また、つゆや薬味は前日から関係者が準備してきたものであった。

「ふれあい」という言葉がふさわしいこの「日曜茶話会」は、二〇〇三年に始まった。以来、二カ月に一回程度の頻度で開催され、この回で三四回目を迎えた。最初は認知症についての勉強会が中心であったが、その会の中から、地域に関するさまざまな問題が地域住民から提起され、「誰にとっても住みやすい地域づくり」を目指したネットワークを立ち上げようということになった。そして二〇〇四年に、地区の介護施設、校区の社会福祉協議会、町内公民館連絡協議会、民生委員児童委員連絡協議会、老人クラブ連合会といった組織を中心として、地域が一体となって認知症ケアをはじめとした活動を行う「はやめ南人情ネットワーク」が発足したのである。この「はやめ南人情ネットワーク」は、消防団、交番、商店、タクシー会社、小学校、PTAなどと連携しながら、「日曜茶話会」を中心として「駛馬南校区の幼なじみ・顔なじみによる情報収集、世話やき運動、コミュニティの場・立ち寄り場・集まり場づくり、認知症の人のためのほっと・安心ネットワーク」と多岐にわたる活動を展開している。代表は、先に述べた民生委員の汐待律子である。

「はやめ南人情ネットワーク」の活動の中で特徴的なのが、「徘徊模擬訓練」である。これは、認知症の徘徊者に扮した「徘徊人」を前記のネットワークを活用して地域全体で探し出すシミュレーションで、年に一回実施されている。地域の理解と協力がなければ成り立たない、まさに地区にとっての一大イベントである。この訓練は、今や市全体に広がりを見せており、レディースネットワーク、おおむた女性会議21、ボランティア連絡協議会、地区防犯協会、障害者協議会、銀行、コンビニ、郵便局といった、さらに多くの組織や団体と連携する体制がとられる。二〇〇七年に開催された第四回の訓練では、一〇八四人もの住民が参加する規模となった。そして、この取り組みによって、実際に徘徊している認知症の高齢者の発見につながるケースも出てきた。また、その成果か、平成一八年と一九年は、市内で徘徊による死亡者が一人も出なかったのだそうだ。

この駛馬南地区は、市内の他の地区と比べても、昔からの人づきあいが色濃く残っているところだ。四五〇〇人程度のこの地域で、二〇〇九年夏に開かれた「かっぱ祭」には地域内外から三八〇〇人が集まった。また、毎年、小学校の体育館で開催される敬老会には、地域の高齢者が六〇〇人集まるのだそうだ。著者の一人である今村が「日曜茶話会」を見学したときに、居合わせたある男性の民生委員が、こう語ってくれた。

この地区は、他の地区と比べても突出しています。イベントも年に二〇回以上やっているし、地域みんなでお年寄りを支えていこうという風土がある。イベントがあっても、みんな知らず知らずのうちに役割分担をしている。いいことばかり言っているように聞こえるかもしれないけど、この地区で悪いと思うところは本当にないんです。例えば、こうしたイベントで、今、私はあなたとずっと話しているでしょ。でも、そうしても「なんであいつは手伝わないんだ」なんて、誰も言わない。足を引っ張り合ったり、陰口を言ったりすることはないんです。それぞれができるときにやる。今日みんなで食べた流しそうめんも、昨日からずっと準備をしている。今は八月だから暑いでしょ。そうすると、誰とも言わず、冷たいペットボトルの差し入れを持ってくるわけ。そういうことが、自然にみんなできる。今日のようなイベントは、多くの表に出ない人たちの縁の下の働きで成り立っているんです。

飄々《ひょうひょう》と、しかし笑顔で話すひげもじゃのその民生委員の言葉に、この地域に対する誇りと愛情がうかがえた。だが、駛馬南地区は一朝一夕にできたものではない。こうした地域が作られた背景には、さまざまな先人たちの努力があったのだそうだ。象徴的なのが、地区内にある桜町の老人クラブ会長の行動であった。その会長は、一九八九年頃から、安否確認を兼ねて自宅の浄水器の水を近所の老人宅に配って歩くという活動をしていた。しかし、一九九三年には市内で高齢者の孤独死が何件も発生するということが起こった。そこで、「この町からは孤独死は絶対に出さない！」という強い思いから、「ふれ愛さくら町」というグループを作り、組織的に水の宅配と高齢者への声かけをする「向こう三軒両隣大作戦」を始めたのだという（二〇〇〇年三月八日、「毎日新聞」朝刊より）。

駛馬南地区は、校区内の各組織の連携協議体制もしっかりしている。地域の福祉で中心となっているのは社会福祉協議会（社協）であるが、月に一回開催される会議のときには、校区の公民館長や民生児童委員、体育指導員や少年指導員など、ほぼすべての団体の代表が顔を出しているのだという。そこでは、全員で集まって一時間ほど話し合い、それぞれの立場で意見を言ってもらって問題を共有する。その後、団体ごとに分かれて会議を持つという手法が取られている。この社協の会議が、地域の問題を網羅的に話し合う場になっており、二〇年近く続けられているという。会議には三二人ほどのメンバーが出席するが、「はやめ南人情ネットワーク」の連絡事項があるときは、事務局や警察官、小中学校の校長先生やPTA関係者なども出席し、五〇人近くになることもある。他の校区でも、同様の形が取られているところもあるが、会議があまり開かれなかったり、社協の会長と公民館長が兼任をしていたりして、それぞれの立場を活かした連携が難しいのだという。

このように、駛馬南地区には、もともとしっかりとした「コミュニティのちから」があったと言うことができる。しかし、それが「はやめ南人情ネットワーク」という現在の形になるまでには、いくつかの紆余曲折があった。それを解決したのは、一言で言えば「背中を見せることによって周りの信頼を得る」という関係者の姿勢であった。いくつか代表的なエピソードを述べよう。

「コミュニティのちから」を引き出した関係者たちの行動

「はやめ南人情ネットワーク」の発足には、市行政の果たした役割が小さくなかった。実は大牟田市は、介護保険の導入を機に、二〇〇〇年に「大牟田市介護サービス事業者協議会」という協議会を発足させている。これは、市の介護保険課長に一九九九年に赴任してきたばかりの大戸誠興が、市内の介護事業所に呼びかけて設置したものである。行政みずからが旗ふり役となってこうした協議会を設置するのは珍しいことであるが、大戸には、「介護保険制度をより良いものにしていくためには、行政と事業所が一緒になって全体のサービスの質を高めなければいけない」という考えがあり、この協議会の事務局を行政である介護保険課が担うことにした。さらに大戸は、市内にあるグループホーム「ふぁみりえ」のホーム長、大谷るみ子が中心となって実施していた認知症の勉強会に参加し、「これを市全体に広げたい」と思い、認知症対策のための全市的な研究会を立ち上げたいと考えた(ちなみに大谷はＮＨＫの番組『プロフェッショナル』にも取り上げられるなど、文字どおり介護のプロフェッショナルとして活躍している人物である)。当初は、大谷るみ子をはじめとした事業者側には、「行政と一緒にやっても、すぐに担当が代わるし、あてにならない」と行政と一緒にやることに対して渋る声があり、なかなか話が進まなかった。しかし、大戸は諦めなかった。当時、大戸の部下であった池田武俊（現長寿社会推進課長）によれば、大戸は大谷と腹を割って話をするために「一席」設け、そこで積極的に自分の気持ちを述べたという。以来、大谷は、協議会の専門部会である「研修事業部会」に二〇〇一年に組織された「認知症ケア研究会」の代表として、地域で認知症ケアを支援していくためのさまざまな取り組みを市と協働で実施していくことになる。大戸も、土日昼夜を問わず、研修会などに参加して、大谷たちと一緒に汗を流した。「結局、決め手になったのはハートだったんだと思いますね」と池田は言う。

「認知症ケア研究会」の活動として取り組まれたのは、デンマークの例を参考にして二〇〇三年から始まった「認知症ケアコーディネーター養成研修」事業や、市民への啓発のために、市の子どもたちを対象として、小学校四年生から中学校二年生の総合学習を利用して実施している「絵本教室」、地域の警察署や消防署、民生委員といった人たちを対象とした市民の認知症サポーター〝こころみまもり隊〟の養成など、多岐にわたる。「認知症ケア研究会」では、「認知症ケアのベースは地域だ」ということで、最初から地域の人たちにも参加してもらっていた。大谷がホーム長を務める「ふぁみりえ」の足元である駛馬南地区では、汐待をはじめとした民生委員などにも声をかけ、地域でいろいろな肩書を持つ人が一緒になって勉強を始めることとなったのである。そして、大谷や汐待のこれまでの実践もあり、駛馬南地区をモデルとして認知症対策をしてはどうかという提案がなされた。そこで二〇〇三年に開催されたのが、第一回の「日曜茶話会」

であった。

そうした経緯で開催された「日曜茶話会」であったが、地域の催しを行うとき、多くの場合悩みの種になるのは、「若い人の参加がない」ということであろう。「はやめ南人情ネットワーク」を発足させる際も、そうであった。ネットワークを作ろうという話が提案されたとき、若い人たちは、たいていは「自分たちには関係ない話だ」という姿勢であったのだという。これに対し、汐待たちは、「三回は会議で同じことを言ってあきらめずにやろう。そして四回目でも何も変わらなかったらあきらめよう」と思っていた。そうして臨んだ四回目の会議では、「自分に関係ない」と思っていた人たちが自分の身に置き換えて考えてくれるようになったのだという。それで「やるのであれば今しかない」と思い、「はやめ南人情ネットワーク」を立ち上げた。

いざ活動が始まると、やはり若い人が参加することは少なかったという。汐待たちは、「若い人も、それぞれの都合があるのは分かるので無理は言わないようにしました。その代わり、自分たちが一生懸命頑張る姿を見せれば、いつか、自分たちの年代になったときにやってくれるだろう」と思って活動した。しかし、そうすることによって、かえって若い人の参加が増えた。普段は地域の活動に参加もしていなかったような三〇代の住民も参加するようになった。お祭の準備のときは、公民館の調理室に入りきらないほどの参加があったという。

「はやめ南人情ネットワーク」の事務局は、一九九五年に地域に開設された特別養護老人ホームの「サンフレンズ」内にあり、その職員が調整を行っている。しかし、その話が出た当初は「施設の営業のためにやるのか」という声が出たのだという。だが実際に、真夜中に徘徊している高齢者を保護したときには、住民だけでは限界があり、専門的な処置が必要となる。そのため、汐待たちは「地域が良くなるためにやっているんだから、当然、一緒にやっていくのは当たり前だ」と言って、理解を得ていった。この事務局は「徘徊模擬訓練」の実施にあたってタクシー会社や商店への協力を得るために、依頼文を用意して一軒一軒お願いに回っていった。

三～四年経った頃になると、「施設の営業のためにやるのか」という声は出なくなった。「最近では、みんなが自分たちのためというより、地域のことを一緒に考えようという雰囲気になってきていますね。本当に地域が一つになったんだなと感じます」と、事務局の林洋一郎は言う。現在は、地域の介護サービス事業者やスポーツジムなども事務局メンバーに加わり、事務局会議は一二～三人の規模になるという。

先に、「はやめ南人情ネットワーク」で始まった徘徊模擬訓練が、今や市全体にまで広がったことを述べた。この経緯で役割を果たしたのは、大戸の「背中」を見ていた、現大牟田市長寿社会推進課長の池田武俊であった。汐待によれば、ネットワークを立ち上げた後、実際に保護される高齢者も出てきたが、そうした人はたいてい、駛馬南地区ではなく、他の地域の高齢者であったという。そこで、「自分たちの地区だけが頑張っても、地区の高齢者が地区外に徘徊してしまったときにはまったく何もできない。市全体で見守っていかなければいけない」と実感し、「全市にそのネットワークを作ってください」と市に訴えていた。一方で、池田のほうには、他の校区から「自分のところも同じようなことをやりたい」という声が届いていた。池田自身も、駛馬南地区の取り組みを全市に広げたいと思っていた。

そこで、池田は動いた。大牟田市では、町内に二三校区ある公民館について、それぞれ毎月一回、校区内にある町内公民館の連絡協議会、および民生児童委員の協議会が開催されている。池田はその協議会にすべて顔を出すことにし、「五分でいいから」と時間をもらって徘徊模擬訓練の趣旨を説明し、その開催をお願いしていったのである。同じ日に複数の校区で開催される場合は、職員で手わけをして出向いていった。池田が出向くときは職員をもう一人必ずつけて、「背中」を見せた。

その結果、徘徊模擬訓練に参加する校区は、二〇〇七年度は七校区、二〇〇八年度は九校区、二〇〇九年度は一七校区にまで増えていった。そして二〇一〇年度には、全二三校区が参加する予定だという。池田をはじめとした市の職員が地域に飛び込んだことで、市全体に広めることが可能になったのである。

実は市職員であった池田にとって、最初、〝地域に入っていく〟のはとても怖いことだった。「行ったら必ず文句を言われたり、陳情されたりする。それが分かっているからみんな恐ろしいんです。でも一方で、地域に対する僕ら職員の誤解もあったんですよね。最初は怖いけど、馴染んでいくと、ものすごい力になってくれるのも、また地域なんです」と池田は言う。今では、徘徊模擬訓練を実施するときなどは、「しつこいくらいに会議に行く」のだという。「三カ月前に一回、二カ月前に途中経過、直前にも行き、終わった後は事後報告。何度も何度も行って認知症のことを訴えています。僕がやっぱり思うのは、地域の住民や事業者さんと信頼関係を結ぶためには、何度も何度も足を運んで話をしなければいけないし、想いというのをきちんと伝えなければいけないということなんです」と言う。

これは、大牟田市全体が主体となった大々的な取り組みではない。市全体としてプロジェクトを始めることで効果が上がることもあるし、このケースのように、大戸や池田といった、一つの部署の職員が〝個人的〟に動くことが鍵になることもある。〝個人〟の動きであるために、かえって「想い」の伝播力が強く、小さな波が地域の「コミュニティのちから」に刺激され、さまざまな人を呼び込んで大きな波になるという展開が起こり得る。大牟田市は、今では、認知症ケアの関係者からは、先進事例として、全国的な注目を集める市となっている。

3　商店街の女性が地域の健康づくり
――東京都世田谷区の「梅丘健康まちづくりサロン」

商店街の衰退が叫ばれて久しい。だが、そんな中でも、「シャッター街」とは無縁な、活気にあふれる商店街もある。それは、商店街を実際に通ってみれば、往来する人、店主の笑顔など、肌で感じられるものかもしれない。文字どおり〝まちの看板〟である商店街が元気だと、そのまち全体が元気になる。約八五万人という大人口を抱える東京都世田谷区の梅丘《うめがおか》商店街もその一つだ。その商店街の女性たちが、これまであまり縁のなかった地域の「健康」に目を向けて活動を始めたのが、「梅丘健康まちづくりサロン」である。著者の一人である今村も参加したこの活動は、「商店街が中心になって地域の健康づくりを担い、さらにその情報を集約して発信する」という活動であり、「コミュニティのちから」が思いもつかないところに眠っていることを示してくれる、興味深い例である。ここでどのようなことが行われたのか、今村の体験を交えて詳しく述べてみよう。

地図 3-2　東京都における世田谷区梅丘商店街の位置

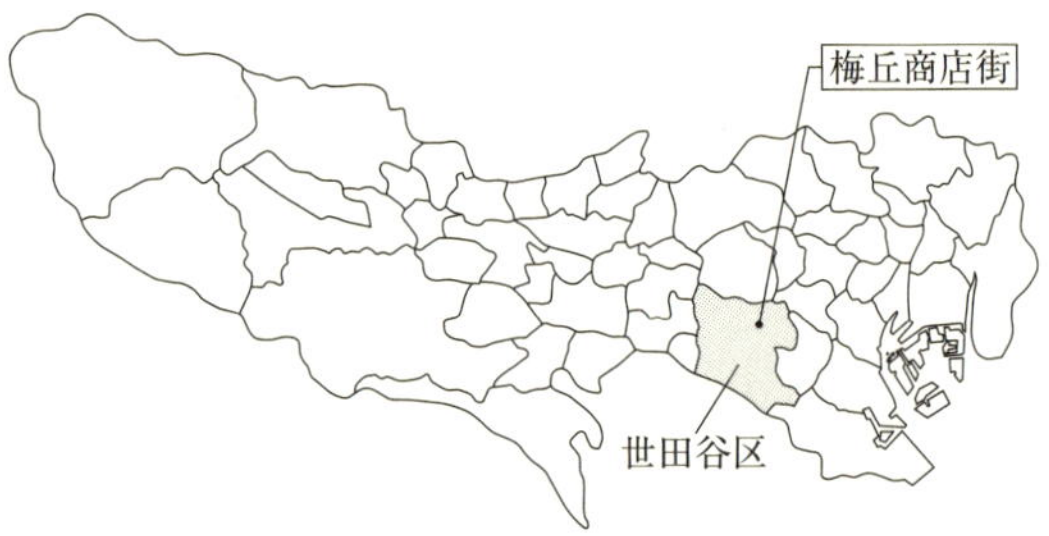

クチコミを活用した健康づくり

梅丘商店街は、新宿から小田急線の各駅停車で約一三分、梅ヶ丘駅の南口を降りてすぐに位置する商店街である。もともとは、「梅丘本通り商店街」「梅丘仲通り商店街」「梅丘駅前通り商店街」の三つの商店街で個々に活動していたのを統合し、梅丘商店街振興組合とした歴史を持つ。商店街から少し離れると閑静な住宅街が広がるが、駅から徒歩五分の場所に区民の憩いの場である羽根木公園、徒歩九分の場所に国士舘大学があり、平日も休日も人通りは賑やかである。梅ヶ丘駅（駅の名前は「梅ヶ丘」、住所など、地域で使われているのは「梅丘」となっている）を降りるとすぐに分かるのだが、ここの商店街には「活気」や「あたたかさ」が感じられる。そしてそれは、商店街関係者と少しでも話をすると、〝確信〟に変わる。みな、密度の濃い人間関係の中で、商店街の振興のために、一緒に汗をかいている。商店街だけではない。この梅丘地区は、区の中でも、「不思議」と地域の取り組みがうまくいっている。例えば世田谷区は、コミュニティ・スクール制導入に先駆けて、早くから区の学校に「学校協議会」というものを設置し、地域との協働で学校づくり・地域づくりを行ってきた。そうした中でも、梅丘地区内にある山崎小学校、城山小学校、山崎中学校は、二〇〇七年から、区で公立小中一貫校を目指すコミュニティ・スクールのモデル校として指定されている。区内でも、「模範的」な地域と見られているのである。梅丘地区は、もともと、「コミュニティのちから」があった地区と言えるのかもしれない。

「梅丘健康まちづくりサロン」は、そんな地域で、梅丘商店街振興組合の女性部長を務める関谷スズ子を代表として、同女性部のメンバーが中心となって進められたものである。実はこれは、区の保健所が主催する「世田谷区健康づくり活動奨励事業」という、区内で健康づくりを推進する団体や個人に、区が一年間、最大一〇〇万円を助成するという事業に採択された活動であった。助成する対象は、一次審査と最終審査の二段階の企画コンテストによって決められる。このコンテストは一般に公開され、二段階目の最終審査は、一般聴衆も審査に参加できる仕組みだ。「梅丘健康まちづくりサロン」は、二〇〇七年に初めて実施された同事業で、一次審査二二件、最終審査六件というプロセスを勝ち抜いた二つの企画の一つであった（ちなみに、もう一つの採択事業は、運動に縁のない地域の中年男性にダンスを教えてかっこよくシェイプアップさせる、「世田谷区週末早朝ダンスコミュニティ」という企画であった。こちらも充実した活動を展開している）。

「区民の健康づくり」のための企画案コンテストを開催し、優勝者に助成金を交付するという仕組み自体も珍しいものである。またこのコンテストは、各過程で応募者同士が顔を合わせたり、情報交換をしたりする機会も用意されている。そのことによって、仮に最終的に助成金をもらえなくても、それがきっかけとなって新たな活動が生まれる可能性もある。実は、今村が「梅丘健康まちづくりサロン」に参加できたのも、当初このコンテストに応募したことがきっかけであった。最終選考で「落ちて」しまったものの、選考時の関谷スズ子の勢いに圧倒され、審査後に手伝いを申し出て参加させてもらったのであった。またこの事業は、補助金を出すだけでなく、起業を支援する「ＮＰＯ法人カプラー」という地元のＮＰＯが適宜活動をバックアップするという仕組みも整えられている。

代表の関谷によれば、「これまでは、カラオケやフラダンスなど、商店街の仲間づくりだけを楽しんできた」のだという。しかし、「地域には、区の掲示板や保健所のチラシ、区報など、多くの健康づくりの情報源があるが、それが分散してしまっていて、本当に健康づくりを必要としている人に情報が届いていないのではないか」という問題意識を持つようになった。

きっかけは、区が主催したうつ病に関する勉強会であった。当初、区は、区報を通じて勉強会の参加者を呼びかけたが、そこで集まった人数はたったの五人であった。そこで、関谷に「何と

写真 3-4　75 人を集めた健康レシピの食事会

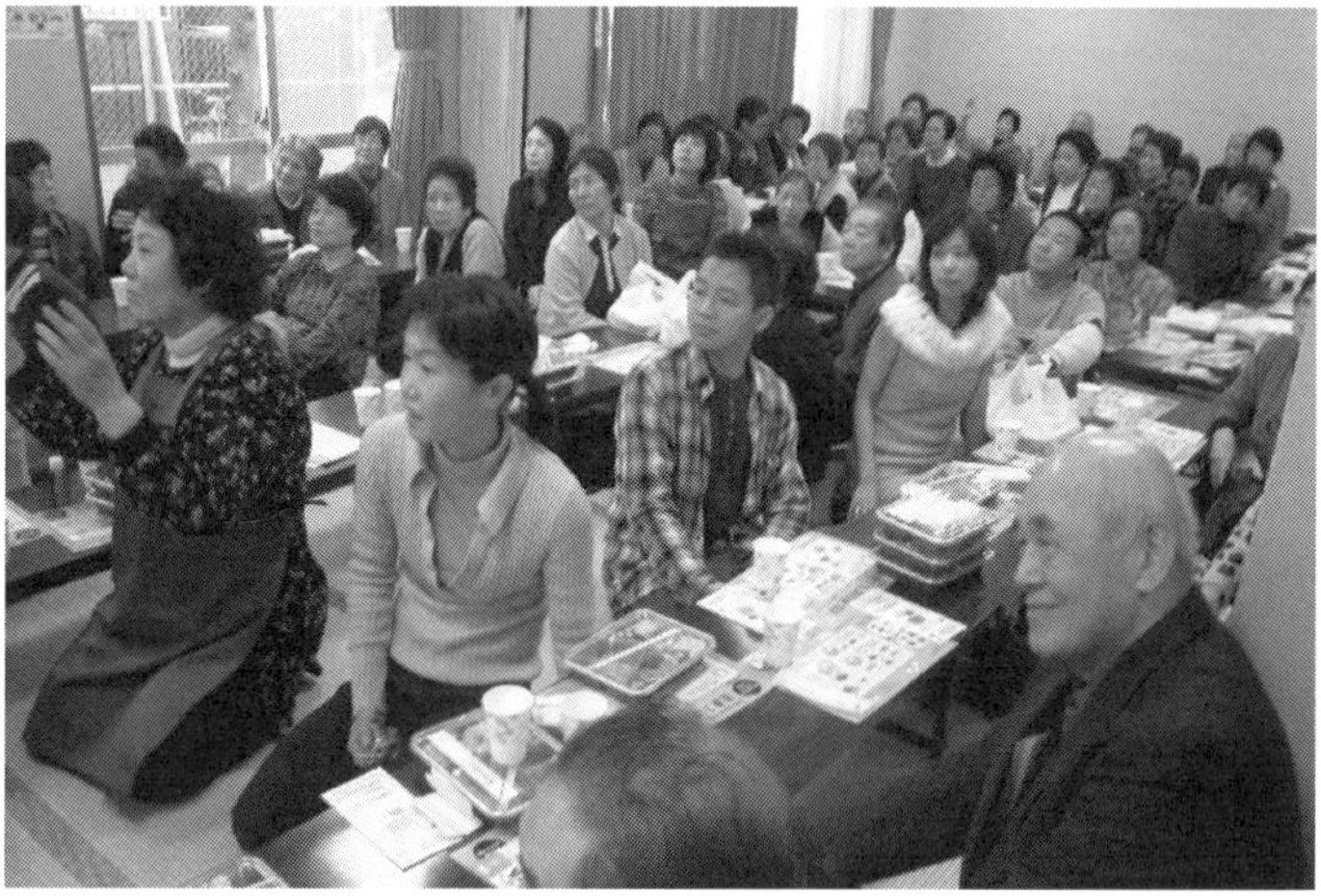

（写真提供：梅丘健康まちづくりサロン）

か参加者を集めてもらえないか」と声がかかったのであった。関谷は早速、商店街をはじめとした地域の知り合いに呼びかけたところ、四〇名近くの参加者が集まった。勉強会は盛況なものになり、参加者も満足して帰っていったのであった。もともと関谷は、知り合いに薬に頼っている人が多いと感じていたのであるが、この一件で、せっかくの区の勉強会も、必要とされる人が知らなければ意味がないと思うようになり、コンテストに応募したのである。

最終審査を無事通過した「梅丘健康まちづくりサロン」が活動を開始したのは二〇〇七年一〇月。取り組んだ内容の多くは、健康レシピの食事会（二〇〇七年一二月九日実施）やウォーキングの開催（二〇〇八年三月三〇日開催）、駅前で花を植える活動（二〇〇八年四月九日開催）といった、ごく一般的に実施されている「健康づくり」活動である。しかし、食事会の弁当は商店街の食堂の手づくりであったり、ウォーキングコースは区内に整備されている緑道を実際にメンバーで歩きながら設定したりと、地域の「資源」を最大限に活用したものとした。中でも、最も大きく活用した「資源」が、商店街の持つ〝つながり〟であった。各イベントの呼びかけは、商店街各店舗に置かれたチラシやポスター、そしてクチコミによって行われたが、その結果、食事会には七五人、ウォーキングには五八人もの地域の住民が参加者として集まった。特に食事会では、商店街女性部のネットワークを駆使して、それまで家に閉じこもりがちであった商店街ＯＢの高齢者を誘った。呼びかけられた高齢者は大変喜び、「来てよかった」「何年かぶりに近所の人と話した」「今度はお金を払ってでもいいのでまたやってほしい」といった声が聞かれた。

地域の健康情報を集約して発信

さらに、「多くの健康づくりの情報が、必要としている人に届いていない」という問題意識から、地域の情報を集めて積極的に発信するという活動を展開した。この活動は、大きく二つあった。

一つは、商店街振興組合の事務所前に、「ヤッホーボード」と名付けた掲示板を設置したことである。これは、自分たちが企画した健康づくりイベントや、区で開催される健康教室や勉強会の情報を、随時に掲示するためのものである。まさに、「健康づくり」に限定した地域住民のための掲示板だ。実は地域には、至るところに区の掲示板や、自治会の掲示板などが設置されている。しかし、情報の掲示には区の許可が必要であるし、現実にはほとんど有効に活用されていない。少なくとも、梅丘地域ではそのような状態であった。しかし、商店街の真ん中にあるという立地も相まって、この掲示板は多くの通行人の目を引くのだという。

二つ目は、活動の集大成として、梅丘地域で健康づくりに参加したいと考える住民向けに、地域の健康づくりに関連する住民組織・団体や施設、広報手段をまとめた情報誌を作成したことである。今村もその取材担当として、地域の約二〇団体や商店にインタビューをし、また、区民に開放されている中学校のプールや、申請すれば一定年齢以上の高齢者は誰でも使える「厚生会館」「老人会館」など、多くの施設の担当者に話を聞いた。当初、どれだけ情報が集まるか未知数であったが、調べてみると、その数の多さや質に大変驚いたというのが実感であった。また、商店街にもよくよく見てみると、手づくりにこだわっているお蕎麦屋さんや豆腐屋さん、店主が毎週群馬に足を運んで厳選した無農薬有機野菜を売っている八百屋さんといった、「健康にいい」商品を扱っている店も多い。結果として、合計一六ページ、梅ヶ丘駅から徒歩一五分圏内程度に住む人のためだけの「手づくり」の情報誌が出来上がった。この情報誌は、取材した施設や商店街の店舗、地域の保健福祉センターなどに置いてもらい、来た人に自由に取ってもらえるようにした。

こうした活動は、一〇〇万円の予算がついていたから可能だったという面もあるだろう。しかし、掲示板の作成費用は、商店街のオリジナルキャラクターのプリント入りで約一五万円であった。後々まで活用できると考えれば、決して高い投資ではない。実際、この掲示板は、活動が終わった後も、行政や商店街の主催する勉強会やイベントの情報を随時更新しているという。また、情報誌も、取材や編集ができる人がいれば、費用自体はかなり安く済む。「梅丘健康まちづくりサロン」を例に取れば、ウェブで見つけた印刷サービスを使って三〇〇〇部を印刷し、印刷費用は一〇万円以下であった（印刷以外は、すべてメンバーの手づくりで作成した）。こちらも掲示板同様、金額的に決して高いものではない。

「健康づくり」活動といえば、どうしても、健康教室を開いて人を呼んだり、「健康的」なことを実践したりすることに目が行きがちである。しかしながら、こうした、限定された地域の中で「健康づくり」をしたいと思う人に対して、その情報を発掘してまとめるという活動も、地味かもしれないが重要なことであろう。

これらの活動でどれだけの人が健康になったかということはきちんと調査はされていない。しかし、ここで培われた商店街や地域の〝つながり〟は、年度が終わった後も活かされることになった。二〇〇九年度は、同じく関谷が中心となって区の助成を受け、地区の「まちづくり出張所」の二階で月一度、地域交流のために映画を上映する「ヤッホー劇場」を開催した。地域の親子を対象とした映画が多かったが、最後の上映会では二〇〜三〇代の若い人も見に来るまでになり、「参加者に惜しまれながら」終了したのだという。二〇〇八年度の一年間のみの企画であったが、関谷は大きな手ごたえを感じた。最も変わったのが、商店街のイベントに協力してくれる地域の人が増えたということだ。「それまで商店街は地域の中心には位置していましたが、地域の人とどれだけつながりがあったかと言えば、正直そんなになかったと思います。それが、(二〇〇九年)一〇月末に実施した商店街のハロウィンイベントでは、手伝ってくれるＰＴＡの人が倍以上になりましたし、近くに住んでいる人が、『手伝わせてください』と言ってくれるようになったんです。私たちも、それまで商店街女性部だけに限定していた旅行イベントに地域の人を誘うようになりましたし、逆に私たちが趣味のフラダンスなどで地域のイベントに呼ばれるようになりました。本当に変わりました」と関谷は述べる。

これまで「健康づくり」にはほとんど関与していなかった商店街の女性たちが、「梅丘健康まちづくりサロン」として活動を始めた結果、家に閉じこもりがちであった商店街ＯＢの高齢者を食事会に誘って七五名も参加者を集めることなどを次々と実現させていった。これは、それまで眠っていた地域の〝ちから〟が大いに発揮されたと言うことができるであろう。「梅丘健康まちづくりサロン」の例が示すのは、一見、「健康づくり」とは関係のない地域組織や団体であっても、やろうと思えば地域の健康づくりに対して役割を担うことは可能であるし、それを待っている人も大勢いるということである。

第4章　「いいコミュニティ」の作り方

1　組織としてのコミュニティ

本書では、いろいろな事例を通して、また、いくらかの理論的考察に基づいて、われわれが「コミュニティのちから」と呼んでいるものが、健康や医療に関する種々の社会的課題を解決したり改善したりすることに、思わぬ効果を発揮することを説明してきた。従来の主流の学問の考え方からすると、そうしたアプローチはどのような位置づけなのであろうか。

ノーベル経済学賞を受賞したケネス・アローは、一九五一年に出版された著名な著書『社会的選択と個人的評価』(長名寛明訳、日本経済新聞社、一九七七年)の中で、資本主義的な民主主義国家において、社会的な課題を解決するための方法は「本質的に二つある」として、「政治的な解決」と「市場メカニズムによる解決」を挙げている。それらに補足して、「比較的小さい社会単位では、単独個人または小集団による伝統的規則による」問題解決が行われるケースもあると述べている。しかし、アローは、そのようなケースは「現今の近代世界ではますます稀になりつつある」と指摘している。

これは今から半世紀以上前の主流な考え方である。現在でも、政府による解決法と市場メカニズムを通じた解決法が二つの主な方法であることには変わりはない。しかし一方で、多様化し複雑化する現代社会においては、環境、健康・医療、教育など、「政府か市場か」という二者択一だけではどうにも解決が難しいという課題が続出している。地域分権・地域主権、市民参加、地域との連携などが多くの問題解決の鍵とされるようになり、コミュニティへの注目も高くなってきた。つまり、半世紀前に「ますます稀になった」とされていた「小集団による伝統的規則」による方法が、新たな〝装い〟と〝しつらえ〟を伴って再登場してきた。第2章で述べた「コミュニティによる問題解決（＝コミュニティ・ソリューション）」と呼ばれている方法である。

政府や市場による問題解決については、人類の長い歴史の中で検討され、分析され、批判され、試行されてきた。コミュニティは人が「社会」を作ったときから、つまり、政府や市場よりずっと前から存在するものであるが、それが社会的な問題を解決する力を持ったもの、意図的に作っていくものだという考え方が明示的にされたことはあまりなかった。

本書は日本各地で実際に起こっている健康・医療・保健分野でのコミュニティ・ソリューションの事例を観察する中で、問題解決の源になっているものは、強烈な個性を持ったリーダーシップ、強い自発性を発揮して人を押しのけてでも自分の考えることを達成する行動力など、これまで「難題を解決する」ために必要だとされてきた「表立ったパワー」ばかりではなく、もっと静かで控えめな、表立ったものではない「ちから」が人々の間に浸透していることにあるのではないかという〝仮説〟を立てた。最近、いろいろな分野の社会科学研究において「いいコミュニティ」を作る源として注目されている「ソーシャル・キャピタル」の一つの類型と考えて、それを、仮に「〝遠慮がちな〟ソーシャル・キャピタル」と呼んだ。

「遠慮がちな」ものや、より「表立った」ものを含めてソーシャル・キャピタルを高めることが「いいコミュニティ」を作ることの鍵であることは、これまでの理論研究・実証研究からも、私たちの事例観察からも、明らかだ。では、コミュニティにおいて、どうしたらソーシャル・キャピタルを高めることができるのだろうか。企業や政府の組織なら、はっきりとした目標を立て、有能な人材を集め、命令系統を明確にした組織を作り、制度を整え、権限や経済的動機が適切に働くように組織運営をするなど、組織論や経営論にあるように進めることになる。コミュニティを「居場所」としてだけでなく、なにかしらの問題を改善したり解決したりすることを目指した組織体として考えるなら、企業組織や政府組織とは異なるやり方で、秩序づくりをし、役割分担を定め、利害を含めた対立を調整し、コミュニケーションをとり、目的を達成するための体制を整えることが必要となる。コミュニティについて、それらをどう適切に進めるかは、まだ、定まった理論や方法は知られていない。現在、いろいろな研究者や実践家が「模索中」の課題だ。私たちは、地域コミュニティの保健・医療というテーマに絞って、実際に行われ、成果が上がっている事例の観察から、なにかしらの具体的な手がかりを示したいと思っている。

コミュニティの「ルール」「ロール」「ツール」

コミュニティの組織を考えるときに役に立つ「ルール（制度／規則）」「ロール（役割）」「ツール（メディア）」という「三種の神器」がある（詳しくは、金子郁容『新版コミュニティ・ソリューション』岩波書店、金子郁容・松岡正剛・下河辺淳他『ボランタリー経済の誕生』実業之日本社を参照のこと)。本章の以下の部分では、この「三種の神器」をうまく組み合わせて使うことによって、「コミュニティのちから」を発揮させることができ、ソーシャル・キャピタルの高いコミュニティが作れるということを説明しよう。

企業組織や行政組織などのヒエラルキ組織の「ルール(制度/規則)」「ロール(役割)」「ツール(メディア)」は明確にされている。組織内部の「ルール」は権限に基づいて明確に設定されており、ルール違反については罰則が科せられる。インフォーマルなルールもあるが、フォーマルなルールが基本である。企業組織も行政組織もその組織と行動は種々の法制度によってフォーマルに制約されている。組織内の「ロール」は、権限に基づくポジションであり、ロールとルールは明確に対応している、つまり、社長は何ができるか、部長の権限は何か、など、どのロールの人にどんなルールが適用され、どんな権限と責任があるかがはっきり決まっている。「ツール」には情報の伝達と共有という「コミュニケーション促進」の側面と、「ルールの遵守」を促進ないし担保するという側面がある。ヒエラルキ組織におけるツールのコミュニケーションという側面は、双方向的でなく、上からの命令/指示、下からの報告という一方通行のものである。ツールの「ルールの遵守」という側面は、「ルール違反に対する処遇や罰則」で裏打ちされている。ツールのどちらの側面についても、「飲みニケーション」とか「肩たたき」などインフォーマルな手法もあるが、企業や行政の組織における基本はフォーマルなものである。

コミュニティでは、かなり様子が違う。ルールとロールは必ずしも権限や公式な罰則によって裏打ちされるものではなく、どちらも、メンバーの承認を得てはじめて効力が生まれるというものである。また、ヒエラルキ組織ではルール、ロール、ツールは固定的に定まっているのに対して、コミュニティでは、どれもプロセスの中で変わりうる。ツールのコミュニケーションの側面については、双方向的なもので情報共有が基本である。「ルールの遵守」は罰則によるものではなく、説得や納得といった、こちらも双方向的なものが中心となる。コミュニティ・ソリューションの有効性は、ソーシャル・キャピタルによってコストが低く満足度が高い状況が生まれる可能性であるが、それは、それまでの対立や不信や疑心暗鬼や堂々巡りが、権力や罰則によってではなく、関係性の「ロール」に変化が起こることの成果として自発的に「協力・協調」関係になることで、効率性が生まれるということである。取引コスト論で言えば、「信用担保コスト」が低くなるということだ。

ここで述べているのは、ヒエラルキ組織とコミュニティの「純粋形」についての「ルール」「ロール」「ツール」である。実際は、どんな組織も、フォーマルな部分とインフォーマルな部分を持っているので、前記の特性がさまざまな形で混在していることになる。

コミュニティの「ルール」「ロール」「ツール」についてイメージを持ってもらうために、スポーツの、特に、いくつかの球技の例を見てみよう。

球技はどれもボールを使うスポーツであるが、種目によってルールはまったく違い、それぞれの球技の特徴を体現しているものになっている。サッカーのフィールドプレーヤーが（スローイン以外で）手を使ったらハンドの反則になるが、バスケットボールのドリブルは足でしてはいけない。ラグビーは（ラインアウトのスローイン以外は）ボールを前に投げてはいけない。ボールを前に投げたかったらアメリカンフットボールをすればいい。ラグビーではボールを後ろに回しながら敵陣に迫るという〝もどかしさ〟が、アメリカンフットボールでは、美しい放物線を描くスパイラルパスで一気に形勢逆転するところが、それぞれの魅力だ。ルールの集まりが一つのまとまりとスピリットを形成し、それぞれの球技独特の雰囲気と醍醐味を醸し出している。球技のルールは、基本的には、ルールブックに載っているフォーマルなものであるが、実際は、ファウルの判定など、常に、微妙さと審判の個人差に影響される不確定要素があり、それがまた、観客を一喜一憂させる。

それぞれのプレーヤー同士、プレーヤーと監督の役割＝ロールもいろいろだ。野球の華は、松坂や雄星君のような投球と、松井やイチローのような打撃だが、監督による選手交代の駆け引きやスクイズの指令、捕手の配球による打者との駆け引き、二遊間の〝あうん〟の呼吸による進塁阻止など、フォーマル、インフォーマル、さまざまなロールが交差するところに面白さがある。サッカーでは、監督はベンチから大声で指令を出すだけで、後は、フィールドの中心プレーヤーが戦況を判断して自分たちで作戦を立てる。ラグビーでは監督は観客席に座っていて、それだけキャプテンの存在が大きい。どのスポーツでも審判は「絶対」的存在であるものの、審判とプレーヤーのロールとルールの関係は、例えば、ラグビーでは反則をとる立場のレフリーがスクラムのときに「22番の人、頭を上げて」など、プレー中にインフォーマルに「指導」をする場面があり、上下関係の中に微妙に相互性と連帯感がある。

スポーツは、どれも、それ自体が興奮と感動を伝える「ツール」である。大勢のファンが集まり、贔屓《ひいき》チームを競って横断幕を掲げる、カネとタイコで景気づける、みなで応援歌を合唱する、ウェーブをするなど、さまざまな応援「ツール」がある。また、ホームチームの長年の栄光と苦難の歴史を見つめてきたメモリーとしてのスタジアムも、スポーツの魅力を伝える「ツール」である。スポーツはルールが肝心なのだが、結構よく変わる。ルール変更は、用具の進化（新型水着）、スピーディーな試合展開や高得点ゲームの促進（ラグビーでペナルティーキックをタッチに蹴りだしても、自軍ボールのラインアウトとするように変更）、テレビ中継への配慮（バレーボールの頻繁なタイムアウト）、スポーツ政治（柔道のポイント制）など、「ルール」変更は、ゲームを進化させるための「ツール」でもある。

それぞれのスポーツの魅力は、「ルール」「ロール」「ツール」がうまく組み合わされ、デザインされ、全体として、そのスポーツらしさとスピリットを表現していることだ。また、「ルール」「ロール」「ツール」は固定的ではなく、さまざまに変化し進化する。スポーツと本書で扱っている地域コミュニティとは、異なる点も多いが、「いいコミュニティ」は、「ルール」「ロール」「ツール」をバランスよくデザインすることで形成されるものであるというところはスポーツと同じだ。

本章の以下の部分では、「ルール」「ロール」「ツール」がコミュニティ形成にどのような機能を果たしているか、事例を参照しながら説明していく。

2 保健補導員の「ルール」「ロール」「ツール」

本書では、「〝遠慮がちな〟ソーシャル・キャピタル」の象徴的な例として、長野県の保健補導員組織を多く取り上げてきた。だが、この保健補導員組織は長野県だけにあるものではない。よく見てみると、同じような活動は、行政の保健師と住民を中心とした「地区組織活動」として、日本全国の市町村で実施されている（ただし、長野県のように、協議会組織によって市町村同士の情報交換や交流が活発に行われ、活動の統計数値が長年蓄積されている例はほとんどなく、実態を把握するためには、それぞれの市町村を個別に調べるしかない）。

例えば、長野県、新潟県、岩手県に次いで全国で四番目に一人当たり老人医療費が低い山形県（二〇〇七年で七三・一万円）においても、多くの市町村で地区組織活動が実施されている。著者（今村）は二〇〇八年度に、厚生労働省の科学研究費プロジェクト「国、都道府県の医療費適正化計画の重点対象の発見に関する研究」の研究協力者として、山形県における地区組織活動の実態を調査した。調査は、山形県内の全三五市町村を対象としたアンケートによって実施し、「保健補導員」「健康推進員」といった保健に関する地区組織と、「食生活改善推進員」を中心とした食生活に関する二つの代表的な地区組織について回答してもらう形式とした。その結果、二〇〇九年二月一二日時点で、二三市町村三六組織についての回答を得た（回収率六五・七％）。山形県では、少なくとも三五市町村中二一市町村について、何らかの地区組織活動が現在でも実施されていることが判明した。なお、三六組織の内訳は、運動普及なども含めた、保健に関する地区組織が一四、食生活に関する地区組織が二二であった。

調査の結果、活動を担う推進員の総数は三六組織で計六〇三九人、予算は合計一五七三万七五八八円（回答のあった三三組織の合計）であった。予算の回答のあった三三組織について、活動を担う推進員一人当たりの予算を計算したところ、二二七三円であった。これは、長野県の保健補導員に対する予算が補導員一人当たり九九二三円（第1章参照）であることと比較すると低いが、それぞれの組織は平均三〇・七年の歴史を持ち、推進員の経験者が人口の一割にのぼる町もあるなど、山形県は長野県に劣らない活動をしていることが明らかになっている。

そこに働いている「コミュニティのちから」も恐らく、長野県で見られたものと同様であろう。ここでは、山形県の地区組織活動のうち、特徴的な成果を上げている大蔵村の例を詳しく取り上げ、長野県の保健補導員組織をはじめとした、これまでの章で見てきた事例の「ルール」「ロール」「ツール」との共通点を探りながら分析をすることで、地域活動のエッセンスを取り出してみたい。

「健診を受けるのが当たり前」の村

大蔵村は、山形県の中央よりやや北に位置し、村の大部分が山に覆われている、人口四二二六人（二〇〇五年の国勢調査による）の小さな村である。この大蔵村が県内の関係者から注目を集めているのは、県内で最も老人医療費が低い（二〇〇七年で一人当たり老人医療費は五二・三万円）からだけではない。村民の健康診査、およびがん検診の受診率が非常に高いからである。県の統計『平成一八年度基本健康診査・がん検診成績表』によると、大蔵村の基本健康診査受診率は八四・八％（県平均五九・二％）、胃がん検診受診率が七六・五％（県平均三六・六％）、大腸がん検診受診率が八一・二％（県平均四二・五％）、乳がん検診受診率が八四・二％（県平均三一・九％）、子宮がん検診受診率が七三・六％（県平均三五・一％）と、どれも県内一位であり、他の年度でも、ほぼ同じ水準である。

地図 4-1　山形県における大蔵村の位置

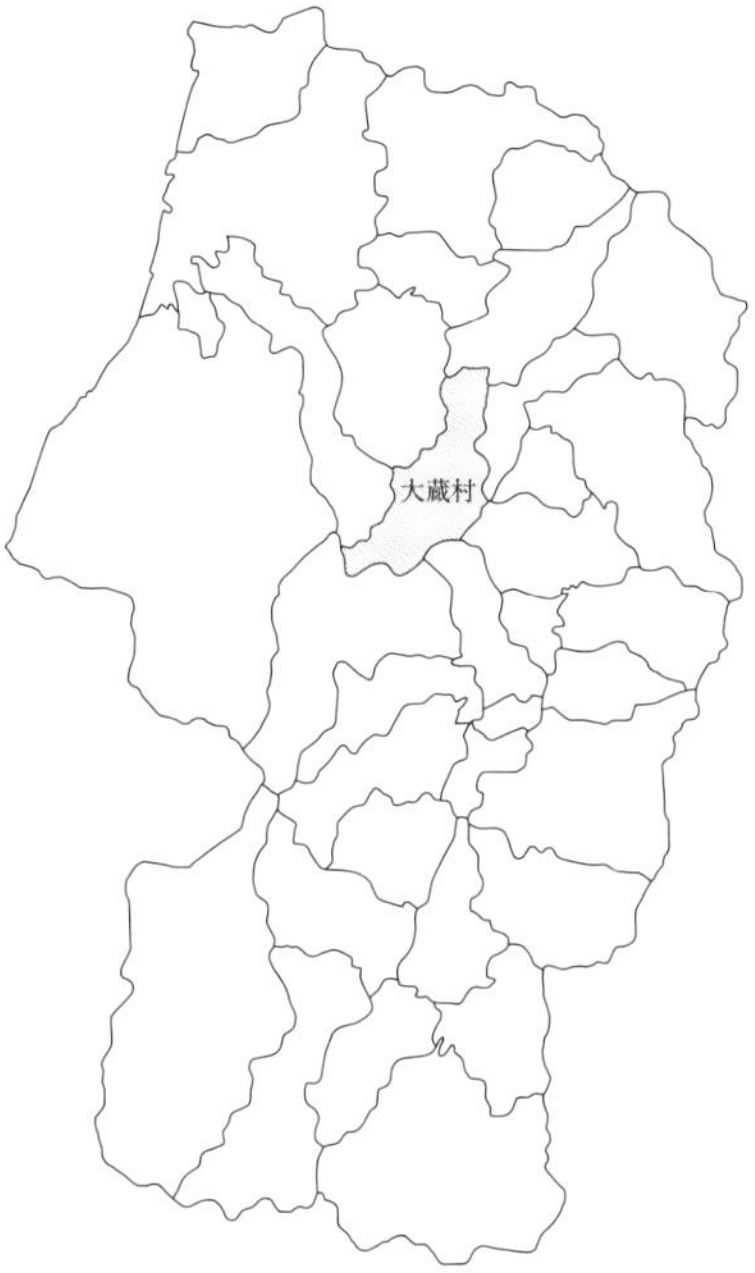

一般に、健診の受診率が高いほど、その自治体の老人医療費が低いという相関があると言われている。しかしもちろん、健診を実施したからといって、直ちに住民が健康になるわけではない。重要なのは、健診をきっかけとして、いかに受診者の健康意識を高めるかだ。大蔵村は、村の保健師が驚くくらい健康意

識が高いのだ。しかし、実は、以前からそうだったのではなかった。かつては無医村で衛生状態も悪く、保健師も居つかないような村であったが、一九七三年に設置された「保健衛生推進員」組織や、一九七八年に設置された「食生活改善推進協議会」を中心とした地区組織の活動によって、徐々に、住民の健康意識と健康状態が改善されていったのである。その経緯を、村で長年保健師を務めていた加藤富美子と設楽《したら》玲子の回想、および現在の村の保健師である早坂八千代が『保健師ジャーナル』(二〇〇八年一二月号、医学書院)に寄稿した文章などをもとにお話ししよう。

加藤が赴任するとき、県から「すまんが、大蔵村に行ってくれ」と言われた。「当時はトイレも穴を掘っただけのものでしたし、保健衛生上は本当に遅れていました」と加藤は回想する。しかし、その頃から住民の中に「この状況を何とかできないか」という気持ちはあったという。加藤は一九七三年に、村内の二七地区(自治会)ごとに一人ずつの住民の代表を選出し、「保健衛生推進員」として地域の健康づくりを担ってもらうという仕組みを作った。保健衛生推進員の人選にあたっては、地区の代表や婦人会の代表を中心に、地区ごとに座談会を開催して依頼をした。きっかけは加藤をはじめとした行政側の呼びかけであったが、それに住民がうまく応えた形で発足した。長野県の保健補導員の取り組みも話には聞いており、意識していたという。

当時の保健衛生推進員の役割としては、年二回の全体研修会と情報交換(発足当初は年一回)、二七地区を四~五ブロックに分けた学区単位の連絡会に加え、味噌づくりを中心とした減塩のための健康教室の開催や、農協婦人部を中心とした貧血検査などであった。ブロック単位の連絡会には、地域の声を聞いてその実情を理解してもらうために、保健師の上司であった課長にもお願いして参加してもらった。減塩については、当時「蔵に味噌がある家ほど裕福だ」という意識が村民にあり、三〇年も保存されている真っ黒な味噌が置かれている家もあった。そんなことも保健師は保健衛生推進員に教えられた。そこで、みんなで味噌を持ち寄って塩分濃度を測定し、味噌の塩分適正化を推進したのであった。

一九七七年からは保健師の手づくりによる『健康だより』を毎月発行し、保健衛生推進員を通して全世帯へ配布した。推進員が各世帯の健康状況を把握するという目的もあった。さらに、地区ごとに保健師を呼んでの健康相談会を年四回実施し、その世話役も担当した。村内には二七地区あるため、当時、健康相談会は毎年一〇〇回以上実施されていた計算となる。

大蔵村の保健衛生推進員は長野県と違って、研修会などの学習活動にはあまり重きは置いていない。その代わり、一九七八年から食生活改善推進員の養成に力を入れた。他の市町村では、食生活改善推進員は希望者を募る形が多いが、大蔵村の場合は、まずは「村内のすべての隣組で推進員を養成する」という方針を立て、住民に協力を依頼したという。その結果、一九八七年には二一五名を数え、村内の全隣組に食生活改善推進員がいるまでになった。こうした取り組みは全地区同時のスタートだったので、保健衛生推進員や住民たちは、地区ごとに「競い合った」という。例えば健康相談会の実施にあたっては、「今度はうちの地区に話に来てください」「何でうちの地区には来てくれないんだ」という意見や要望が相次ぎ、「保健師は本当にこき使われた」と加藤は笑う。

保健衛生推進員の任期は（あるときから）一年である。「再任は妨げない」というルールがあり、地域の実情で再任する人もいる。それでも任期があるということから、長野県の保健補導員と同じく地域に経験者が多い。正確な人数の記録はないが、設楽によれば「四〇〇人以上はいると思う。感覚としては、三世帯に一人くらいの割合で経験しているのではないか」とのことだ。小さい地区であれば全世帯に経験者がいることもあるという。現在七〇～八〇歳くらいの女性は、「かつてみんなが住民リーダーだった」という。なお、報酬は「足代、電話代、切手代程度」であった。

検診車による集団検診が一九六七年頃から実施されており、保健衛生推進員によって、一九七九年から「検診時の声かけあい運動」が実施されている。検診の推進活動を開始してしばらくしたとき、「男性の受診者が少ないのでは」という意見が推進員から出た。対策を検討した結果、一九八三年から、学区ごとに小学校を借りて集合健診を行うことにした。当時は農家が多かったので、なるべく自宅の近くに健診会場を設定することで、健診を受けやすくしようということだった。また、それまで個別に実施していた健診や各種がん検診をまとめて実施することにした。その結果、「人間ドック」と言えるほど「手厚い」ものになった。料金は、村からの助成もあり、低く抑えられており、セット受診が普通になったという（二〇〇七年時点で、男性は基本健康診査に加えて、胃がん検診、大腸がん検診、肺がん検診、五〇歳以上が対象の前立腺がん検診、四〇歳のみが対象のC型肝炎検査がセットになり七五〇〇円、女性はそれに乳がん検診、マンモグラフィー、子宮がん検診、五歳ごとに実施する骨密度測定を加えて一万一〇〇〇円である）。

写真 4-1　朝6時半、中央公民館の体育館で列を作って健診を待つ男性たち

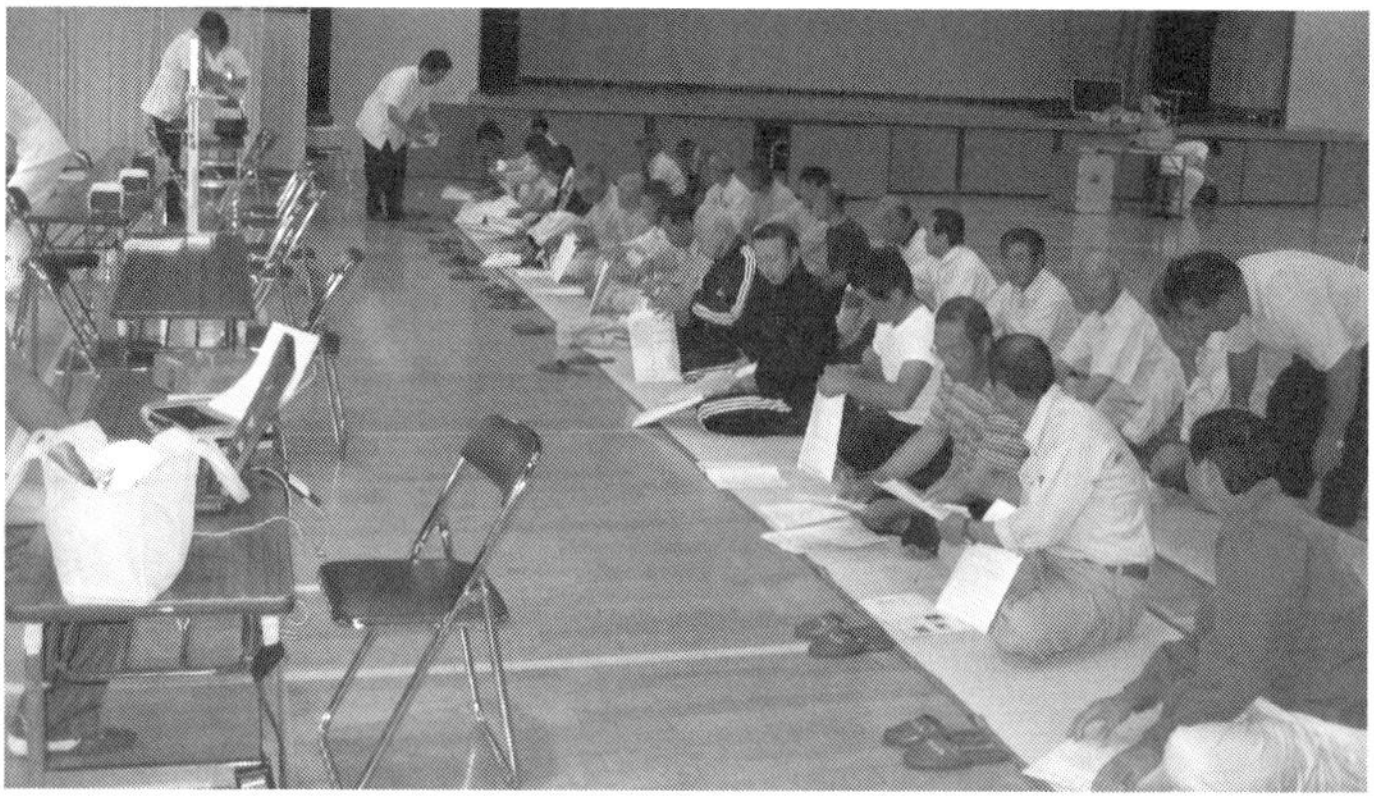

（写真提供：大蔵村）

男性も来やすいということで始まった「学区健診」であったが、意外な波及効果があった。子どもが小学校に通う家庭では、親や家族が健診に来ないと「うちの父ちゃん、母ちゃんが来ない」ということを子どもが話題にするようになったのである。そうした子どもの話は地域の「お茶会」などで噂にのぼってしまうため、多くの親は、努めて健診に来るようになったという。その結果、多くの地区では、「学区健診」の日は農休日となった。

健診後は地区ごとに「結果報告会」を必ず実施し、保健師が受診者一人ひとりに健診結果について説明し、生活習慣の改善目標を一緒に考える。健康をテーマにした保健師によるちょっとした講演もある。住民はこの結果報告会を毎年楽しみにし、会社を半日休んでまで参加する人も多いのだそうだ。こうした案は、ほとんど住民から出たものであった。「推進員さんたちは本当にびっくり

図表 4-1　大蔵村の基本健診受診率の推移（推定）

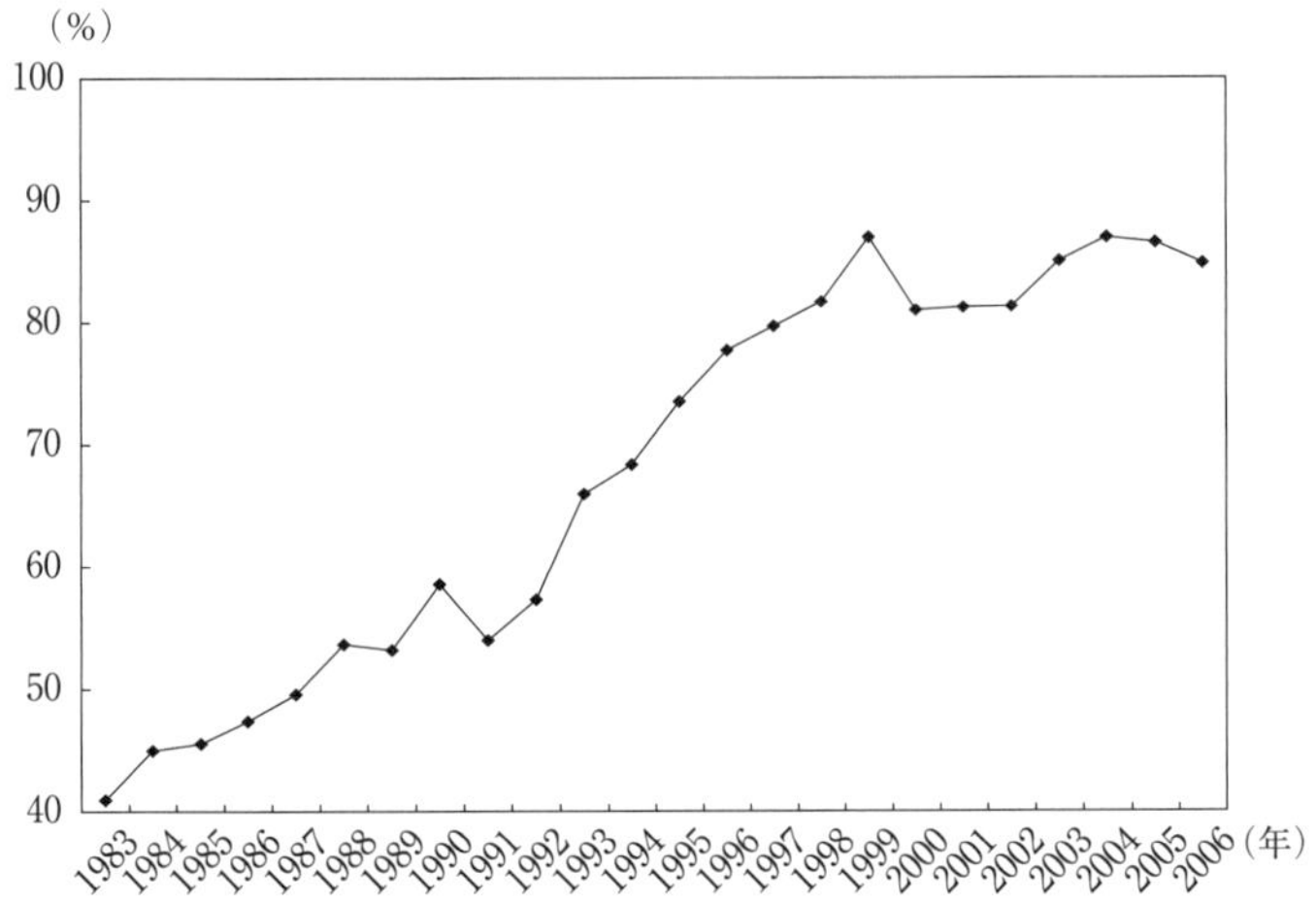

注：受診率＝「受診者数」÷「受診対象となる年齢の人数」
村の過去のデータでは「総人口」と「受診者数」しか分からないので、受診対象となる人数が村の人口に占める割合が一定（2006年の 36.6%を使用）であるとして受診率を算出した。データは大蔵村より提供。

するほどいろんな考え方を持っているんですよ」と加藤は言う。

このような取り組みの結果、健診受診率は徐々に上昇し、今や老若男女を問わず、「健診を受けるのが当たり前」という住民意識となった。現在村に勤務している早坂は、「とにかく住民は、毎年同じ時期に健診を受診しないと〝気持ち悪い〟と感じるみたいなんですよね」と言う。大蔵村の保健衛生推進員は、現在でも、「なり手がいない」という悩みはない。設楽はかつて推進員を経験した住民たちに今会うと、「あの頃は楽しかった」と言われるそうだ。

図表4－1は大蔵村の一九八三年以降の基本健康診査の受診率の推移である。二〇年ほどの間に受診率が

約四〇％から八〇％台にまで、飛躍的に増加していることが分かる。

大蔵村は県内の村の中で受診率は突出している。人口が少なく住民同士の「顔が見えやすい」から、活動が広がりやすいということはないだろう。それより、大蔵村では、コミュニティの「ルール」「ロール」「ツール」がうまく連動して機能したのだった。

ルール

大蔵村の健康増進に大きな貢献があったのは保健衛生推進員であったが、「任期一年」「二七地区から一人ずつ選出する」などのルールがあった。保健衛生推進員の役割＝ロールもルールによって定められていた。これは、長野県の保健補導員組織も同様で、任期の規定があり、人が交代してもロールは変わらず仕事が継続されるということがルール化されていた。大蔵村の保健衛生推進員は条例で設置されているのであるが、その条例は一九九四年になって、実際の活動の後追いとしてできたものだった。つまり、長年の活動でインフォーマルに定まった「ルール」「ロール」「ツール」が先にあり、その一部分を後でフォーマルなルールとして条例化したということである。

このことに象徴されるように、大蔵村の保健活動は、保健師と住民が一緒に汗をかきながら作り上げてきたインフォーマルな活動が中心であった。これは、長野県の保健補導員組織においても同じである。すでに述べたように、基本健康診査と各種がん検診をセットとして実施するというルールも、もとは住民からの提案を制度化したものだった。このように、大蔵村では、ルールを作ることが保健活動を進めるための有効なツールとなっているようだ。

長野県の保健補導員の「コミュニティのちから」を象徴しているものに、地域の「持ち回り」による選出があった。これも、自治会などの地域の基盤となる組織の習慣、すなわちインフォーマルなルールがあり、それに保健補導員組織が乗っかったものだと言える。この「持ち回り」は、半ば強制的な規則ではあったが、話を聞いてみると、住民にとっては、行政への協力というよりは、「お世話になったことへの恩返し」という意味があった。住民一人ひとりが、あるときはほかの人のお世話をし、あるときはお世話になるということが、パットナムの言う「互酬性の規範」となっていると考えられる。

ロール

大蔵村のコミュニティの中で健康づくりの役割を主に演ずるのは、保健師に加えて、保健衛生推進員や食生活改善推進員といった住民リーダーである。保健師が旗をふってそれに住民が応え、住民が発案し保健師がそれを受け止めて形にする。あるいは、保健師が健康づくりの専門家として住民に情報提供や指導を行い、住民は地域の情報を保健師に提供する。そのようなロールの分担が自然にできている。大蔵村でも、長野県の保健補導員と同じく、「お世話になったことへの恩返し」として住民は一年あるいは数年の任期で保健衛生推進員の役割＝ロールを担い、その結果、多くの住民にお役が回っていき、「みんなが住民リーダー」となっていることが考えられた。誰が言い出したのかは分からないが、「一人の一〇〇歩より、一〇〇人の一歩」という言葉があるそうである。長野県の保健補導員や大蔵村の保健衛生推進員が担っているロールをよく表している言葉であろう。

コミュニティづくりにはリーダーがいらないということではない。多くの事例で見られるのは、突出した強いリーダーの代わりに、コーディネーター役や旗ふり役がいて、他のメンバーと「一緒に汗をかく」ことで活動を広げていくというパターンである。例えば、茅野市の「ビーナスプラン」策定の推進役の一人となった、地元の医師会長である土橋善蔵は、開業医としての仕事の傍ら、率先して委員会や会議を開催して、地域住民を巻き込んでいった。開催した会議の数は年間三〇〇回を超えるそうだ。土橋は言う。「長野の人がよく使う言葉に、〝ズクを出す〟というのがある。それは、人のために率先して働く労を厭わないという意味だ。また茅野市には、会議のときには、たとえ結論が分かっていても議長は何も言わず、メンバー全員に意見を出させるという風潮がある。僕は『ビーナスプラン』策定時はそれを実践してきたつもりだ」。〝ズクを出す〟というのは、まさに「一緒に汗をかく」ことである。

そうした〝ズク〟をよく体現しているのが、長野県や大蔵村における保健師の役割である。第1章では、保健補導員の活動の背後にいる行政職員である保健師のロールが、実は、非常に大きいことを示した。須坂市の保健師たちは、口を揃えて「保健師は黒子」と表現する。第1章で紹介した、須坂市のJさんが町の公会堂を禁煙にした活動も、「きっかけづくり」をしたのは保健師だった。「黒子」という「ロール」をよく意識して、その役割を果たすのに、「一緒に汗をかく」「きっかけを作る」を「ツール」として使っているということだ。

長野県は、保健師の数が全国的に多い県である。二〇〇六年の保健師数は人口一〇万人当たり二六・二人で全国平均の一五・七人の約一・七倍、島根県（三一・五人）、山梨県（三〇・六人）に続いて三番目である。保健師の業務は多岐にわたっているが、長野県の保健師はそのうち、「地区組織活動」が重視されているのも特徴である。厚生労働省の『市町村保健師の活動状況調査』から計算すると、長野県の保健師が「地区組織活動」に従事する割合は、二〇〇五年において全国平均の約二倍である。

大蔵村でも同様である。加藤や設楽は毎年一〇〇回以上の健康相談会をこなしたり、毎月欠かさず手づくりの「健康だより」を発行したりと、データはないが、「大体一割」は地区組織活動への支援の時間ではないかと述べている。加藤は言う。「大蔵村の医療費は低いんですが、それは、初めから医療費を下げたいと思っていたわけではなくて、住民と一緒に夢中で頑張ってきた結果ついてきたものです。保健師も保健衛生推進員さんも、よっぽどお世話焼きでないと成り立たないですよね」と。

保健師と住民に加えて、地域の医師がその「ロール」を発揮すると、さらに効果が上がる。例えば茅野市では、諏訪中央病院の鎌田實をはじめとした医師が積極的に参加する学習会があり、現在も引き続き開催されている。大蔵村には一九九二年に開設された診療所があるが、ここに勤める医師は、診療だけでなく、病気の予防からターミナルケアまで引き受け、さらに、住民の健診結果もきちんとチェックするのだという。「私たちもずいぶんと注文つけたからねぇ」と加藤と設楽は笑うが、この医師は、住民にとっては今や「アイドル的存在」なのだという。

ツール

大蔵村の『健康だより』は毎月発行され、二〇〇八年一一月時点で、三七六号を数える。B4用紙の片面一枚分の分量ではあるが、三〇年以上、村の保健師が毎月、健康づくりについてのメッセージを出し続けていることになる。そのほかにも、毎年開催される健康診断の結果報告会は情報の提供と共有のための、ベーシックであるが重要な「ツール」である。その健康診断を地元の学校で実施したことで、子どもの手前、親が受診せざるを得なくなり、結果として受診率が上昇したというエピソードを紹介した。健診を学校で開くということも、有効な「ツール」として利用されたということである。

長野県の保健補導員組織も、第1章で紹介した「研究大会」での発表や寸劇、説明会など、さまざまなコミュニケーションツールが活用されている。中でも、健診の受診勧奨のための「配り物」は、地域住民とのコミュニケーションのうえで欠くことができない「ツール」であった。また、保健補導員発祥の地として、今でも長野県の他の地域から一目置かれている須坂市では、保健補導員の任期が終了するごとに、活動の記録や体験談を記した『活動記録集』が出版され、後に一枚のパネルにまとめられる。これは、一九五八年の第一期から現在まで、五〇年以上にわた

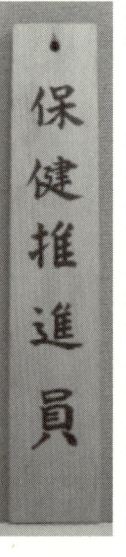

写真4-2　飯田市の一部の地域で使われている木札

るすべての期の分が今でも保健センターに保管されている。こうした記録も、「ツール」であると言えよう。

保健補導員を象徴する「ツール」が、「保健補導員」「保健推進員」などと記された木札だ。現在ではあまり見られなくなったが、地域によっては各自に配られ、玄関に掲げられるものだという。写真4-2は飯田市の一部で今でも使われているという木札である。保健補導員の活動自体は、華やかなものがない、大変地道なものである。しかし、裾野の広い、たゆまない活動が「〝遠慮がちな〟ソーシャル・キャピタル」を醸成し、「いいコミュニティ」を作り、支えるのに貢献してきた。木札はそれを示すシンボルであるのかもしれない。

3　ネットで禁煙——インターネット禁煙マラソン

喫煙者にとって、「禁煙」は耳の痛い言葉であろう。日本人の喫煙率は減少傾向にあるものの、二〇〇八年で男性は三六・八%、女性は九・一%であり（厚生労働省『国民健康栄養調査』より）、特に男性は欧米諸国と比較して依然高い水準にある。こうした背景もあり、新幹線や飛行機、公共施設やオフィス内において、禁煙の風潮は急速に広がり始めている。二〇〇九年四月からＪＲ

東日本が首都圏の駅を全面禁煙にしたのにはショックを受けた喫煙者もいただろう。国としても、厚生労働省によって二〇〇〇年に開始された「健康日本21」をはじめとして、受動喫煙を含めた喫煙を少なくする方向性を示している。また、二〇〇六年に「ニコチン依存症管理料」が診療報酬として認められ、ニコチンパッチが保険適用となったことをはじめ、たばこ税の増税、「ｔａｓｐｏ」(登録したカードがないと買えないたばこ自動販売機)の導入、自治体による路上などの禁煙条例制定など、制度的にも喫煙を規制、あるいは禁煙を支援する方向性が出てきた。これらはすなわち、フォーマルなルールの制定および変更によって、喫煙を減らすことを意図しているものである。

しかし、たばこは依存性薬物であり、そうした認識が浸透していないことも相まって、禁煙の普及はなかなか難しいのが現状だ。禁煙外来を長年行っているある医師によると、外来診療での禁煙成功率は「一割程度」ではないかということだ。そうした中、短期的な禁煙成功率が九〇%以上、一年後の禁煙継続率が六〇%以上という、驚くべき禁煙成功率を誇る禁煙プログラムがある。それが、インターネットのメーリングリストなどを利用して禁煙を支援する「インターネット禁煙マラソン」(以下「禁煙マラソン」)である。

この禁煙マラソンは、本書でこれまで焦点を当ててきた「地域コミュニティ」と違って、主にネットワーク上のコミュニティによる取り組みである。第2章で取り上げた、奥多摩町での遠隔医療プロジェクトでも、通信ネットワークによるつながりが健康増進によい効果がある可能性についてお話しした。ネットワークを介してつながっている「関心事」やインフォーマルなルールを共有する人たちの集まりとしての禁煙マラソンが、「ルール」「ロール」「ツール」をうまくデザインすることによって、「コミュニティのちから」を発揮させ、誰もがひとりではやめづらいと言われている喫煙という課題を解決した一つの事例だ。禁煙マラソンで用いられている「ルール」「ロール」「ツール」は、地域コミュニティにおいて、その「ちから」を発揮させるために大変示唆に富むものである。

禁煙マラソンは、奈良女子大学教授の高橋裕子医師が主宰するプログラムで、一九九七年に第一回が開催された。当時は、ネット上の簡単な「メーリングリストシステム」を利用したものであった。現在では、参加者が一斉にスタートして禁煙を目指す個人参加の「PCコース」(年二回開催される)のほかに、思春期の学生向けの「禁煙ジュニアマラソン」、大学生向けの「カレッジ禁煙マラソン」、看護師向けの「ナース禁煙マラソン」、妊婦や子育て中の女性向けの「マタニティコース」、法人や団体で参加する「職域コース」など、参加者の状況に合わせたさまざまなコースが開発されている。また、用いられる「ツール」も、当初はパソコン上の掲示板やメーリングリストが中心であったが、現在では携帯メールを利用するなど多様になっている。すべてのコースを合わせると、第一回の開催からの一〇年間で、八〇〇〇人近くに禁煙支援プログラムを提供したことになるという。ここでは、禁煙マラソンの原点であり、その仕組みのエッセンスが凝縮されている、個人参加の「PCコース」について詳しく述べてみよう。

「PCコース」の参加者は一般公募によって集められる。初期においては、毎回、一〇〇人程度の禁煙希望者が参加していた。参加者の平均年齢はどの回もおおむね四〇歳前後。以前は「実費」を集めていたが、現在では参加費用は定められておらず、代わりに寄付金を一口一万円から支払うこととなっている。参加者は一緒にゴールを目指すマラソンをイメージして〝ランナー〟と呼ばれ、メーリングリストに登録された後、定められた日に一斉に禁煙をスタートする。スタート後は、メーリングリスト上で適宜、自分の禁煙状況を報告し、それに合わせたアドバイスや励ましを受け、まずは「ステップ一」として三週間、その次は「ステップ二」として一年間の禁煙にチャレンジするという、一見〝簡単な〟プログラムである（一年間のチャレンジの際は、メーリングリストに加えて、メールマガジンやオフラインの講習会による支援も組み合わされる）。参加者の禁煙成功率は非常に高い。スタートしてから第一回目と二回目の参加者については、一年後の禁煙率が四〇％台であったが、それ以降の参加者の一年後の禁煙率は、常に六〇％以上を保っている。例えば、三回目は六三・二％（参加者二三四名）、四回目は六一・四％（八八名）、五回目は六六・三％（九五名）、六回目は七五・七％（一〇三名）、七回目は六八・八％（一〇九名）、八回目は六五・九％（一二六名）となっている。

なぜここまで禁煙成功率が高いのであろうか。メーリングリストという「ツール」を使った「ルール」「ロール」「ツール」の組み合わせがその秘密だ。まず、メーリングリストには、自分と同じ悩みを抱えた〝仲間〟が参加している。ここで、お互いに励まし合ったり、仲間が頑張っている姿を見て自分も頑張ろうという意識を持ち合ったりすることによって、禁煙に打ち勝つという気持ちを維持することができる。そこに、主宰者の高橋裕子医師をはじめとした医療スタッフもボランティアとして入り、適宜、医学的な禁煙の方法や、禁煙時の身体的な不調についてのアドバイスをする。さらに、ここが最大の特徴なのであるが、メーリングリストには、〝担当アドバイザー〟と呼ばれる禁煙歴一年以内のメンバーや、〝フリーアドバイザー〟と呼ばれる禁煙歴一年以上のメンバーもボランティアで参加しており、「禁煙成功者」の立場から〝ランナー〟にアドバイスをしていくのである。つまり、参加者は、医療的・専門的なアドバイスだけでなく、実際の禁煙成功者である先輩からも、その経験に即した実践的なアドバイスや励ましを受け、自分に合った方法で禁煙にチャレンジすることができるのである。これが参加者にとってどれほど励みになることか。例えば、ニコチンガムやニコチンパッチなどの薬の「上手な使い方」は、経験者が一番よく知っているものである。これらのアドバイザーたちにとっては、後輩の支援をすることによって、自分が禁煙を維持するためのモチベーションと励ましを得ているのである。

禁煙の難しさを反映して、世の中には禁煙支援のためのプログラムはいくつも存在するのであるが、コミュニティを形成しながら取り組むタイプはあまりないであろう。アルコール依存症の支援プログラムを提供している国際組織である「アルコホーリックス・アノニマス」や、薬物依存者の更生プログラムにも当事者の集まりはあるが、禁煙マラソンのように「ルール」「ロール」「ツール」の組み合わせを意図的に活用しているものは見当たらない。

医師や先輩が参加していたとしても、アドバイスやコミュニケーションが一方通行であったり、一対一の閉じた関係のみとなってしまえば、あまり効果は期待できないであろう。その点、「禁煙マラソン」コミュニティには、それぞれの参加者が、その役割をうまく発揮し、禁煙という目標に向かって自発的に協力し合う、不思議な「ちから」が生まれる仕組みが出来上がっている。実際に、〝マラソン〟のスタート時は「みんなについていけるか心配」「愚かな私が他のランナーの方たちを励ますことなんてできません」「すっごく、自信ないです」といったメッセージが多いのであるが、次第に、参加者同士で励まし合ったり、アドバイスを与え合ったり、自分の成功ないし失敗体験を共有していく（本稿を書くにあたって、禁煙マラソンの事務局から、二〇〇三年に実施された第一二回のメーリングリストの履歴をいただいた。以下、引用する実際のメールの内容は、すべて同回で投稿されたものであり、事務局の許可を得て掲載するものである）。

メーリングリストで双方向性に富むやりとりがなされると言っても、ランナーはいつでも自由にメールを投稿してよいわけではない。このコミュニティは、うまくデザインされた「ルール」「ロール」「ツール」によって運営されているのである。より詳しく分析してみよう。

ルール

禁煙マラソンには、ランナーが守るべきさまざまな「ルール」が存在する。まず、禁煙マラソンの〝憲法〟と言うべき合言葉がある。それは、「吸いたくなったら、まずメール。返答（レス）が来るまで、じっと待て」というものだ。つまり、メールの投稿を、たばこを吸いたくなったときの代替手段＝ツールとするのである。「吸いたくないのは分かっているのに吸いたい」という気持ちを紛らわせ、それを共有できる場が用意されているということだ。例えば、「一日前に禁煙を始めた」というある女性の参加者は、マラソンスタート後の初めての報告で「昨日はなんとか過ごせました。今日は、休日出勤して一人で働いているのですが、昼間は何故か眠くて（ニコチン離脱症状?:）、夜は一服することしか考えてません。…（中略）…まけちゃいそう」と書き綴る。だが、「こうして、メールで自分のイライラを人にぶつけると、ちょっと、すーっとします」とその心境を述べる。こうしたメールを投稿したランナーは、たばこの煙の代わりに、「イライラは誰かにぶつけるに限ります。この私がしっかり受け取りますからいくらでもぶつけて下さいね」「仲間も誘惑を撥ね付けて禁煙に成功しています。仲間を信じて一緒に走りぬきましょう」といった多くの励ましを吸い込むことになるのである。

ランナーは最低限、毎週一回の週例報告とゴールイン宣言のためのメールを送信するルールとなっているが、後は適宜、自分で判断して状況報告メールを送ったり、「吸いたくなったら、まずメール」をしたりするのである。ただし、ここにももう一つ大きなルールがある。それは、「一日一通ルール」と呼ばれるものだ。つまり、どんなに吸いたい状況になっても、一日に送れるメールは一通だけというものである。これは、「自分の禁煙について熟考し、言葉を選んでの一通の送信が、禁煙に役立つ」という、禁煙マラソンにおける経験則によるものだ。主宰者の高橋医師によると、禁煙には論理的な自制心が必要だという。このルールもそれを促進するためのものであるらしい。

メールの書き方にもさまざまなルールが設けられている。例えば、メールのタイトルには決められた様式があり、その中に自分の禁煙状況を示すための「マーク」を入れることになっている。

マークは「★＝ＳＯＳ」「×＝喫煙中」「△＝辛いが禁煙中」「○＝少しラクに禁煙中」「◎あるいは○○＝楽勝！」の五種類から選択する。「★」は「ＳＯＳ状況だと自分が感じる場合、あるいはたくさんの返答が自分に必要だと感じる場合」に付ける例外的なもので、この場合に限り、先に述べた「一日一通ルール」は適用外とされ、もう一通メールを送信することが許される。例外として、「遠慮なく」送ってもよいわけだ。「★印メール」には反応もすぐに来る。例えば、第一二回のマラソンでは、ある参加者がＳＯＳメールを出したところ、二時間以内に六通の励ましメールが来た。

さらにメールの内容には、状況報告に加えて、他のランナーへの励ましも含めることとされる。ランナーはここで他のランナーに声援を送るのであるが、実はこの「励まし」にも、対象となったランナーの負担を考慮して、「問いかけも含め、他のランナーへの質問などの回答を求めるメールはしない」「ランナー同士のダイレクトメールは厳禁」というルールが定められている。

それ以外にも、「メールには自分を含め、個人を特定できるような情報は一切記載しない」「自分の状況を報告する文章は一〇行以内を厳守する」「医学的な質問は別途設けられた医療相談用メーリングリストに」といったルールが設けられている。これらのルールは、長年実施してきている禁煙マラソンの実践の中から、少しずつ分かってきた経験則を形にしたものである。

ロール

禁煙マラソンのコミュニティはさまざまなロールを持つ人たちによって構成されている。禁煙マラソンの特徴は、「ランナー」「担当アドバイザー」「フリーアドバイザー」「医療スタッフ」「運営スタッフ」というロールがそれぞれの参加者に割り振られ、自他ともにその人のロールが分かる形で参加や発言が行われている。つまり、禁煙マラソンは、単なる雑談の場ではなく、経験則と医学的観点からしっかりとコントロールされた中での自由なやりとりが行われるという、意図され、デザインされたコミュニティが形成され、運営されているということだ。

参加者のロールは、励ましの文言によく表れる。「貴方のすぐ横を走りながら応援してます」「私も、貴方のすぐ前を走っています、追い抜かれないよう頑張ります」「後ろから後押ししながら一緒に走っていますから、頑張りましょう」といった具合だ。

禁煙マラソンのコミュニティは、ヒエラルキ組織ではない。主宰者である高橋は、マラソンのルールや、禁煙についての医学的な知識を一斉送信の形式で定期的に全ランナーに伝えることはするが、ランナーの主治医ではない。これはマラソンに参加している他の医療スタッフにも言えることである。禁煙について特定の方法を強制することや、特定のランナーに対して、医師のほうから個別にアドバイスをすることはしない。アドバイスはあくまでも先輩ランナーが行い、ランナーから医学的な質問やＳＯＳが医療相談用メーリングリストに投稿された場合のみ、それに答えるという形をとっている。

ツール

禁煙マラソンの目に見えるツールの中心は、もちろんインターネットのメーリングリストである。しかし、みなに主旨をコミュニケートするための最大のツールは、何と言っても、禁煙を、ゴールを目指して一緒に走る「マラソン」に喩えたということではないだろうか。マラソンというイメージ＝ツールがあることによって、参加者および関係者は、「貴方のほんの少し前を走ってます」というような、それぞれの役割を明確にすることができるのである。

さまざまなルールを、分かりやすく可視化していることも、重要なツールとして機能している。主宰者である高橋は、禁煙マラソンのルールを、かなり丁寧に、場合によっては何度か同じようなメールを送るなどしてランナーがよく意識するようにしている。コミュニティの場合、権限や罰則が原則としてないので、ルールを作っても、それをメンバー間で共有できなければ意味がない。特に、互いに初めて（ネット上で）集まり、しかも三週間という短い期間しかない禁煙マラソンのコミュニティでは、ルールをいかに徹底してメンバーで共有できるか、それを促進するツールが、有効な運営の鍵となる。

ルールだけでなく、互いの禁煙状況を誰でも分かりやすくしている「可視化ツール」も特徴的だ。参加者は、自分の禁煙状況を「★」「×」「△」「○」「◎」といった形でメールのタイトルに表現する。このことで、メール本文を読まなくても、その対象者がどんな状況にあるのか一目で分かる。「マーク」活用のほかにも、禁煙マラソンには参加者だけに通用する「隠語」が多い。例えば、「T（たばこのこと）」「ニコチン大魔王」「転倒（喫煙習慣に戻ること）」といったものである。こうした用語は過去のマラソンにおいて自然発生したものであるが、自分たちだけで通用する言い回しをメンバーで共有して使っていくことで、コミュニティの「共通意識」が高まるのであろう。

このように、禁煙マラソンはよくデザインされた「ルール」「ロール」「ツール」の組み合わせを持っている。この「ルール」「ロール」「ツール」の多くは、これまでの参加者の意見や経験則によってだんだんに作られたものである。禁煙マラソンの事務局長を務める三浦秀史《ひでし》によると、現在の禁煙マラソンの形が出来上がったのは二〇〇〇年頃であるという。一九九七年に第一回が開始されてから三年間程度の試行錯誤と改善を経て、現在のコミュニティの形となったということである。地域共同体のような現実社会のコミュニティに比べて、ネット上のコミュニティでは、メールなどによる情報のやりとりや情報共有が素早くできるので、「ルール」「ロール」「ツール」の形成や共有、それらが意識しないレベルの共同知となった「社会規範」の形成が、比較的短期間で行われるという特徴がある。これは、第2章で説明した、遠隔医療コミュニティで見たとおりである。理論的にも、そのような傾向が立証されている。

最後に、禁煙マラソンが持つ「コミュニティのちから」を物語る、あるランナー（以下ではＡさんと表記する）の話を紹介しよう。Ａさんはマラソン参加時に四五歳の男性で、喫煙歴は三〇年（！）、一日の喫煙本数は本人の申告によると「アルコールを飲むと」二〇本程度であった。過去にニコチンパッチとニコチンガムを利用した禁煙を二回したが、失敗している過去を持つ。

記念すべき一通目の状況報告メールの「マーク」は「×」であった。Ａさんの住むまちは祭が盛んなことで有名で、この禁煙マラソンが開催された七月は、ちょうど夏祭が始まるタイミングであった。お酒を浴びるほど飲み、しかもまわりはほとんど喫煙者という状況で、「この状況で禁煙は鬼のように厳しいです。二〇本が一〇本以下になれば御の字です」とＡさん。他のランナーへの励ましにも、「皆さん偉いですね。ついていけない。なんとかマラソンの最後尾についていきながら禁煙しないと」と後ろ向きなメッセージを残す。Ａさんのメールの投稿があって一時間もしないうちに、早速、先輩ランナー（アドバイザー）からの励ましメールが投稿される。メールの最後には、「その気持ちがあれば、大丈夫です！　諦めてしまったら、もうそれきりです。また、走り出しましょう。ゆっくりでも、大丈夫です。一緒に、走って行きましょう」というメッセージが書かれている。さらに続けて二件、次の日にも一件のメールが投稿される。「日本一‼　頑張ってね、応援してますよ」「Ｔのない祭りだって楽しいですよ、きっと。さあ、夏祭りとともに改めてスタートを切りましょうよ」「『……と、ニコチンが言っています』。このフレーズが私にはとても効きましたよ」といった励ましがＡさんに寄せられる。

しかし、Ａさんは次の日の状況報告メールも「×」である。すかさず、別の先輩ランナーがニコチンパッチを使用しながらの禁煙をすすめる。その後、四日間の空白があり、Aさんのメールは「×」から「△」に変わる。しかし、内容は深刻だ。夏祭が終わってようやく禁煙を開始したが、一日経つと今度は仕事中もたばこを吸いたくなる状況になり、体調に異変が出てきたという。「血圧も今まで一二〇／八〇だったのが生まれて初めて一気に二一〇／一一〇とぶっ倒れそうです…（中略）…思考回路も爆発寸前です」。Aさんの体調の急変に、「体調に異変があれば無理しないで医療相談を受けた方がいい」と諭す先輩ランナーからのメールが三通届く。しかし、これに対するAさんからのアクションはない。

三日後に、また「△」のメールが投稿される。「ニコチンガムは世に出た時にはとっくに使っており効果なく。当院でもニコチンパッチは処方しており、患者さんから先生やめられた？と聞かれ、これも効果なく（患者さんの中には効いた人もいました）」。実は、Aさんは医師であったのだ。思わぬ自己開示に戸惑いの反応を示しつつも、先輩ランナーたちはより親身に、自分の経験をもとにしたアドバイスをしていく。Aさんのこのメールに対しては、五通の励ましメールが届いた。Aさんの次の日の状況報告も「△」であったが、禁煙は五日以上成功していることが記されている。このメールを機に、他のランナーへの励ましにも、「あたたかいお言葉本当にありがとうございます。現在の私は医師ではなく、皆様がドクターで私が患者です」と、徐々に前向きな発言になっていく。先輩ランナーも、「もう五日以上禁煙なさってると分かってとっても嬉しいです。あんまりお辛そうなので心配していましたが立派に前進していらっしゃったのですね」「あの緊急事態から五日も禁煙されていたことに、心から敬意を表します」と背中を押す。

次の日の状況報告も再び「△」であったが、禁煙は引き続き成功。「今吸ったらおしまいだ。まだ怪物、モンスター、大魔王、お化けがでてきますが障害物競走だと思って、そいつらをくぐり抜けゴールのテープを切ります。一人で走っているわけではないので」「皆様の心よりのご声援、大変励みになりました。物凄いあと押し、本当にありがとうございます」とAさん。そしてAさんはこのメールで初めて、他の人にエールを送る。「○○さん頑張って（人の事とやかく言えるほど偉くありませんが）今Tしたら総て水の泡ですよ（これ自分自身にも言い聞かせています）」。

いよいよ次の日は、最後にランナー全員で投稿する「ゴールイン宣言」である。Aさんのマークは「△→○」。最後のメールで見事、自分が納得する「○」の状況に達したのであった。七日間の禁煙に成功したAさんは、「皆様のおかげでなんとかゴールイン、テープを切らせて頂きました。ありがとうございました」と関係者にお礼を言う。そしてその日、世界水泳で世界新記録を打ち立てた北島康介選手の活躍に重ね合わせ、自身のゴールの感動を綴り、決意を新たに、「先の長い道のりですけれど、この先も皆様ともども挫折せずにがんばってまいりましょう」と宣言した。

4　地域医療の問題解決と「コミュニティのちから」

物語の始まり――中尾医師の赴任

一九九九年四月一日に、鹿児島大学医学部助教授の中尾正一郎は、鹿児島県鹿屋市にある県立病院の副院長として赴任し初めて病院を訪れた。内科医の中尾は心臓病の研究者であり、「心Fabry病」という病気を発見してその論文が内科の学会誌として世界的に一流と言われる『ニューイングランド医学ジャーナル』（第2章で紹介した「肥満は伝染する」という内容の論文が載ったのと同じ学術論文誌）に掲載されたり、世界中で読まれている教科書『一九九八年度版ハリソン内科書』に引用されたりした実績を持つ。

その日は四月にしては薄暗く、肌寒い日だった。前夜は緊張してよく眠れず、朝も早くから目が覚めてしまって、六時から病院の周辺を回り、そして六時四〇分頃病院に到着した。建て替えられる前の県立病院の建物は古く、「えらいところに来てしまったものだ……」と中尾は思ったのも束の間、病院の前の光景を見てさらにショックを受けた。もう五〇人近くが順番待ちで並んでいる。聞いてみたら、早い人は五時に来ているという。鹿屋に赴任するひと月前、鹿児島県立甲南高校の同級生で地元の鹿屋市医師会副会長の池田徹に挨拶に行ったとき、「県立病院は地域の開業医のお客を奪っている」という本音を聞いたばかりだった。その苦言が目の前の光景とだぶった。それが、中尾の改革に対するモチベーションを掻き立て、持ち前の「科学者気質」が発火した。さっそく、調査を開始した。開院までの二時間半、患者と一緒に列に並んで、話を聞いて、なぜ地域の医師が県立病院に対して不満を持っているのかみずから知ろうとしたのだ。

中尾は後で振り返る。

診察まで、平均で三時間以上、長い人は五時間、六時間待つ。それだけ待てるということは、重症者は来てない、元気な患者さんだけを診ているということじゃないですか。冬は毛布を持ってきて並ぶというんです。それで私も一緒に並ばせてもらって、話を聞くことにしたんです。患者さんたちはみんなお互いに知り合いだから、仲間じゃないのが入って来たって怪訝な顔をしていました。でも一カ月も並んでいると、だんだん気を許してくれて、いろいろな話し合いができるようになりました。かかりつけ医はと聞くと県立病院と言った。毛布を抱えてここまでやってくる理由は、患者によって千差万別だった。近くに専門医がいない。診療所には医療機器がない。心細い。県立病院にかかっていればいざというときに救急車がここに連れてきてくれる。それで一時間かけて、タクシー代を五千円払って通院してくる。

患者が県立病院に無理しても来る理由はいろいろだが、中尾は共通項が二つあることを発見した。一つに、「地域でできない高度な検査や専門的診断などは県立病院でやって欲しい」という

写真4-3
鹿屋医療センター
前院長の中尾正一郎医師

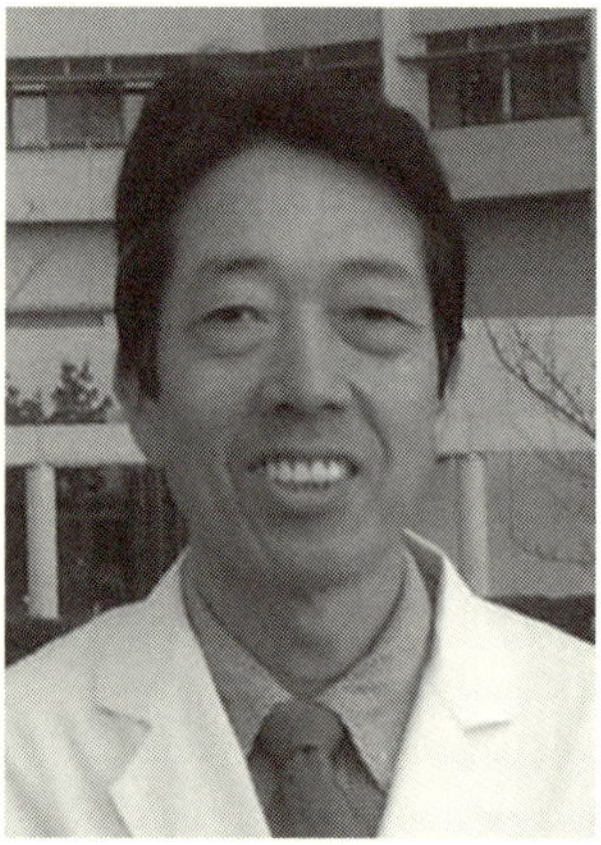

こと、二つに「重症化したり病状が急変したりして地域の開業医では対応できない場合、県立病院ですぐに対応して欲しい」ということであった。十分に納得できる理由だ。中尾は「この二点が解決されなければ、自分が患者であっても地域の開業医へはかからないだろう」と思った。

　患者との対話と外来診療を一カ月間ほど行ってみて、県立病院にかかっているほとんどの患者が症状の安定した患者であることが確認できた。中尾はその現状を県と地元医師会に伝え、意見を求めた。県は「公的病院だから民間と同じことをしない、地区に足りない医療を提供する」ことを方針としており、医師会は「自分たちにできない医療をやって欲しい。専門的な診断、治療、検査を県立病院が受け持ち、二次救急患者を引き受ける体制を整えて欲しい」という意見であった。それは、まったくそのとおり、あるべき姿だった。しかし、それは、現実とはかけ離れていた。

　医師会の地元開業医の本音は、かなり凄まじいものであった。「県立病院と医師会は、反目し合っていた。県立病院が自分たちの患者をとってしまうという考えで〝冷戦状態〟だった。われわれには、県立病院がやっていることが中核的な高度医療でなく、開業医と一緒のことだという思いがあり、この状態が一〇年、二〇年ずっと続いている。県職員は〝公務員体質〟で、県立病院もそれにどっぷりつかっている。県立病院の医師だって軽い症状や慢性の患者を診るほうが楽だろうし、救急患者を診れば疲れるだろう。職員にしても、すでにたくさんの外来患者が来ており、紹介患者が増えると収益が減るから新しいことには反対だ。今までの県立病院は、医師からも一般からも魅力のない病院だった」。

中尾が副院長として赴任し、一一月に院長となり、「県立病院は症状の安定した患者さんを地域に返し、地域の開業医が送ってくる患者を診る。二次救急医療の体制を整備する」という方針を立てて、数年かけて実行した。その結果、状況は一変した。前記の意見を地元紙のインタビューで述べた地元医師はこう続ける。「その中で、中尾院長は強烈な改革をやってくれた。一介の医師が、きれいごとだけではなく本当にやった。変えることはできないと思っていた。ましてや一人の力ではいくら頑張ってもできない、頑張っても給料が上がるわけでもないのだからと思っていたが、今では身近な県立病院として患者を送れるようになり、実際に慢性疾患の患者を紹介してくれた。全面的にバックアップしていきたい」と。

県立病院の中で何が起きたのか。以下で詳しく見ていきたい（この節の内容は、著者の一人園田が二〇〇九年度に慶應義塾大学大学院政策・メディア研究科に提出した修士論文「医療資源不足解決の二元協力関係――鹿児島県鹿屋市を事例として」に基づいている）。

鹿屋市と鹿屋医療センターの概要

鹿児島県の大隅半島は、県庁所在地である鹿児島市のある薩摩半島とは海を隔てた県東部に位置している。鹿児島市から大隅地区の中核都市である鹿屋市までフェリーを利用して片道約二時間かかる。大隅地区全体の面積は東京都とほぼ同じ二一〇四・一㎢で、人口は約二七万。大隅地区は肝属《きもつき》圏域（一七万四七七人）と曽《そ》於《お》圏域（九万二三六〇人）の二つの二次医療圏から成る（地域のかかりつけ医を中心とした「一次医療圏」に対して、「二次医療圏」とは、先進技術を必要とする治療を除く、入院治療を受け持つ病院を中心にした区域であり、全国三四八（二〇〇九年）に分けられている。救急についての「一次救急」と「二次救急」

地図 4-2
鹿児島県における鹿屋医療センターの位置

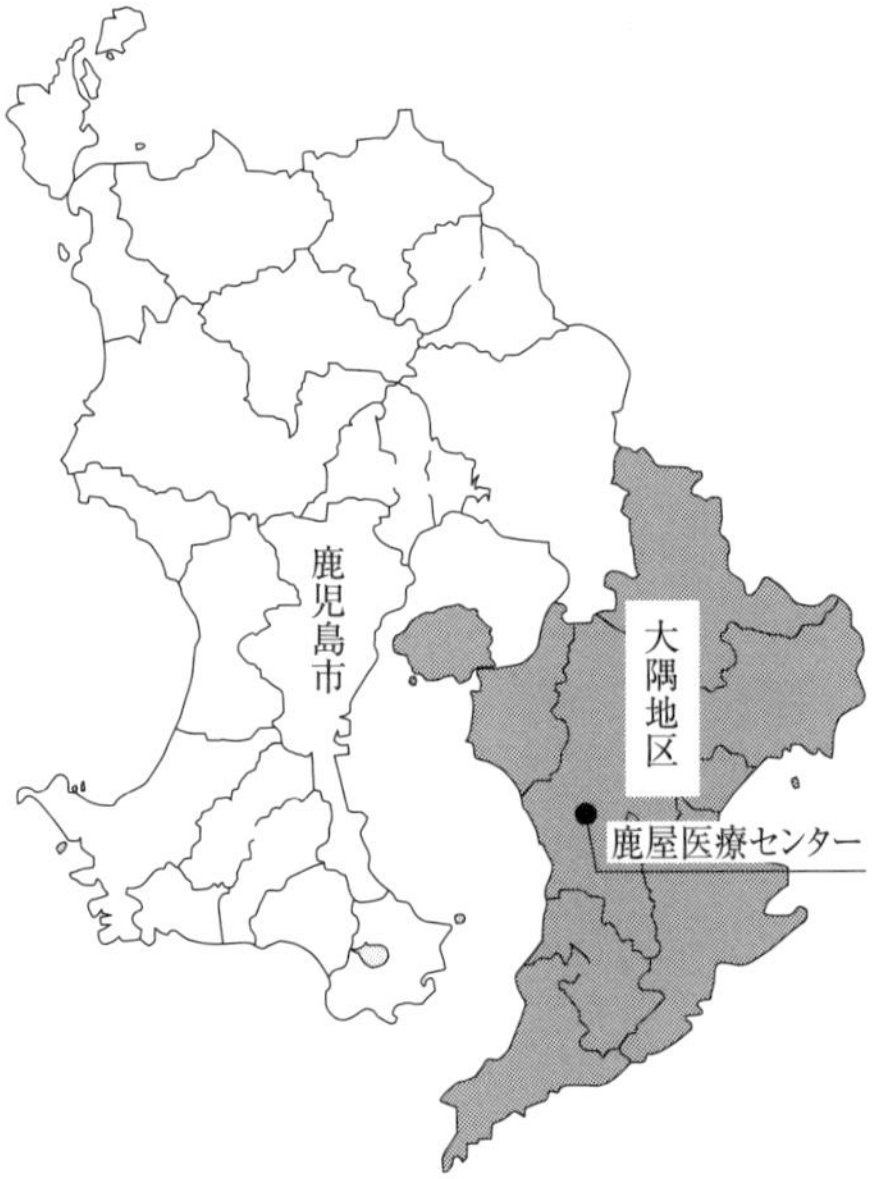

もそれに準じた医療圏のことである）。

肝属圏域は大隅半島の西北部から南部に広がり、東側は太平洋、西側は鹿児島湾に面し、笠野原台地と東部に広がる肝属平野部をはさんで、北部に高隅山系、南部に国見山山系岳地形で形成され、鹿屋市を含む二市四町から構成されている。北部の垂水市から南部の南大隅町まで車で約一時間四〇分を要する。中心都市である鹿屋市から垂水市まで約四〇分、南大隅町まで約一時間かかる。曽於圏域は二市一町から成り、北部から東部にかけては宮崎県に、北西部から南西部にかけては鹿屋市に接し、南部は志布志《しぶし》湾を通じて太平洋に臨んでいる。曽於圏域も地理的な条件が厳しい。

曽於圏域北部は宮崎県都城《みやこのじょう》市の医療機関が対応しており、曽於圏域南部および肝属圏域の二次医療ならびに二次救急は鹿屋市にある県立病院、県民健康プラザ鹿屋医療センター（以下では、「鹿屋医療センター」とする）が担っている。

鹿屋医療センターがある鹿屋市は、大隅半島の行政・経済・産業の中核となる、鹿児島県内では鹿児島市、霧島市に次いで三番目の人口規模（約一〇万人）の都市である。国立鹿屋体育大学や海上自衛隊鹿屋航空基地がある。年間の平均気温一七℃という温暖な気候と豊かな自然を活かした農業・畜産が盛んであり、黒豚やブロイラー、落花生、サツマイモなどが特産品である。「ばらのまち」「健康・スポーツ都市」をキャッチフレーズとしてまちづくりが進められている。

鹿屋医療センターは九診療科、運用病床数一五〇床（許可病床数一八六床）、医師二〇名（うち非常勤一名、二〇一〇年二月現在）を有する県立病院である。担当している実質的な診療圏には肝属圏域全体の一七万人と曽於圏域南部五万人を合わせた約二二万人が居住している。鹿児島市には救命救急のできる第三次医療施設の鹿児島市立病院があるが、鹿屋市からはフェリーで約二時間かかるという地理的な条件により、鹿児島市への搬送は困難な状況にある。

大隅地区の人口一〇万人当たりの医師数は、一五二・二人と、全国二一七・五人に対して少ない。特に小児科医が不足している。小児科対象人口は約三・四万人であり、地域内の小児科医数は鹿屋医療センター勤務医二名と小児科開業医八名を含めた計一〇名（二〇一〇年現在）となっている。

負のスパイラルと医療機関連携の悪さ

日本の医療は「世界最高水準」だと言われてきた（二〇〇〇年のＷＨＯの *World Health Report* で医療システムの総合順位で日本が一位とされた）。しかし、実際は日本各地で医療体制は不十分な状態で、崩壊の危機に曝されている地域も少なくないと言われている。例えば、千葉県山武《さんぶ》医療圏の国保成東《なるとう》病院を含む公立三病院の内科医医師数は、二〇〇二年の二八人から二〇〇六年には八人まで減少した。銚子市立総合病院では、二〇〇三年四月には三五名いた常勤医師が減り続け、二〇〇六年には産科の診療休止、二〇〇七年には呼吸器科の休止に追い込まれた。さらに、二〇〇八年七月には常勤医師が一二名となったため、銚子市は病院と協議のうえ、同年九月末で病院を休止することを決定した。市の発表によるとその原因として、外科医と内科医が各一名となり入院受け入れや救急対応ができなくなったこと、関連大学などからの医師派遣が極めて困難であること、収入が上がらず経営改善を行っても多額の追加支援が必要となっており、市からも県からも財政支援が受けられないことなどが挙げられている。全国で九五七カ所ある自治体病院の損益収支（二〇〇七年）の状況を見ると、全六六七事業のうち四分の三に当たる五〇一事業が経常赤字で、累積赤字は二兆一五億円にのぼると言われている。

このような状況が生まれた背景を、自治医科大学地域医療学センターの梶井英治は、次のような「負のスパイラル」という表現で説明している（発表資料「地域医療の現状と課題」総務省・厚生労働省「第一回遠隔医療懇談会」、二〇〇八年三月）。医師の不足・偏在、患者の受診行動、医師の心理的負担感、大学の力の低下が悪循環をきたしているということである。

梶井は、医師の絶対数が不足しており、都市部に集中していること、また、小児科医・産科医・麻酔科医が不足するという診療科に関する「医師の偏在」があると指摘する（近年、医師総数は微増傾向にあるものの、日本の人口一〇〇〇人当たりの医師数は二・一人で、ＯＥＣＤ三〇カ国中下位から四番目である）。

一方、近年の患者の受診行動が、医療体制の難しい状況を助長している側面があると言われる。国民のほとんどが医療保険に加入している日本では、誰もが比較的低い自己負担で、自由に医療機関を選べる（年間の一人当たり外来受診の回数はＯＥＣＤの他の諸国では三〜六回であるのに対して、日本は約一四回である）。患者は設備の整った病院における受診を選択する傾向にあり、その結果、大病院で待ち時間が長くなったり、勤務医の負担が増えたりするという現象が起きている。また、時間外受診も増加している。一部は、マスコミなどで「コンビニ受診」と呼ばれている行動、つまり、緊急性がないのに、休日や夜間の時間帯にむやみに救急外来を訪れるという受診行動であると言われている。例えば福岡県のある病院では、時間外受診者が一日平均四〇人、年間一万五六六人、そのうち九六％が「初期救急」の軽症患者であるという（二〇〇八年）。

これらのことは、医師の日常業務と精神的負荷の増大につながり、重症患者への対応や救急という激務を避け、また、訴訟リスクを懸念して小児科などの特定の診療科は選ばれないという傾向が生まれており、そのために診療科に関する偏在傾向が助長され、また、大規模病院からの離職が増える傾向が起こる。それに加えて、二〇〇四年からの新臨床研修医制度の影響などから、大学医局の医師派遣機能が低下し、地域の病院からの派遣医師の引き上げが増加していることが地方の病院の医師不足に拍車をかけている。ある調査によると、救急病院（全国約六六〇〇カ所）の半数は小児救急を扱わず、小児科医が毎日いる病院は二〇％以下であるという。そのような状況が小児を抱える親に不安を与えて、一部で必要以上に時間外受診をするという結果につながっているということも推測できる。医師の不足・偏在→患者や住民の不安→さらなる医師の不足・偏在という悪循環が生まれているということだ。

このような状況に対応すべく、地域の医療機関の間で適切な連携をとることが期待されている。休日や夜間の受診に対応するために、自治体の委託を受けて地元の医師会の会員が当番制で初期救急患者を診る「在宅当番医制」や、二次医療圏ごとに複数の病院が当番制で夜間診療を実施し、重症救急患者を診る「病院群輪番制」、地域の診療所に来た患者を必要に応じて専門医体制や医療設備の充実した中核病院に紹介し、快方に向かった、ないし、慢性期の患者は診療所で治療を継続するという「病診連携」などである。国は第五次医療法改定で医療計画の見直しなどによる医療機能の分化・連携の推進などの施策を推進している。効果が上がっているケースが存在するものの、梶井が指摘する「負のスパイラル」状態の中で、各地の実情を見ると十分な連携の実現はなかなか難しいようだ。例えば、中核病院の外来患者のほとんどが「軽症患者」であるという報道がよくなされる。

こうしたことは、複雑な社会現象をごく大雑把に括ったものであるが、地域医療の一つの難しさは、個々の医師や医療機関の努力だけでは問題に十分対応できないということである。まず、地域の県立病院と開業医など、ある意味で利害対立（同じ患者のパイをとりあう、増大する時間外受診のニーズに誰かが応える必要があるなど）があり得る、異なった医療提供主体の間の自発的な協力が必要だ。さらに、医療機関と患者や住民側の間の相互協力が成立していなければならない。それには、医療機関同士、医療機関と患者・住民の間に、一定の相互理解と信頼が成立していなければならない。国や県が「こうあるべきだ」と言って施策を講じるだけでは問題は解決しない。さまざまな役割を持つ異なったプレーヤーの間の関係の変化が必要だ。

つまり、地域医療をよくするには、「コミュニティのちから」が重要な鍵になるということである。

二カ所主治医制と全診療科救急待機制

鹿屋地区には、昭和四〇年代から開業医の夜間当番制が存在したが、時代を重ねていくにつれて問題が浮上してきた。医師会によると、以下のような経緯があるという。医学の世界が細分化してきたことから、以前のように「医者なら一通りなんでも診ることができる」という状態ではなくなった。一人開業医が増加し、また、夜間当番医の後方支援病院がないことが、当番医の精神的な負担となっていった。看護師の不足もあった。そのような窮状を、医師会は鹿屋市に訴えた。医師会の要求に応えて、看護学校は一九七八年に設立されたが、医師会病院が日本各地で設立されていたにもかかわらず、後方支援病院の設立は見送られてきた。結局、後方支援病院のないまま夜間当番医制を続けていかなければならず、開業医は大変な努力を強いられていた。それでも、鹿屋市医師会は「地域で尊敬を集めている先輩の先生方がこの制度を始めたのだから、それにおとなしく従うべし」ということで、制度が維持されてきたという。

一九九〇年代になって、市内で園田クリニックを営む園田勝男が鹿屋市医師会の会長に就任したことを機に、鹿屋市医師会は「三〇年に一度」と言われる大幅な世代交代をした。会長や執行部の若返りをきっかけに、組織が〝垂直型〟から〝水平型〟になり風通しがよくなった。その分、会員からの本音が活発に出されるようになった。夜間当番医制度に対しても、「医師は頑張りすぎに気をつけなければいけない」「もっと合理的に」「無駄が多い」などという意見が高まっていった。鹿屋市医師会は鹿屋市の県立鹿屋病院（現在の鹿屋医療センター）に、開業医の手に負えない患者を受け入れてもらえるような体制を整えることを何度も申し入れた。しかし、当時の県立病院は反応なしだった。医師会によれば、「名ばかり」の話し合いは行われたが、「お役所気質」の県立病院に改善は見られなかった。

救急搬送を担当する大隅肝属消防組合消防本部の警防課長鳥丸《とりまる》等《ひとし》も、当時の県立鹿屋病院の救急受け入れ体制を問題視していた。「当時、この大隅地域は救急隊の搬送する傷病者の受け入れ先を決めるのに、現場で何回も病院への問い合わせを行っていました。県立病院には当時から二次救急医療体制はありましたが、ほとんど受け入れがされていませんでした」。医師会からすれば、救急体制の不具合に加えて、開業医が県立病院に患者を紹介した後、患者の容体が安定しても開業医には返されないということで、県立病院に不満と不信感を抱いていた。

それが、中尾による「改革」によって変わった。園田医師会長は、二〇〇〇年七月一〇日の南九州新聞の取材に対して、こう言っている。「中尾院長が鹿屋に来て一年、意識改革を本当にやっておられ、私どももずいぶんとやりやすくなった。患者にも熱烈な県立病院ファンがいるなか患者一人ひとりに話をされ、面前で電話をやりとりし紹介状を書いて、地域で診ることのできる患者は、地域に返してもらっている。このことで県立病院と民間医療とのよい形での連携ができつつあります。これは言葉としては簡単ですが、納得させてやることは非常に難しく大変なことです」。

中尾は、鹿屋医療センターに（最初は副院長として、半年後から）院長として赴任してからすぐに、医師会、消防組合、そして、病院に来る患者の意見を聞いた。そのうえで、二つの方針を立て、制度化した。一つが「『二カ所主治医制』による機能別分業体制」、もう一つが「時間外救急に対する『全診療科待機』を前提とした連携体制」である。以下で説明するように、これらは、極めて論理的で合理的なものである。しかし、その論理的で合理的なやり方は日本の各地で実行できないでいるものである。中尾のイニシアティブによって、医師会や住民のコミュニティに潜在していた協力的風土、つまり、ソーシャル・キャピタルが働き、医療センター勤務医、医師会開業医、消防組合、市行政の、そして、なにより患者や住民の理解と協力を得て、提案された制度が機能しだした。以下では、それら二つの制度がどんなものか説明しよう。

まずは「『二カ所主治医制』による機能別分業体制」である。この制度が目指すものは、一般に言われる「病診連携」と同じものである。二次医療圏の唯一の中核病院である鹿屋医療センターと地域の開業医が「機能別」の分業体制をとるということだ。なお、分業体制である当番医制度に参加している「開業医」は病院七、診療所二六（内科系一四施設、小児科五施設、外科系七施設）となっている。中尾院長の方針が実施された結果、医療センターは専門的な検査・診断、重症の入院治療に特化している。ただし、「制度」といっても、明文化された規則や基準があるのではなく、当事者同士の話し合いに基づき、「地域の開業医では対応できない患者は鹿屋医療センターに紹介する」「病状が安定した患者や慢性期の患者は医療センターが『逆紹介』する、つまり、地域の開業医に戻す」というインフォーマルな形をとっている。

この制度は、住民の側から見たとき「二カ所主治医制」ということである。中尾の考えたネーミングで、患者が安心して開業医の診察を受けられるようにということでそういう名前にした。「二カ所主治医制」とは、かかりつけ医（地域の開業医）と鹿屋医療センターの担当医師がいずれも〝主治医〟となり、それぞれの役割分担を行いつつ、責任を持って一緒に患者を診ていくというシステムである。典型的な患者は、普段は「かかりつけ医」として地域の開業医に診てもらい、年に数回、高度な検査を鹿屋医療センターで行う。病状が急変したり重篤となったりして、かかりつけ医の対応が難しくなったら、いつでも医療センターで受診してもらう。

鹿屋医療センターにおける「全診療科待機」体制を前提とする、鹿屋地域の救急システムにおいても、現在では、合理的な役割分担がなされている。一次救急、すなわち入院を必要としない初期症状の救急患者の対応は休日夜間当番医制の当番医が行う。そこで対応できない二次救急、すなわち、入院を必要とする重症患者の治療は鹿屋医療センターが中心となって対応し、脳外科や循環器などで高度な専門性を必要とする場合は、その他の専門を持つ医療機関と連携をとり、受け入れの優先順位をつけて対応している。内科系、外科系以外の診療科（眼科・耳鼻科・産科）が必要な急患に関しては、救急マニュアルが医師の手づくりで作成され、当番医に配られており、そのマニュアルで対応できない場合の受け皿として担当科の当番医以外の開業医による自宅待機のオンコール制で対応されている。

鹿屋医療センターが二次医療を担っている大隅地区は、医療資源の制約が大きい。特に、小児科医は絶対数が不足している。そのような条件のもとで救急患者への最適な対応をする体制を作るべく、鹿屋市医師会・大隅肝属地区消防組合・鹿屋医療センターの三者での話し合いの場が設けられた。当時、園田医師会会長、池田医師会副会長をはじめ、開業医の多くは、それまで鹿屋医療センターの夜間小児救急についての窮状をあまり知らなかったそうである。現状を知ってはじめて「鹿屋医療センターの小児科がなくなったら、この地域は大変なことになる」と思ったということだ。そして、「何とか自分たちも協力できないか」という気持ちから、二〇〇〇年一二月、鹿児島大学小児科医局の理解もあり、一次救急を鹿屋市内科輪番医が、二次救急を鹿屋医療センター小児科が担当するという、今の形の小児救急連携システムが始まった。辺鄙な場所へ医師を派遣するのが難しい中で、医局が、仕事量や医師の働く環境を考慮し、鹿屋医療センターは研修先として行く価値のあるところだという理解を示し、県当局の説得も含め、小児救急システムを起動させるために必要な医師数を確保することができたのだ。

この救急連携システムの特徴は「全員による対応」である。まず、小児患者の一次救急を小児科以外の専門医も含む当番医全員で受けることにしている。開業医側の「全員による対応」に呼応するのが、医療センターにおける「全診療科待機」体制の制度化である。当番開業医が時間外の急患を受け入れることについての最大の問題は、自分の専門以外の患者が来たときに適切な対応をとれるかということについての精神的な負担である。中尾は、地元医師会の大きな決断に応えて、医療センターにおける「全診療科待機」を約束した。従来は、病院全体で一人の医師が順番で当直となっていた。新システムのもとでは、最初の搬入時から疾患に対応した診療科の医師が診療するようになった。つまり、二次救急を受け入れる鹿屋医療センターは、重症の患者を二四時間三六五日いつでも、センターのすべての診療科でスムーズに受診できる体制を作ったのである。当直医は患者の振り分け業務（コーディネーション）を担当し、すべての診療科の医師がオンコールで出動できるよう待機している。これは、患者にとっては安心できることであるが、一方、医療センターの勤務医にとっては、大きな負担感があるに違いない。しかし、この提案は勤務医自身からなされたのだ。当時外科部長であった原口優清医師（現鹿屋医療センター副院長）のとりまとめにより、すべての診療科の医師の賛同を得て、この画期的な体制を制度化した。

「全診療科待機」を保証することで地元医師会が夜間当番制によって、無理なく一次救急を引き受けることが可能になり、結果的に、後で説明するように、医療センターの勤務医にとっても、トータルの負担が減り、過酷な労働条件が改善されるというメリットをもたらした。医師会の開業医にとっても、以前は、後方支援がない中で無理をして実施してきた当番制であるが、医療センターの「全診療科待機」制度によって負担が軽くなった。それだからこそ協力体制がとれたのだった。同様のことが、「二カ所主治医制」で可能になった機能別分業体制の実現についても言える。

一般的に言って、互いに協力すれば、どちらにとってもよい状態になることが分かっていても、一方が約束を果たさなかったらもう一方に大きな負担がかかることになるので、どちらも自分から率先して協力しないことになってしまう。そんな状況は、地域医療だけでなく、環境問題や国際紛争など現代社会に頻繁に発生する。社会学や政治学で「共有地のジレンマ」と呼ばれているものである。鹿屋では、医師会と医療センターの相互信頼によって、そのジレンマが解き放たれ、双方にとって、医師としての社会的使命を果たしているという満足感とともに、負担の軽減や経済的な恩恵というメリットが生じたのである。

鹿屋方式の成果

二〇〇八年度に行われた鹿児島県の二次保健医療圏における県民意識・行動指標比較調査では、鹿屋市を含む肝属保健医療圏は、県民が最も「不自由を感じる診療科目がない」地域である。また、同じ調査にて、医療・福祉サービスの利用しやすさについても、鹿屋市を含む肝属保健医療圏は、最も利用しやすい地域となっていることが分かった。

外来患者についての鹿屋医療センターの実績を見ると、病院全体の外来再診患者数が一九九八年度の四八五人／日から、二〇〇二年度には二七八人／日へ四三％減少し、二〇〇七年度には一八三人／日になった。二〇〇八年に全国ネットワークのテレビニュース番組の取材があったとき、たまたまであるが、鹿屋医療センターに外来患者が一人もいないということがあり、取材陣が〝たまげた〟こともあったという。これにより、勤務医は外来患者に追われて疲弊することが少なくなった。小児科勤務医の一人は「入院患者も以前より減少し、重症者の入院治療に専念できるようになり、役割分担が浸透していると感じています。私たちも睡眠不足にならず、日中の医療にしっかり専念できており、開業医の先生方に大変感謝しております」と述べている。

その結果、病院全体として時間外救急手術が増加し、年間の手術件数（全身麻酔）が、一九九八年度の五二五件から二〇〇二年度には七八〇件に増加した。そして、二〇〇三年四月から麻酔

図表 4-2 鹿屋医療センターの患者数と収益の推移

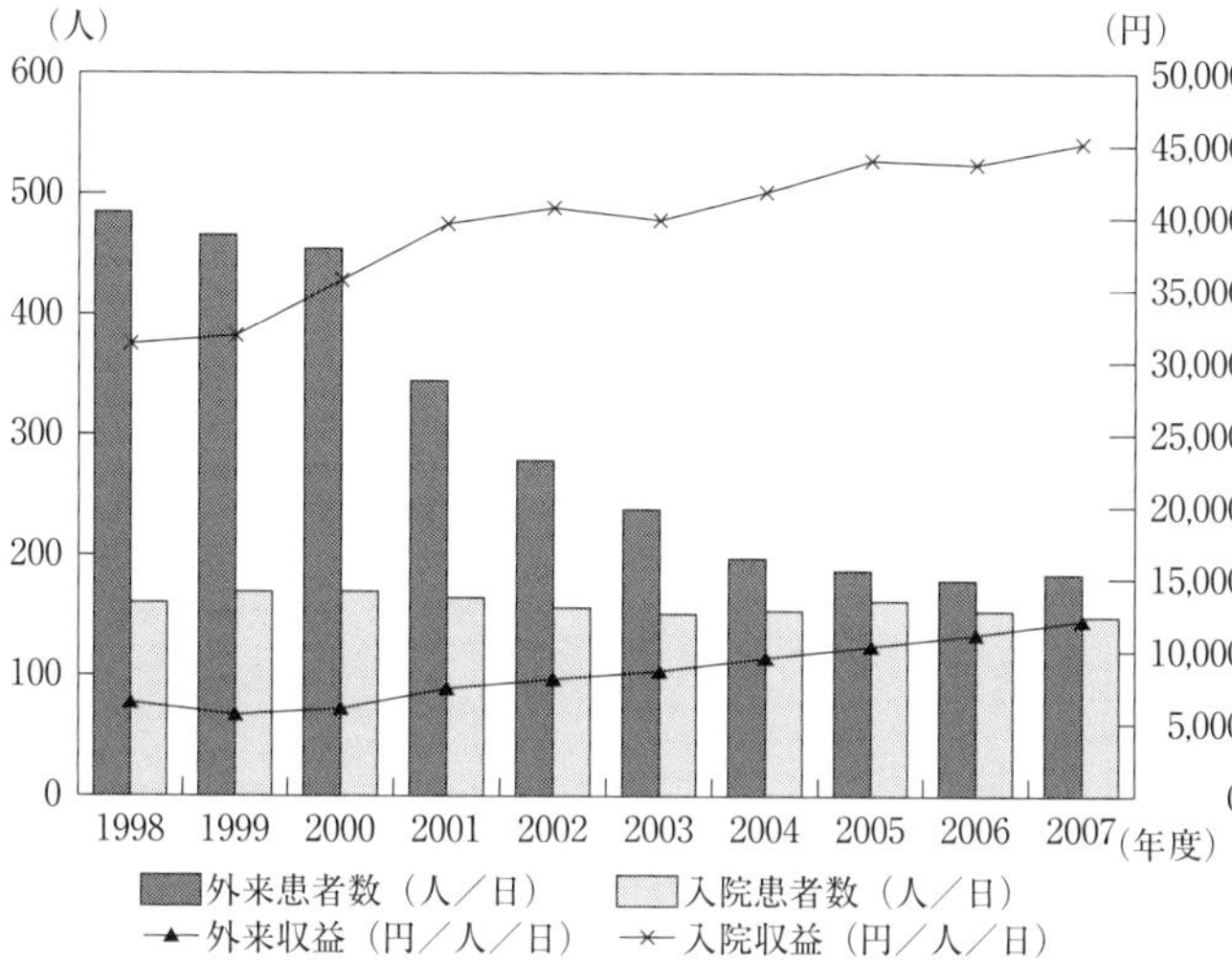

科医師が一名増員になり、三名体制になった。また、重篤な紹介患者を診ることにより、患者一人当たりの単価が増加し、医療センターとしての増収にもつながった。実際、一人一日当たりの外来収益は、一九九八年から二〇〇七年で六四六一円から一万二一二三円と約二倍に増えた。また、入院患者数は外来の減少に伴って一六〇人／日から一四八人／日と漸減したが、より重症の患者が相対的に増えたことから、入院患者一人当たりの単価が三万一二五九円から四万五一四二円と約一・五倍に増えた（図表4－2）。

時間外の状況も一変した。一九九八年には時間外救急患者数は二四六五人、そのうち開業医からの紹介患者は一六五人、時間外入院数は一八九人であった。時間外受診者の七・六％しか入院になっておらず、ま

図表 4-3　鹿屋市の小児時間外受診者数の推移

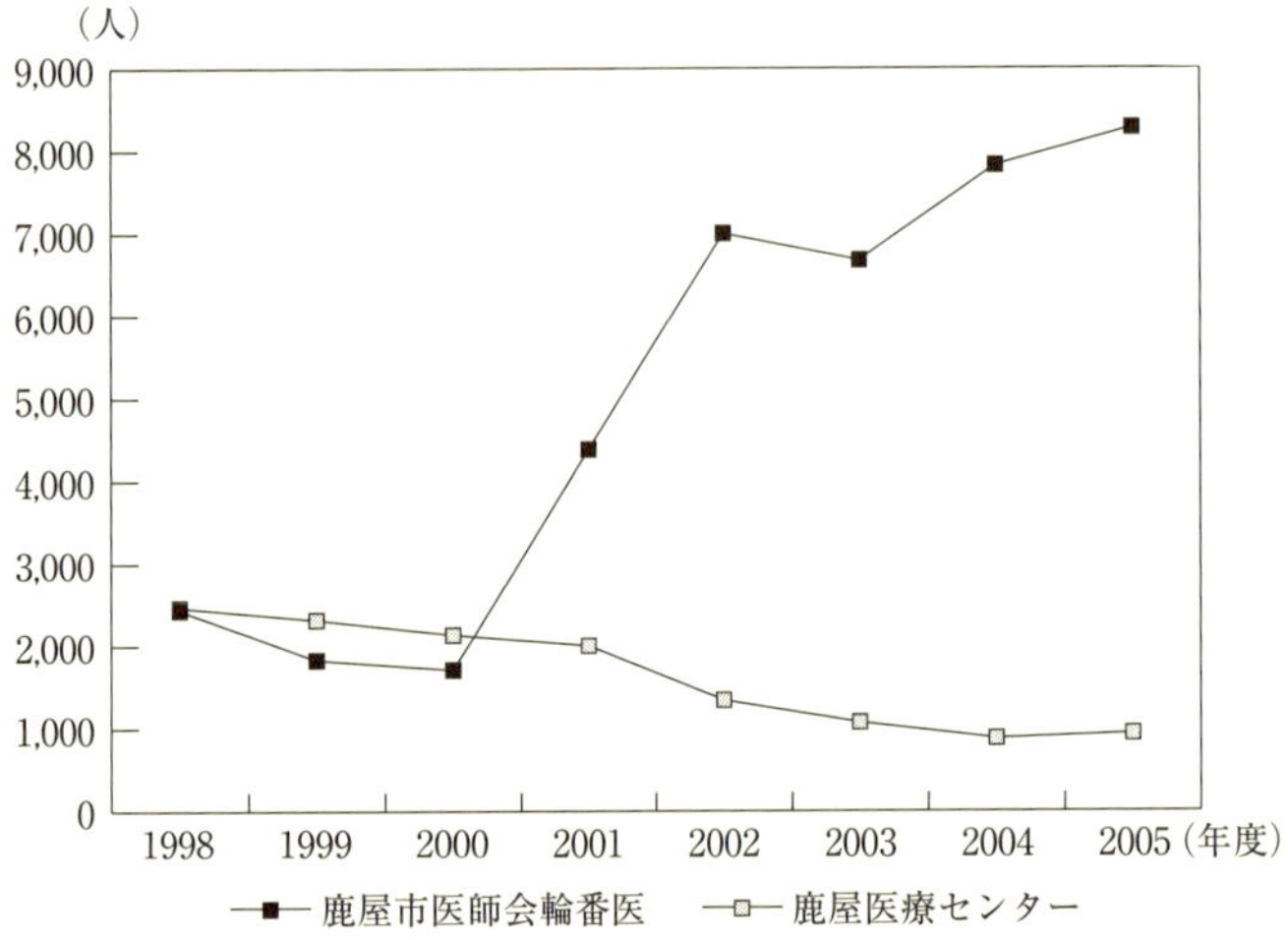

図表 4-4　鹿屋医療センターの小児時間外受診者数と入院率の推移

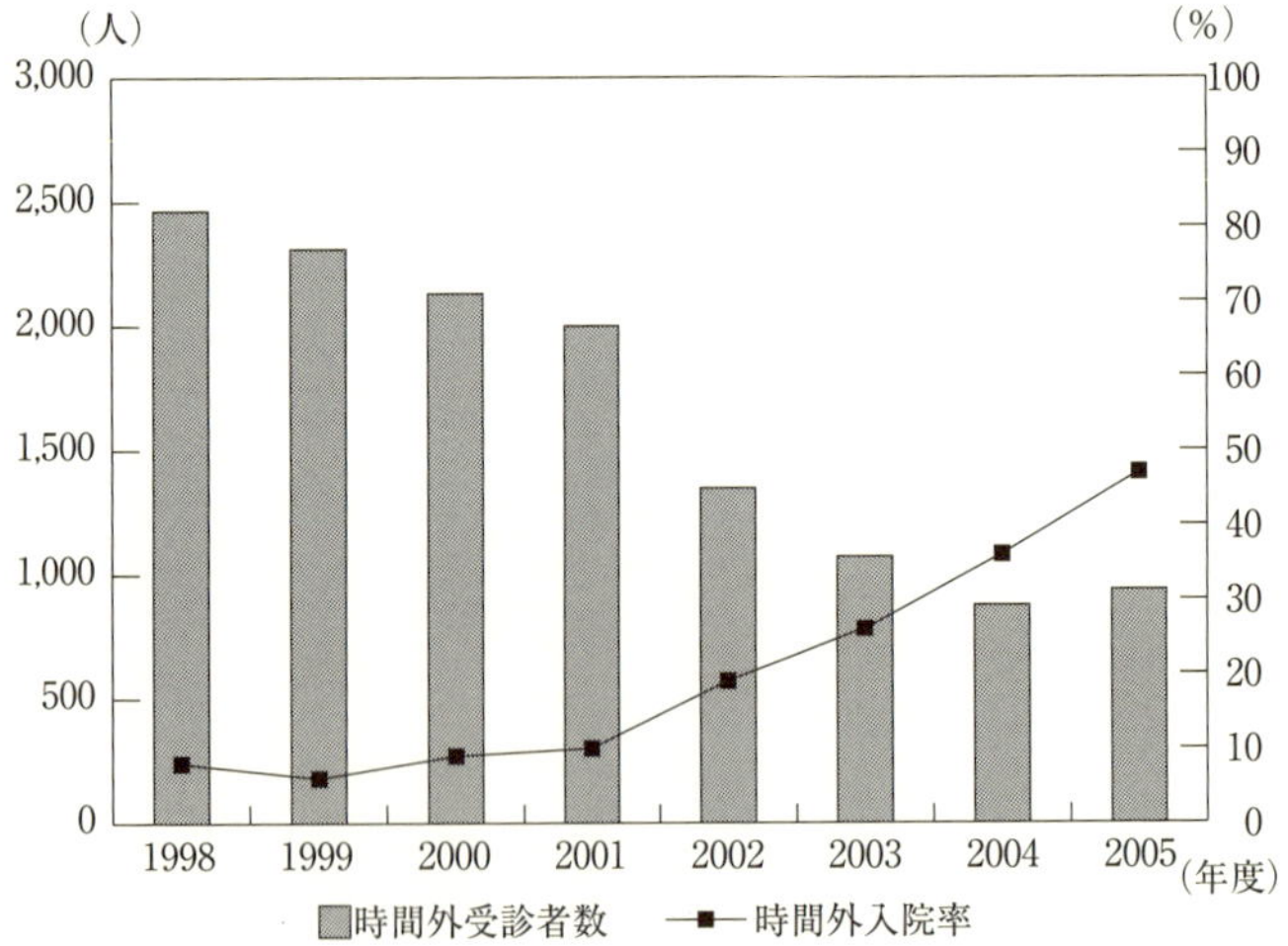

た、紹介状のある患者の入院率は四九％であるのに対し、紹介状のない患者の場合四・七％しか入院になっていなかった。夜間救急で搬入されるのは軽症患者が多く、鹿屋医療センターの小児科医は、かなりの労力を一次救急にとられており、二次救急を断らなければならない状況にあった。その結果、入院や高度な治療が必要な二次救急の患者は海を越えて鹿児島市まで救急搬送されることもあった。

小児救急の連携システムができたことによって、一九九八年から二〇〇五年で鹿屋医療センターの小児時間外受診者数は四〇％までに減り、一方、地域の開業医で構成される当番医受診者数は三・四倍に増えた（図表４－３）。時間外受診者の入院率は一九九九年度は六・二％であったのが、二〇〇五年度には四七％まで増加した（図表４－４）。二〇〇七年においては、小児入院医療は勤務医三名体制で新規入院七九四名に対応でき開業医からの紹介率も約一〇倍に増えた。鹿屋医療センター全体として、一九九八年には赤字経営であったのが中尾院長が就任してから二年後には単年度黒字となり、一九九八年から二〇〇七年までに二億七三四三万円の増益（減価償却費分は除く）となった。一方、外来再診患者が医療センターから地域の開業医に「戻った」ことによる地域の開業医への経済効果は概算で二億一六四〇万円程度であると推測される。さらに、一次救急患者が当番開業医を受診することで発生する時間外受診料も増加したと思われる。かつては意思疎通がなく、「反目していた」両者にとって、「ウィン－ウィン（win-win）状態（双方にとってメリットが生まれること）」が実現したことの果実である。

小児時間外受診者数の増加とそれへの対応

地域医療の難しさは、医療機関同士で連携をとることに加えて、患者・住民の理解と協力が必要であることだ。医療センターと開業医の間の連携は効果的に機能したのであるが、そのことによって、患者・住民との関係についての問題が顕在化した。時間外受診者、特に小児患者が大幅に増加し、夜間輪番を受け持つ医師会員の負担が大きくなったのだ。一九九九年の夜間・日祝祭日の時間外受診者数は九九五八人であったのが、二〇〇五年度には一万七七八三人まで急増した。小児の時間外受診者数は、一八二三人から八二三九人と約四・五倍になった（図表4－3）。

医療センターでも、特に小児の二次救急についてはできる限り受け入れるようにしたが、病床数・医師数からしておのずと限度があった。医師会の当番医たちから「もうやめたい」という意見が再三出されるようになった。二〇〇六年一二月には、池田徹医師会長により「今後もわれわれにできる範囲の時間外診療をボランティアとして提供する以外に道はなさそうだ」として、窮状を内外にアピールするという方針が出されたが、その後の臨時総会で、「二〇〇八年三月末をもって、現行の当番医制度を終了する」という結論が出された。また、鹿屋市医師会は二〇〇七年九月二六日の臨時総会決議で、夜間当番医の診療時間を、年間全日の午後六時から午後一一時までとし、午後一一時以降は急患のみ対応することを取り決めた。

鹿屋市医師会は、二〇〇七年一月から二月にかけて、「夜間急病センター早期設置を要望する署名運動」を行った。新たにスタートした当番医検討委員会が発案したもので、歯科医師会、薬剤師会にも協力を呼びかけた。この動きに連動し、鹿屋青年会議所も「子ども達の住みたくなる『ふるさとづくり』」と題して、鹿屋市の救急医療の現状を分析し提案を掲げた。さまざまな協力と連鎖反応があり二万五二八二名もの署名が集まった。集められた署名は、池田医師会長により鹿屋市長に直接手渡された。

このことをきっかけとして、鹿屋市が対応し始めた。二〇〇七年二月に大隅地域医療担当課長会議を設立し、行政としてできる救急医療問題の緩和策や啓発方法などについての協議が行われ、鹿屋市は、鹿屋市を含む大隅地域の四市五町三一の首長・議長や、各関係地区の医師会、鹿屋医療センター、県の関係機関、消防組合、住民代表を含む「大隅地区地域医療協議会」を設置して啓発活動を実施することになった。協議会には約六〇人の関係者が集まっている。通常、この種の協議会は、県行政主導によって設置されるのであるが、本ケースでは鹿屋市役所が呼びかけ役となり、他市町および県を含む各関係者に働きかけた。

意見交換会や市民フォーラム（約三〇〇人が参加）などが継続的に開催された。大隅地区地域医療協議会の主催で夜間救急当番医制度などについて考える「救急医療講演会」が開催され、市民や関係者など約二〇〇人が参加した。池田医師会長が夜間救急当番医の診療時間を午後一一時（救急患者を除く）までとした事情を説明した。鹿屋医療センターの原口副院長は「このまま時間外患者数が増加すると、医療センターの小児科はなくなり、地域の開業医も小児を診られなくなる。そうならないためには、市民の皆さんのご理解とご協力が必要だ」と訴えた。

住民のイニシアティブによるネットワーク活動も始まった。地域の小児科医たちもその活動に加わった。市役所担当者や消防組合、地域の幼稚園や学校も協力した。その様子は、後で詳しく述べる。派手な動きではなく、声の大きい「リーダー」もいなかったが、医師会もがんばっている、医療センターの医師たちもできる限りのことはしているということを改めて知って、子育てを巡ってこれまで醸成されてきたいろいろなつながりのパッチワークが合わさった。キャロル・キングが「青を少し、金色を少し、魔法のように織りなされた、このつづら織は、感じるもの、見るもの、でもつかむことはできないもの」と歌ったタペストリー＝つづら織が地域を覆った。それまで潜在していた、鹿屋地域の「〝遠慮がちな〟ソーシャル・キャピタル」が発動したのであった。

このタペストリーの効果は数字にも現れている。二〇〇六年度から二〇〇八年度にかけて休日昼間の小児受診者数は三八四五人から四七七五人に増加している一方で、夜間の小児受診者数は四四三三人から三四〇五人に減少した（図表4－5）。同期間で、小児の時間外受診者数は一八・九％減った。時間外受診者数全体も二〇〇七年度から二〇〇八年度にかけて減少した（図表4－6）。その数字を見て、医師会長の池田徹は驚きの声を上げた。インタビューに応えて「こんなにも効果を見せるとは思わなかった。でも、実際にこんなに減ったのでね。僕らもこれなら続けていけると思った。当番医をやっとってね、特に深夜帯の受診者が減った。前は一晩に三〇人くらい来ることもあったけど、今は二～三人しか来ない。二～三人だったらなんとかできるでしょう。当番医の負担はずいぶん軽減された」と述べている。その気持ちと夜間診療の負担が軽減さ

図表 4-5　鹿屋市医師会当番医の小児受診者数の推移

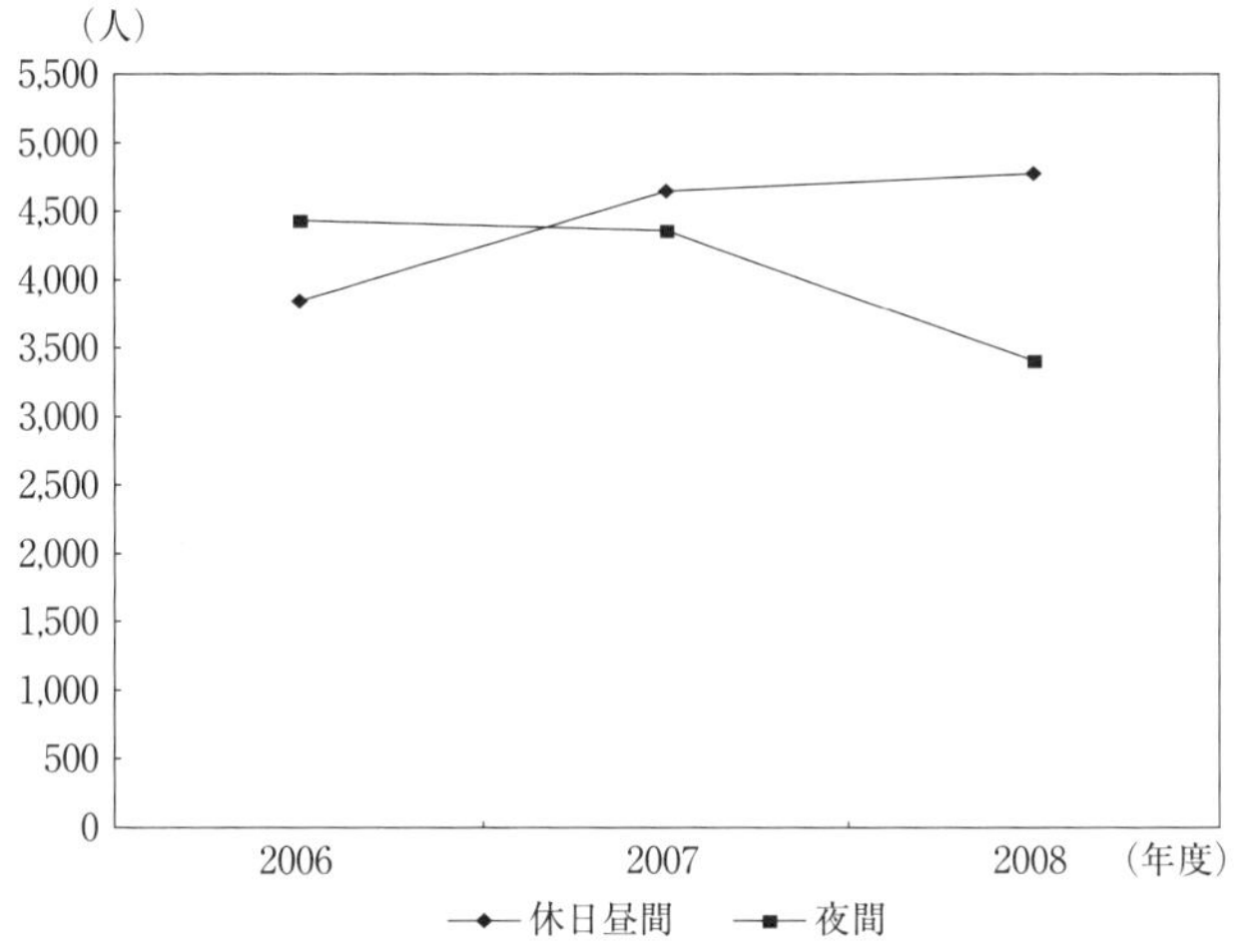

図表 4-6　鹿屋市医師会当番医時間外受診者数の推移

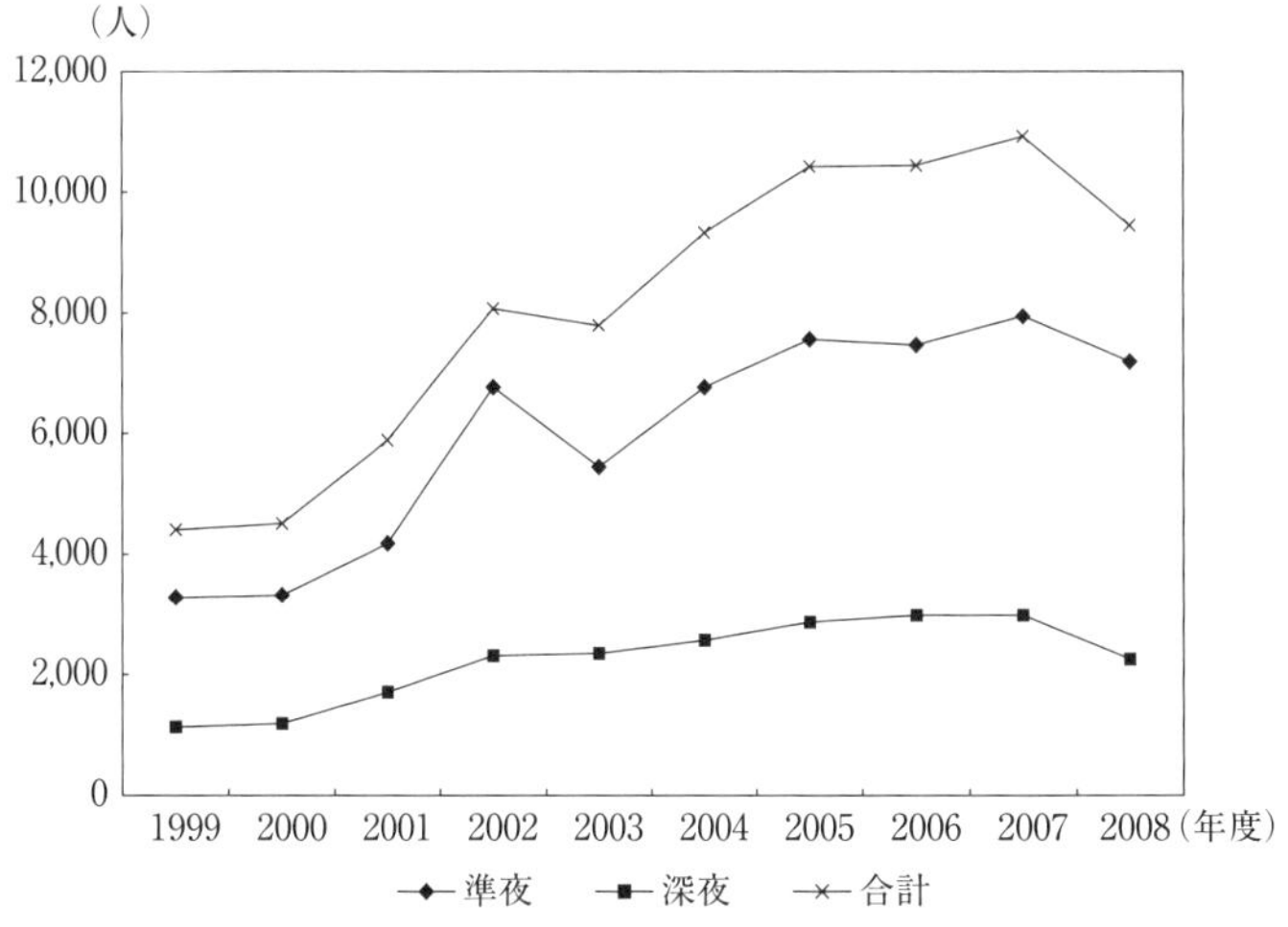

れた実感が医師会全体に広まり、二〇〇八年三月で廃止が決定されていた休日・夜間の当番医制度は存続されることになった。

中尾院長が鹿屋医療センターを去る

二〇〇九年三月三一日をもって鹿屋医療センター院長であった中尾正一郎は退職した。「システムを作るには五年、一〇年かかります」と中尾は言う。「だけどね、同じ人がずっとトップにいたらいけない。人間というのは自分の成功体験から抜け出すことはできない。だからね、トップは一〇年ぐらいで代わらないといけないの。僕はね、もうそろそろその時期かな、と思いました」。

鹿屋医療センターは新しい院長を迎え、次のフェーズへと移行し始めている。「中尾院長が去って、鹿屋の医療協力体制は変わりますか？」という質問に対して、関係者からは異口同音に「うーん、そう簡単には壊れないんじゃないかな」という声が聞かれた。中尾が着任した頃に比べると、いろいろな新しい試みが制度化され定着しているからだ。鹿屋医療センターの役割と方針と方法については、センターだけではなく、また鹿児島県の病院局だけでもなく、現場である鹿屋市医師会・鹿屋市・住民という大きな広がりの中で議論されるようになったからだ。

休日・夜間の当番医制度についても、新しい救急医療システムの構築が進められている。鹿屋医療センターの今後のあり方を含め、二〇〇九年以降、大隅地区の四市五町・四医師会・住民を含む関係者の間で話し合いが続けられた。二〇一〇年一月現在、大隅地区には、国から都道府県に交付される「地域医療再生基金」のうち五〇〇〇万円の交付金がつけられ、「夜間急病センター」の設置が決定しており、具現化に向けてさらなる調整が行われている。

鹿屋地域のソーシャル・キャピタル

これまで、鹿屋市を中心とした地域の医療連携や医療機関／医師と患者や住民の関係変化の様子を記述してきた。複雑な話を分かりやすくするために、便宜上、鹿屋医療センターの中尾院長を中心とした説明になった。中尾が果たした役割は、もとより、とても大きなものがある。しかし中尾は、なんでも上に立って一人でやるという、いわゆる「カリスマリーダー」ではない。中尾はみずからのことを「メッセンジャー」と語る。論理性と合理性の提供者であるとともに、中尾がやってきたことで、地域の持つパワーや周りの人たちそれぞれの潜在力が引き出されたという「媒介者」だと言ったほうがふさわしいかもしれない。

消防組合の紡いだソーシャル・キャピタル

中尾正一郎が鹿屋医療センターに来る一年前の一九九八年。鳥丸等は大隅肝属地区消防組合の救急係長に着任した。着任当時、大隅地区では医療機関同士の連携がほとんどなく、救急車のたらい回しが相次ぎ、航路二時間、陸路五時間かかる鹿児島市立病院まで患者を搬送しなければならない事態が多々発生していた。救急車の台数も救急隊の人数も限られている中で救急車が何時間もいなくなることは、同地区にとって大きな痛手であった。そのようなときに、鹿屋医療センターに赴任したばかりの中尾が訪ねてきた。鳥丸は中尾に窮状をありのままに伝え、「中尾先生、どうにかしてくださいよ」と訴えた。

しかし、鳥丸はただ訴えただけではなかった。鳥丸は「相手に何かをしてもらいたかったら、自分も相手に何かプラスになることをしなければならない」という考えのもと、医療機関にとってプラスになることをしようと思った。また、「中尾先生がとても一生懸命、鹿屋の医療をどうにかしようと動かれていたから、自分たちにも何かできないかと思いまして」と、鳥丸はにこやかに語った。そして、鳥丸は二つのことを始めた。一つが、大隅肝属地区の救急搬送に関する統計データと、個別の事故についての画像データを含む現場報告書を作り、医療関係者に公開すること。もう一つが、看護師や医師などの医療関係者が集まるインフォーマルな勉強会や講習会、飲み会に積極的に顔を出して現場レベルで〝顔の見える〟関係を構築することであった。

「まず、救急の受け入れには現状の把握が大切だ」と鳥丸は言う。しかし、なかなか患者の状況を口で伝えることは難しい。だから、背景情報として統計情報を、そして、医療関係者が迅速な判断をできるように、画像で患者の状況を現場の医療関係者たちに伝えることが大切だと考えたようである。鳥丸のこの取り組みにより、救急隊はデジカメを持参して現場に向かうようになった。さらに、救急隊によって報告された情報をもとに、救急医療に関するより具体的な勉強会

写真4-4　大隅鹿屋地区で活動する消防組合のメンバー
（前列左から3人目が鳥丸等）

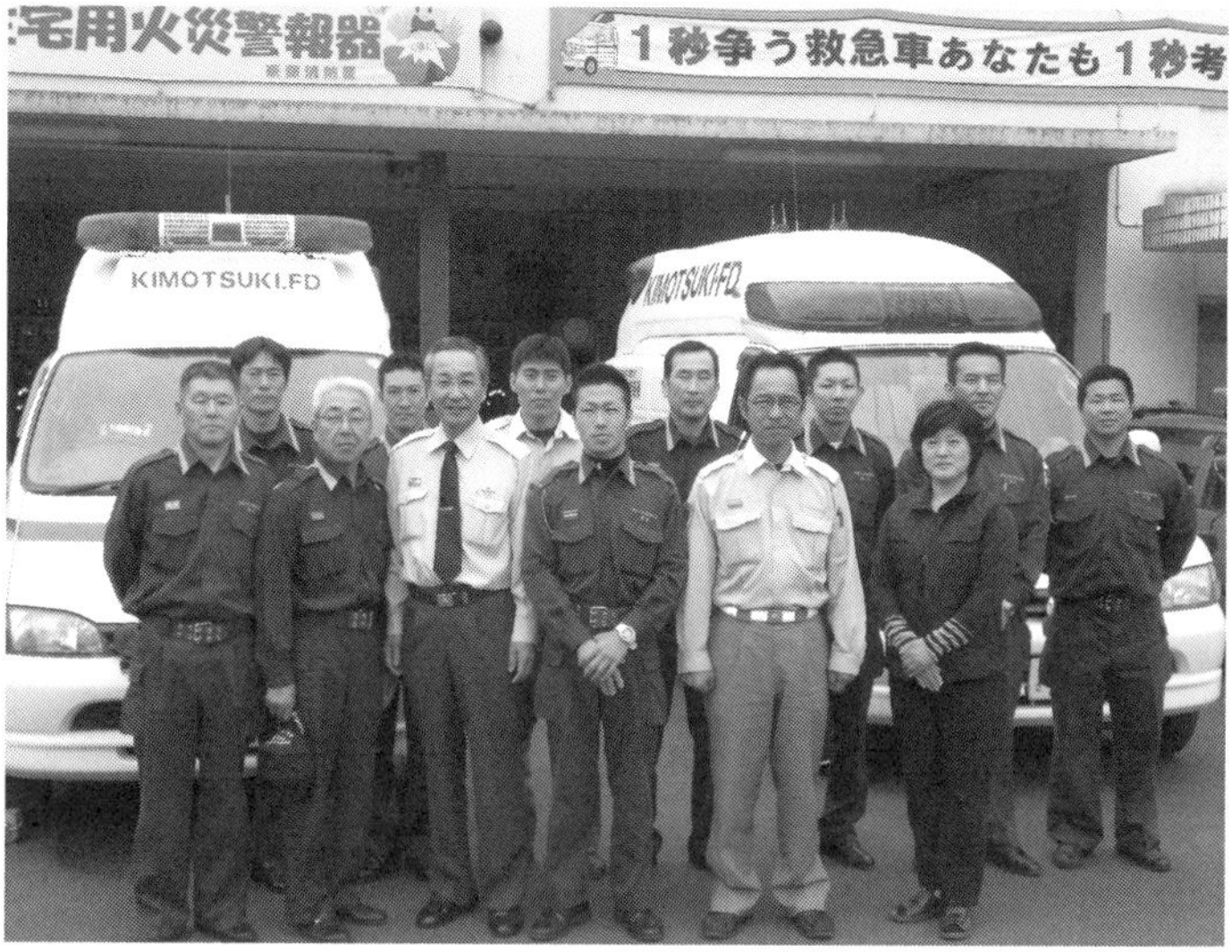

が可能となった。

　鳥丸はまた次のように念押しした。

「救急の受け入れは、現場レベルでの〝顔の見える〟関係が何より大切なんです」。鳥丸は特に用がなくても理由をつけて医療機関を訪ね、救急の現場の日常茶飯事をさりげなく話すようにした。また、「飲みニケーション」にも積極的に参加した。中でも救急隊と医療機関の協力関係を構築するために効果的であったのが、医療関係者が開くインフォーマルな勉強会や講習会への参加だったという。それらの勉強会では、症例研究が行われ、患者の具体的な状況などが共有されている。鳥丸は自分だけではなく現場の救急隊員にも、アフター5や休日に予定が合えば勉強会や講習会に積極的に参加することを促した。その結果、現場レベルで

〝顔の見える〟関係が構築され、救急車の受け入れもかなりスムーズになったという。また〝ツーカー〟の関係が構築されたため、「今ではとても厳しいことまで言ってもらえるようになった」と、鳥丸は嬉しそうに語った。インタビュー時に同席していた救命士であり救急係長の濱田隆裕も、鳥丸の言葉に語らずも力強く頷いていた。

中尾医師の熱心な地域医療への取り組みは鳥丸警防課長を動かした。そして、鳥丸は救急隊と医療機関の〝顔の見える〟ネットワークを意図的に形成した。〝顔の見える〟関係ができたことで、救急隊と医療機関の間に信頼関係が生まれ、本音で語らい、厳しいことを言い合える関係が形成された。

それにしても、鳥丸や救急隊のメンバーがアフター5や休日の時間を割いてまで医療機関とのつながりづくりに力を注いだのはなぜだろうか？　著者の一人である園田のインタビュー取材に対して、みな口を揃えたかのように、「私なんかがインタビューに応えていいんですか？　何も大したことはしていませんよ」と〝遠慮がちに〟語り始める。しかし、その後、救命救急に関わる仕事の話になると「ここは譲れない」とばかりの真剣な面持ちになり、熱心に弁をふるう。おそらくそこには、救命救急という仕事に対する強い「プロフェッショナル意識」が一端にあったのであろう。そしてもう一端には、中尾や勉強会を開いている医療関係者をはじめ「地域医療をどうにかしよう」とする人たちが危機感と時間と苦労を共有し、一緒に汗をかくプロセスの共有がそうさせたのだろう。「中尾先生や地域の先生方も一生懸命取り組まれていらっしゃいますから、私たちも何か貢献できることはないかとやっているのです」。鳥丸はそう語った。動き出してから一〇年の月日が経過していた。

地元医師会のソーシャル・キャピタル

中尾による一次救急と二次救急の分業の提案に始まり、鹿屋医療センターと地元医師会の取り決めにより、一九九九年から「夜間の小児一次救急を内科系の当番医で診る。その代わり、小児科医は大人の一次救急も診る」という鹿屋方式が導入された。導入されて間もなく、小児の時間外診療が増え始め、一方では鹿屋方式が定着すると医師間でのルールが乱れ始めたこともあり、当番医は悲鳴を上げ始めた。そして、「当番医制度をやめたい」という声も高まった。ここから、鹿屋市医師会の「コミュニティのちから」が発揮される。諦めなかったのである。一体、何が諦めないための「砦」となっていたのだろうか?

第一のポイントは、鹿屋市医師会の多様性にある。

鹿屋市医師会にはさまざまな背景を持った医師が集まっていた。一九九〇年代に医師会長となった園田勝男医師（現在鹿児島県医師会副会長）は、同業者から「変わっているお医者さん」「かっこ

写真4-5
鹿屋市医師会
前会長の池田徹医師

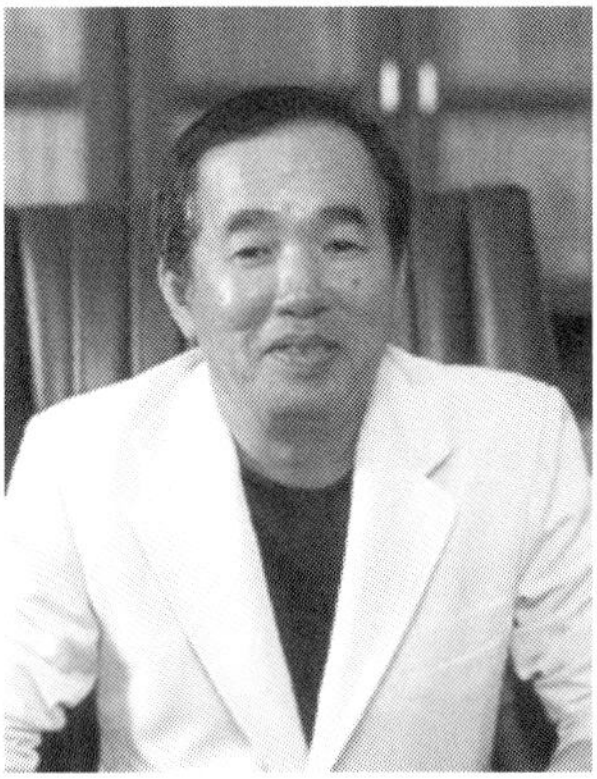

いい」「彼ほど人望のある人はいない」「鹿屋に園田先生あり」と言われる医師である。スポーツカーを颯爽と乗りこなす茶髪の洒落た医師は、在任中、鹿屋市医師会に合理性と互酬性を持ち込み、ヒエラルキが強く閉鎖的だった組織体をフラットでオープンな組織体へと変革させた。園田は会長を退いた後も、要所要所で「ご意見番」として貢献している。

医師会長（二〇一〇年三月当時）である池田徹の部屋には、地域の少年野球団の優勝旗や写真などが多数飾られている。池田は責任感が強く、野球チームの監督のような存在だ。サラリーマンの家庭に生まれ、ダムを造ることに憧れたが、高校時代の担任の影響で医師を志すようになった。「もともと自分は医者の家系ではない。だから、医療界のことが客観的に見えるのかもしれない」と池田は話す。そのうえで、「医者は一人では何もできない。チームで医療を考えていかないといけない」と語り、「医師会の失敗は、説明責任を果たさないことによってみずからの信頼を失ってきたことだ」と語り、「今こそ、国民の信頼を取り戻さなければならない」と社会への強い働きかけの姿勢を見せている。

執行部で救急医療を担当する内科医の前田稔廣《としひろ》は、東京にある高度救命救急センターで経験を積んできた医師である。前田は先代を継ぐために、鹿屋に帰ってきた「帰還組」の一人だ。救急に携わってきた医師として高い意識を持つ前田は、鹿屋の救急医療に対して、症例データに基づいた科学的な調査・分析を重視したシステム設計に携わっている。

学校保健を担当する小児科医の松田幸久は、長崎県島原出身の医師である。鹿屋市の開業医は鹿屋に関係が深い人が多い中で、地縁のない鹿屋の地で松田は開業した。松田は発達障害を持つ子どもやその家族の支援に携わってきた。二〇〇五年七月には、大隅地区において、行政・医療・保健・福祉・教育などさまざまな分野で発達に障害のある子どもたちの療育や保護者の支援に関わりのある者によるマンパワーネットワーク「おおすみ療育ネットワーク」(現会員数一五〇名)を立ち上げ、同ネットワークの会長を務めている。「大隅でできることは大隅でやっていこう」を合言葉に、みなが力を合わせて「だれもが、住み慣れた地域で〝笑顔〟で生活できる」ために、諸研修会や講演会、または研究などをしている。松田は、「何とかしなければいけない危機感」から子育て支援に取り組むようになったという。「使命感が小児科医の醍醐味である」と控えめに語る。

以上が、鹿屋の当番医制の存続について積極的に携わった主要な開業医たちであるが、鹿屋市医師会というコミュニティの強さは、積極的な医師だけではなく、消極的な態度の医師も発言することができる寛容性と話し合いの習慣があったところだと考えられる。鹿屋市医師会にはとにかく会議の場が多く設けられている。例えば二〇〇八年度は、医師会関係で六〇回、研修関係で一八回、学術講演会で二一回(毎回の参加者は約四〇名)が開かれており、参加者数も少なくない。そのような会議の場で、地域の医療関係者たちは顔を合わせ、ときに真剣な議論を交わしているようである。

園田前会長も池田会長も、「鹿屋の当番医制に対する協力の度合いは、医者によって濃淡がある。否定的な意見もたくさん出されますよ」と言う。しかし、否定的な意見、消極的な意見に対しても、発言することに価値を与え、耳を傾けた。

二〇〇六年夏、小児患者の時間外一次救急が増加し、鹿屋市の当番医が疲弊し始めてからまもなく、池田は各小地区の医師会の会合に頻繁に足を運んだ。「私（池田会長）は七月一八日に地域医師会、一九日に中央医師会に出席させていただき、また二一日の北部医師会の席を含め、多くの先生方と直接当番医の問題点について話す機会を得ました。そして感じたのは、いろいろ情報提供していたつもりでしたが、私たちの思いがまだ十分に伝わっていないこと。基本的な考え方についてはほとんど意見の相違がないことも確認でき、本当に貴重な三日間でした」（二〇〇六年八月『鹿屋市医師会報』「会長月信」より）。

また、医師会のメーリングリストも活発に動き始めた。

「鹿屋市医師会の先生方がメーリングリストをこれほど積極的に活用したことはこれまでなかったことでしたし、また地区医師会での活発な議論が、会報でも私が直接参加してもひしひしと伝わってきました」（二〇〇六年八月『鹿屋市医師会報』「会長月信」より）。

これらのインフォーマルな会合や議論を積み重ねたうえで、「多くの先生方の意見をうかがいながら、なるべく会員の負担が少なく、そして利用者に不便をかけることが増えないような結論を出せれば」という趣旨で、八月九日に当番医についてのフォーマルな会議である臨時総会が開かれた。その話し合いの結果、「今後はわれわれにできる範囲の時間外診療をボランティアとして提供する以外に道はなさそうである。今後、一定の時間をかけて内外にそのことをアピールするとともに、関係医療機関と緊密に連絡をとりあって、方向性を見つけ出す努力をしていきたい」との結論が出された。そして、先に述べたように、行政や市民に働きかける取り組みが始まるのである。「なぜ医師が活発に意見を出すようになったのか?」という質問に対して、「医師会の世代交代が大きいのでしょうね」と答える人が多かった。

二〇〇九年時点で、当番医制(正式名称「医師会輪番制」)に参加する三六施設の開業医に対して救急医療システムについてのアンケート調査を行った。調査期間は二〇〇九年六月の一週間で、二四の施設(六七%)から有効回答があった。

協力に対して積極的な態度を示す人が回答者の六四%を占めた。どちらでもないと回答した医師は一八%、消極的であると回答した医師も一八%あった。積極的である理由は、「現時点での医療資源を有効に活用するためには、最適とは言えないが、最良と言える」が多くを占め、ほかに「医師としての、医師会員としての社会的な義務と考える」といった回答が見られた。消極的である理由としては、「肉体的・精神的負担が大きい。将来の展望がない」「すべての患者さんを満足させることはできない」など、期待に対して応えることの難しさを示唆するものであった。

協力する理由としては、「医師の使命感」が最も多く回答者の約六割にのぼった。「鹿屋・大隅地区の市民のため」(五四・五%)「医師会の仲間意識」(四〇・九%)「話し合いの結果だから」(四〇・九%)「ルールまたは習慣だから」(二七・三%)が続いた。当番医制をとることについて、開業医にとっては、「後方支援病院の存在を守るということが唯一の大きなメリットであって、それ以外はデメリットのほうが大きい」(実際は、開業医の患者が増えて収入が上がるというメリットもあるだろう)という考えが多いことが分かったが、それでも協力している理由は、医師の「プロフェッショナル意識」や地域への愛郷心、医師会内の仲間意識やルールなどがあることが分かった。

アンケート調査で特に注目すべきは、自由記述欄に書かれた「ご意見」の多さである。例えば、病院群の再編や医療資源の集約の必要性、連携時のテクニカルな課題など、鹿屋の救急システムの現状に対する具体的なものが多かった。このことからも、参加している医師それぞれが高い意識を持って救急医療システムに携わっていることがうかがえる。

医師の「プロフェッショナル意識」や使命感を引き出したのは何だったのか。それは、「みんなで協力し合って答えを出す」ことが医師会メンバーに共通の〝規範意識〟として定着しており、一人ひとりの医師にその人にふさわしいロール＝役割を与えることによって、「参加意識」および「高い使命感」や「プロフェッショナル意識」を引き出したのではないかと考えられる。

つながりのタペストリー

鹿屋市の担当課である健康増進課の看護師Aさんは、消防組合が主催する講演会で「小児救急危機」のことを聞きつけた。「大変なことになった。私たちもどうにかしないといけない」と思った。時期を同じくして、上司である鹿屋市健康増進課の仮屋薗《かやぞの》信《まこと》課長が鹿屋市医師会からの要望を受け、Aさんは小児救急の時間外受診対策についての話を耳にしたのだった。仮屋薗課長は行政が受診抑制を主導することについてどうやら少し戸惑っていた。「行政が積極的に受診抑制を行うことを呼びかけることは、一歩間違うと大きな問題となるのではないか」など、さまざまな複雑な思いがあったのだろう、とＡさんは振り返る。また、Ａさんは主婦の勘から、「行政が上から言ったところで、市民には伝わらないだろう」ということを直感した。そして、Ａさんは「自分たちの子どもに関わることだし、自分が少し動いてみよう」という〝普通の〟気持ちで行動を開始した。

「顔が広く、ちょっと言えばパッと広がりを作れる」仲間たちと一緒に、自分たちが持つネットワークを通じた活動を中心に広めることにした。「今できることは、人の集まる場所で話し合いをすることだ」と思い立った。二〇〇七年一二月、三名の住民がＡさんに共感し一緒に動き始めた。集まったのは、家族に障害児がいるなど、子育てや医療について切実な思いを持つ母親たちだった。四名の母親たちは、幼稚園・小中学校などのＰＴＡの役員会や子ども会の総会などで小児救急についての話し合いをすることにした。ちょうどその時期は、役員交代の季節で、人が集まりやすかったこともあった。

鹿屋地域では子ども会は一つの大きなつながりの場だ。町内会の中に編成される子ども会は、地域の異年齢の子どもを集め、さまざまな校外活動を通した子どもの育成を行っている。運営は、町内会内の保護者が持ち回りで行うことになっており、定期的に総会が開かれる。鹿屋地域では子ども会への参加は「普通」のことである。地域の母親世代に、「子ども会などは皆さん参加されるのですか？」と質問すると、「子どもがいたら、普通に参加しますよね」との答えが返ってくる。

さらに、近年の社会動向より、地域での子どもたちの縦のつながりが希薄になることを問題視する動きもあり、子ども会や町内会の活動に力を入れる傾向にある。例えば鹿屋市のある子ども会では、新学期に同子ども会一班、二班の子どもたち約一三〇人が集まり、小学校五・六年生の生徒が中心となって、新一年生歓迎会を開催。同じ町内会にある料理屋の店長が、ステージでマジックを披露し、町内会長が「お友達はたくさんできましたか。交通事故に気をつけてくださいね。朝起きたらおはよう、帰るときはさようなら、家に帰ってただいまをちゃんと言ってください。保護者の皆さんには、町内会に入るところが少なくなっていますので、町内会に入っていただけるよう周りに声掛けをお願いします」と挨拶をした(「南九州新聞」、二〇〇九年五月二〇日)。このように、世代間のコミュニケーションを活発化させることで、町内会や子ども会などを通じた「地域で子どもを育てる」という体制を整える努力がされている。そのようなつながりの場に、Aさんたちは働きかけたのだ。

Aさんたちは、住民コーディネーターとなって行政と市民の間に入り、幼稚園や学校に場所を用意してもらって、医師による講演会を開催してもらうよう働きかけた。園や学校でOKをもらうと、仮屋薗課長を通じて中尾院長や池田会長、小児科の医師、救急救命士に講演に来てもらうというシステムができてきた。さらにAさんは、仲間を通じて保健師にも周りに働きかけてもらった。鹿屋市が作成した住民啓発のためのビラは、住民の視点からの〝赤入れ〟を行って、読む人がより身近に感じるものにした。その提案を入れたビラが住民に配布された。医師や保健師などが医療や健康の問題を分かりやすくレクチャーする、受講者負担の「教育講座」が合計二二回開催され、ビラの甲斐があって、延べ一〇〇〇人以上が参加した。集まりの悪かった地域には、

写真 **4-6** つどいの広場「りな」に集まる親子

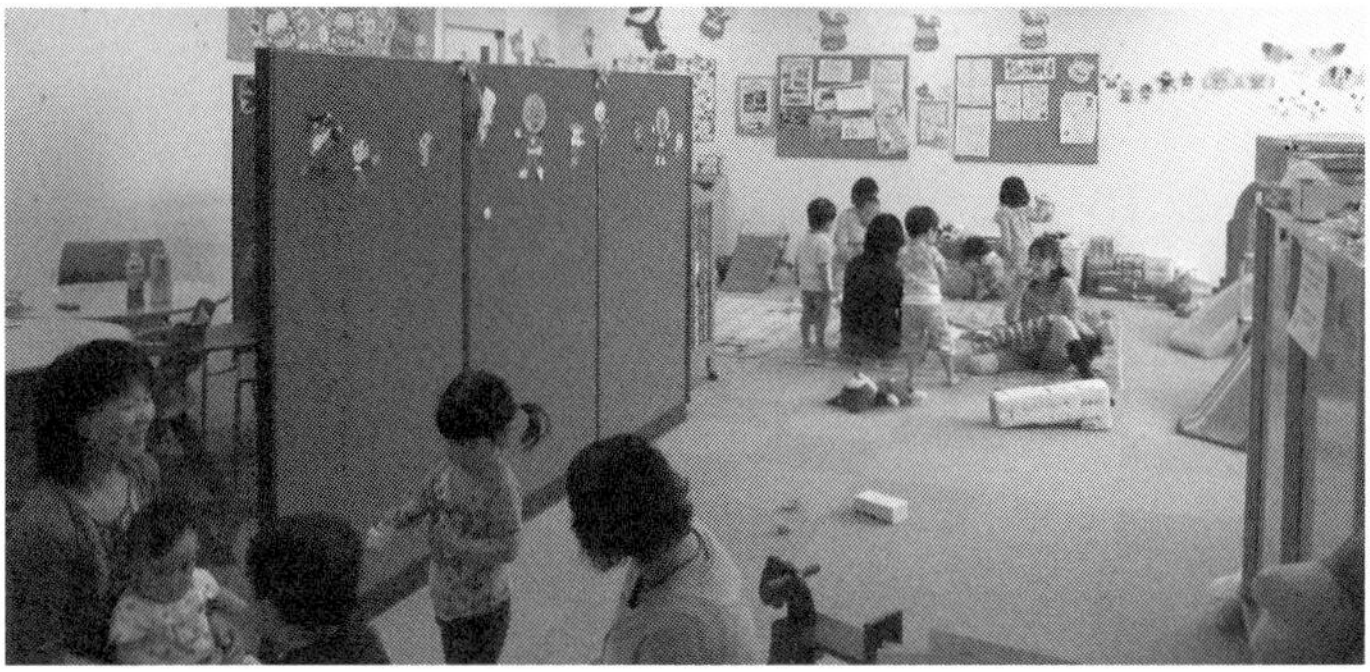

（著者撮影）

仮屋薗課長が公用車で出向き、県営住宅前に止まって放送での案内をするなど細やかな対応がとられた。

また、鹿屋市社会福祉協議会が運営するつどいの広場「りな」の保育士Bさんは、Aさんたちの活動を知り、「お母さんたちはみんな新聞を読まないよ」と思い、携帯メールでの情報配信サービス「鹿屋市子育て情報メール」を使って、病院情報の提供や適切な受診の呼びかけを行った（二〇〇九年五月時点での会員数は約九〇〇人）。

つどいの広場「りな」は、乳幼児を持つ親子が気軽に集まって明るい雰囲気で語り合い、交流を図り、子育て相談をするための場所として、二〇〇七年五月、鹿屋市市民交流センター福祉プラザ「支援センター」内に開設された。駐車場が完備されている施設で、年末年始以外の毎日、午前一〇時から午後四時まで開かれている。Bさんはそこに保育士として常駐しており、母親たちの相談に乗っている。また、親子で参加できるイベントや子育て関連情報の提供、子育て支援イベントなどを頻繁に開催している。つどいの広場「りな」の開設によって、自発的な子育てサークルも一二グループほど誕生するようになった。広場内の掲示板やイベント、そしてサークル活動の中で、小児救急についてのレクチャーもされるようになった。

「りな」に集まっていた母親にインタビューすると、「鹿屋以外の出身だが、鹿屋は子育てがしやすいと思う。毎日開いているし、駐車場もあるから来やすい」「同じ世代の子どもを持つ母親と語り合える場があって嬉しい」という声が聞かれた。一方でBさんは、「こういうところに自分で出てこられる親はいいんです。問題なのは、出てこられない人たち。私たちにとっては、その人たちにどうやって情報を伝えられるか、その人たちが孤立しないようにできるかが課題なんですよ」と語っている。そのような経緯もあり、携帯メールでの情報配信サービス「鹿屋市子育て情報メール」を始めた。鹿屋市はそのほかに、東地区学習センター、児童センター内に乳幼児を持つ親子のための交流の場を設けており、母親たちに人気である。これらの場は、鹿屋市の広報やクチコミによって周知されているという。

大隅肝属地区消防組合も積極的に協力した。消防組合の実施する市民対象の救急講習は年間三〇〇〇人もの市民が受講する。対象市民は、企業関係者からPTAなどの学校関係者まで、さまざまである。その救急講習の中で、小児救急についてのレクチャーも織り込み、市民に救急救命士の立場から思いを伝えるようにした。同地区消防組合は一市四町（一一六〇・八八㎢）を管轄しているのに対して、救急車台数は一〇台と少ないため、不適切な救急車の利用は控えてもらわなければならないという思いもあった。一方で、市民の不安な気持ちも理解したいという思いから、小児救急についてのレクチャーを実施するとともに、ホームページ上で熱中症などの救急の症状に対応する予防法などを公開するようにもなった。

鹿屋医療センターの小児科勤務医は、自分たちが関わっている母親たちへの働きかけを始めた。小児科部長（当時）楠生亮《くすおりょう》は、『こどもの病気の基礎知識』という資料を作り、休みの合間を縫って、母親たちに分かりやすい医療講座を開くようになった。地域の小児科医も動き始めた。鹿屋市の小児科開業医が、通常の当番制に加えて、子どもが病気になりやすい時期である、年末年始から五月の連休明けまですべての日曜、祭日の昼間診療を行い、内科、小児科の二本立てで診療を行うようになった。まつだこどもクリニックの松田幸久院長によると、「小児患者の問題でほかの診療科に負担をかけているという申し訳なさからそうするようになった」という。医師会は「この取り組みによって、日曜、祭日の夜間の小児患者数が激減している」と評価している。

松田は、自身が運営する「おおすみ療育ネットワーク」の主要なメンバーである宮下江里香に「お母さんたちの意見を集めて欲しい」と依頼した。「おおすみ療育ネットワーク」とは、障害のある子どもを持つ家族を支えるための自助ネットワークである。宮下が知り合いの母親に意見を聞いて回ったところ、さまざまな反応があった。「できるだけ受診を控えよう」と言ってくれる人もいる一方で、「スーパーもコンビニも二四時間営業なのに、病院だけなぜ特別なのか?」「医者はいい生活をしていて、庶民の大変さが分からない」などネガティブな意見も出た。積極的に協力してくれたのは七割程度であったという。

宮下自身も「〝コンビニ受診〟と言われることへの腹立たしさ」を感じていたし、母親の気持ちは十分に分かる。新生児から三歳くらいまでの子どもは、具合が悪いことを言葉でうまく伝えられず、よく泣く。母親としては、一万人に一人くらいの確率の病気でも、わが子となると心配になる。インターネットには良い情報も悪い情報もあり、情報過多によってかえって不安が増長される。「医者側と患者側の妥協点を探るべきなのではないか」そんな気持ちを松田に相談した。それをきっかけに松田は、毎月一〜二回、地域の保育園の協力を得て「子育て勉強会」を開催することにした。「子育て勉強会」を通じて、松田は母親たちが変わっていくのを感じ、それを励みとして勉強会を続けた。参加者たちは、「とても参考になった。小児科医の先生がいろいろ教えてくれるので、今では何かあるとまずかかりつけの先生に聞くようになった」などという感想を持った。

また松田は、鹿屋方式が崩壊の危機にあり、夜間救急の状況をなんとか改善したいという強い気持ちが募り、勉強会よりもっと多くの人に声をかけられるのではとの思いから、FMおすみの「情報パラダイス――小児科医の話」（毎週木曜日午前八時一〇分頃から）というラジオ番組を持つことになった。たまたま患者の母親がFMおすみの関係者で、ラジオ局側としても小児科医による情報発信を企画したかったため、局持ちで番組が作られることになった。鹿屋医療センターと地域の小児科開業医三名が交替で、流行の病気、予防接種、季節の病気の話題、自分の医療機関の行事などを発信している。

母親でもある宮下は、ネット上の「コミュニティ」であるSNS（Social Network Service）を利用して、子育てコミュニティを運営している尾村ふみとともに「こどもの病気&症状in大隅半島」というタイトルで意見交換の場を立ち上げ、松田をアドバイザーに迎え、子どもの病気や症状についてのちょっとした疑問について意見を交換することにした。二〇一〇年一月時点で、会員数は一二二名となっている。尾村は、会員数三二一名の「鹿屋垂水肝属〈鹿児島で子育て〉コミュニティ（通称「ミクキッズ」）」や子育てサークル「さくらんぼクラブ」（会員数五六名）を運営しており、それらの場でも小児医療の情報共有は活発に行われるようになった。

ミクキッズは鹿児島県内を代表するインターネット子育てサークルでもある。ミクキッズの活動は、県の社会福祉協議会の注目を集め、管理人の尾村は県のシンポジウムでパネラーとして登壇した経験を持つ。また二〇一〇年度は、鹿児島県で唯一、生命保険協会から子育て支援サークルに出される助成金を二〇万円受けることが決まった。ミクキッズでは、インターネット上の交流だけではなく、オフ会も頻繁に開催されている。オフ会はスタッフ制が取られていて、月一〜二回のペースで開催されている。参加者は累計一七〇名くらいである。中でも、二〇〇八年夏に開かれた「第一回鹿屋子育てフェスタ」には、雨天にもかかわらず、二十数名がボランティア・スタッフとして関わり、一〇〇組二〇〇名の参加者で賑わった。「第一回鹿屋子育てフェスタ」には松田医師も深く関わり、小児救急についての呼びかけを行った。現在では、ミクキッズには母親だけではなく、医師や育児サービスの関係者なども参加しており、多方面からのサポートの輪が広がっている。コミュニティ内で呼びかけられるイベントには、鹿屋市社会福祉協議会の協力による託児サービスが付いており、母親が参加しやすい細やかな工夫が凝らされている。

管理人の尾村はまた、鹿屋市内の乳幼児を持つ母親のうち、五〇〇名程度と顔見知りだそうだ。「子育てサークルは全部ボランティアだから、好きじゃなきゃできないですよね。子どもを抱えながら何かするって大変ですよ。お母さんたちは世代交代していくんだけれども、大体一世代に一人くらいは私みたいな人がいる。私も次の代表を探しているところです。なかなか見つからないんですが……」と、元気な声の中に苦労をにじませた。尾村は子育てサークル活動の問題点として、保育士のBさん同様、「ひきこもりお母さんへの支援」の難しさを指摘した。活発なお母さんは参加するし、参加者は固定してくる。ひきこもりお母さんへは、ｍｉｘｉなどを通じて、さりげなく情報提供しているという。

母親たちはこのような「〝遠慮がちな〟つながり」のパッチワークに支えられて、安心して小児医療を受けることができるようになったのだ。つどいの広場「りな」でのインタビュー調査によると、その場にいた母親全員が、子どもに何かあると「かかりつけの小児科医に相談する」と回答した。母親にとって、かかりつけの小児科医は信頼できる存在であると考えられた。小児科医たちによる母親のエンパワーメントは、地道ではあるが着実に効果をもたらしているようだ。

また、母親たちは興味深いことを述べていた。「鹿屋市は、他の地域に比べて小児科の開業医が多いと思います。鹿屋は狭いうえに、一つの地区に一つ小児科がある感じですかね。お母さんたちは、先生たちの情報を全部知ったうえで、自分と子どもに一番合う先生を選べる立場にあるんですよ。気に入らないと思ったら、別のところにいけばいいし。鹿屋のお母さんたちから小児医療についての不満はあんまり聞かれないと思いますよ」。また、「小児科の先生方には、よくしていただいたことばかりで悪いことはなにも浮かびません。納得いかないことがあったことはありません。ありがたいですね」という声も聞かれた。

図表4-7　三者のロールの関係

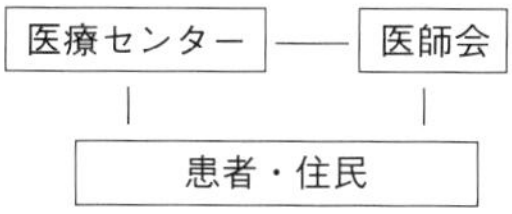

鹿屋市のケースにおける「ルール」「ロール」「ツール」

鹿屋における目覚ましい地域医療連携の実現についてお話ししてきた。以下では、それが実現したメカニズムを、「ルール」「ロール」「ツール」の観点から分析してみたい。

本章で最初に扱った二つの事例の場合、大蔵村は人口数千人の小さな自治体全体が一つのコミュニティであり、禁煙マラソンはもともとネット上のコミュニティである。鹿屋医療センターを巡っての「物語」を織りなしたコミュニティは、いくつかの性質の異なったコミュニティの複合体になっている。

主な「ロール」を担っているのは、「鹿屋医療センターの院長および勤務医」「地元医師会の医師」「医療センターや医師会開業医の診療所で治療を受けている、ないし、将来受ける可能性のある患者や住民」である。そこに市行政が一定程度、関わっている。本事例で特に注目すべきは、主要な三者の「ロール」の関係の変化がどうもたらされたかである（図表4－7）。

中尾医師がやって来て、医療センターは医師会開業医が扱えない専門的な治療を受け持ち、開業医の一次救急の後方支援をするという、中核病院に期待される「ロール」を果たすべく、「二カ所主治医制」と、救急における「全診療科待機」体制を制度化するという「ルール」変更を行った。センターの医師、開業医、センターに来る患者たちの協力を誘発するためにさまざまなコミュニケーションの「ツール」が活用された。医師会開業医も当番制によって協力するという本来あるべき「ロール」を果たし、従来は「反目し合っていた」医療センターと開業医の間には、両者ともに納得して地域医療に貢献できるようになるという「ウィン－ウィン（win-win）」状況が生まれた。

しかし、それで終わりではなかった。住民が時間外でも「安心して地域の医者にかかれる」ようになったために、小児の時間外受診が急増し医師会開業医の負担が過大なものになり、鹿屋システムを維持することが困難になった。「患者・住民」も相応の「ロール」を果たすことが求められた。住民ネットワークが起動し、「ルール」と「ツール」を提供した。市役所も行政としての「ロール」を持って貢献し、地域の小児科医有志も個人としての「ロール」を発揮した結果、時間外診療の問題は収まった。日本全国の多くの地域で、地域医療連携が「失敗」している中、これは「すごいこと」である。

この「すごいこと」が実現した背景には、すでに説明した、消防隊、地元医師会、そして、住民のそれぞれに蓄積された「コミュニティのちから」が互いに誘発し合い、連動し、それぞれさらにパワーアップし、地域コミュニティ全体の「ちから」となったという連鎖と循環のプロセスがある。

「ルール」「ロール」「ツール」が、具体的にどのように相互作用を発揮したのか。以下で見ておこう。

意図的な「ルール」「ロール」「ツール」の発動

鹿屋市のケースで注目すべきは、「コミュニティのちから」が、なにもせず、知らない間に発動したのではないということだ。多くの人が、いろいろな想いを持って、日頃から考えてきたこと、感じてきたことを口に出して言い、それぞれができる範囲で行動をしたからこそ、プロセスが始まったのだ。

最初にプロセスを起動したのは中尾医師だ。「二カ所主治医制」と「全診療科待機」体制を県立病院改革のツールとすべく、意図的に新しいルールを設定した。通常のフォーマルなルール、例えば、最高時速五〇㎞という交通ルールは、「上から与えられた」もので、自分だけ気をつければ守ることができ、それを守ってさえいれば文句を言われないというものである。中尾が設定したルールのうち基本的なものは、医療センターと開業医の双方が協力し、また、医療センターでの受診を希望している患者たちに病院の役割を理解してもらい、納得して開業医を受診するという、それぞれが「ロール」を果たし、そのために行動パターンの変化を要求するものであった。

異なる二つの主体の間の関係性や個人の行動パターンが変わるということは、並大抵なことではない。それだけ、ルールが実施されることを促すためのツールに工夫が必要になる。中尾が採用したのは二つの対照的なツールであった。一つは、論理性と合理性を実行に移すという「正面突破」である。二つは、患者とは対面で、開業医とは対面、携帯電話、インターネットのメーリングリストとあらゆる手段を使っての徹底した、丁寧な説得と対話であった。さらに、ルールが実行されることで、関係者のそれぞれにメリットが生まれることを実感してもらうという「実績の可視化」というツールも強く意識して活用した。その「メリット」とは、負担の軽減や経済的なものに加えて、「社会や地域に貢献する」「期待に応える」「人の役に立つ」というようなものも含めた広い意味でのメリットである。

それまで互いに譲れないと思っていた「利害対立」を解消するための有力な「ツール」は、「まず自分から動くことで、先にコミットメントを示す」ということだ。これは、人間社会が始まって以来、最も有効な「ツール」の「黄金則」である。

医師会による時間外の輪番制は、医療センターの勤務医にとっては労働条件がよくなるものであるが、医師会開業医にとっては肉体的、精神的負担が増えることを意味する。そこで中尾は、医療センターの勤務医に対して、救急における「全診療科待機」体制をとるというルールを受け入れてもらうことを提案した。まずは、医療センターがみずからの負担が高まるリスクがあることを引き受けるということだ。全診療科の医師が時間外にいつ出動要請があるか分からないということである。これは、並大抵のコミットメントではない。しかし、その決断があってはじめて、医師会の協力が可能になった。

「全診療科待機」という「黄金則」ツールを採用した結果、センター勤務医に過大な負担は発生していないようだ。むしろ、「二カ所主治医制」と併せて、軽症患者の外来が減って、本来、医療センターが担うべき専門性を生かした高度医療の実践が可能になったので、センター勤務医の満足度は高い。勤務医は、「入院患者が以前より減少し、重症者の入院治療に専念できるようになり、役割分担が浸透してきていると感じています。私たちも睡眠不足にならず、日中の医療にしっかり専念できており、開業医の先生方に感謝しております」「働いてみてすぐに実感したのは、とても働きやすいところである、ということでした。実質二名の病棟医で病棟を見ることも、二次医療に集中できる環境があればこそまったく苦労は感じませんでした」など、センターと医師会の協力の成果を実感している。医療センターの原口副院長も「勤務医の仕事へのモチベーションをかきたてるのはスキルアップに尽きる。スキルアップをするためには、専門的な症例をたくさん経験することが必要でしょう。専門的な症例を経験するには、当直医として自分の専門外を診て疲弊するよりは、最初から専門を診てやれるほうがいいということで、他の部長も賛成した」と述べている。

「二カ所主治医制」を導入して一年半が経過した時点で、中尾院長の外来再診患者はゼロになった。逆紹介（病状が安定した患者を地元の開業医に戻すこと）を始めて数カ月から半年経過した頃から、開業医が安心したのであろう、紹介患者が増加し始めた。「再診患者は少なくなり、その代わり紹介患者が多くなった」「一部の患者は、鹿屋医療センターから逆紹介された患者で、年に一〜二回の定期検査受診に来ている」「紹介患者のほとんどは、簡単に返書の書ける患者は少なく、問題がありすぐには返書の書けない患者ばかりになった（つまり、高度な専門的治療が必要な患者ばかりになった）」など、勤務医が効果を実感するようになった。実績を上げて、その効果を関係者で共有するというのは、新しいことを始めるに際して、とても〝パワフル〟なツールである。

地域との取り決めにより、搬送される救急患者は開業医では対応できない重症患者ばかりになった。その効果は数字に出ている。「全診療科待機」を導入し、二次救急に特化できるようになった結果、一九九八年度の救急患者の搬入は二二五件（ほとんどが一次救急）から二〇〇二年度は六一八件（ほとんどが二次救急）に増加した。勤務医は、当直で軽症患者の対応に時間を割かれることがなく、専門的な救急治療に専念でき、全体で約四〇〇件多く対応できた。

一九九九年までは、六名の内科医が全員毎日（月～金曜日）外来診療をしていたのだが、定期通院患者が激減したため、二〇〇一年からは毎週木曜日の内科外来が休診となり、朝から入院患者への高度な検査などに充てられるようになった。以前は十分にできなかったエコー検査、内視鏡検査など、外来検査ができるようになり、検査件数も増加した。協力の成果が出たら、新しいルールを作り、それを当事者で共有することによって、ルール変更がそれぞれにとってメリットをもたらしているということを実感してもらったのである。

開業医に医療センターの実情を理解してもらうために、また、開業医の自発的な協力行動を促すために、中尾院長は鹿屋医療センターの症例データなどの情報を医師会の医師に公開した。ある開業医は「中尾院長が県病院のデータを公開したので、びっくりしましたよ。そんなことは今までなかった」と驚きの声を上げた。中尾は、〝シンボリック〟な行動も協力体制を推進するためのツールとして活用した。医師会の会議で、「鹿屋医療センターの内科病床は四一床しかありません。先生方でどう使うかを決めてください」と提案した。そのようなルールを明示して、県立医療センター側が地元開業医の意向を本気で尊重していることを伝えたのである。

中尾は開業医とのコミュニケーションを厭わなかった。「問題が起きたらすぐ携帯電話で連絡をとって、すぐに話し合いを開いて、できるだけその場で解決します」。開業医も「何かあると、すぐ話し合いですよ」「メーリングリスト上では普段から小さなことでも議論して、できるだけ問題が起きないような工夫をしている」「必ずしもみんな現状のシステムに満足しているわけではなくて、いつも賛否両論、いろいろな意見が出て議論している中でいい方法が見つけられたりします」などと納得の意見を述べている。

患者の説得

医療センターと医師会の間の協力ルールを実行に移すのに中尾が採用した主なツールは、「論理性と合理性の徹底」である。医療従事者は基本的には科学者であり、社会的倫理に敏感であるので、それが効果的であった。しかし、患者が相手となった場合は、それればかりではうまくいかない。中尾は、伝統的な正攻法ツールを重視した。つまり、「対面で誠意ある説得をする」ということだ。

医療センターに外来で通っている患者は、それぞれ、理由があってセンターで受診したがっていた。中尾が医療センターに赴いた初日に、列に並んでいる患者たちから聞いたことだ。「来たい」と言っている患者に「来るな」と言うのは、そして、実際に来ないようにするのは、大変なことである。中尾は、医療センターで受け入れる患者の客観的な症状基準を示し、それに則って診療の受け入れを判断していることを理解してもらうように、丁寧に説明した。断るときには、きちんと患者が納得する形のコミュニケーションをとるように努めた。症状を説明し、医療センターの治療方針を伝え、鹿屋医療センターでできること、できないことを明確にしたうえで、受け入れるか、受け入れないかの判断を伝えた。実際に外来患者の数が顕著に減ったということからして、この方法は効を奏したと言える。

患者との話し合いで、病状が安定したら地域の開業医に診てもらうことについて納得が得られたら、その場で、患者の目の前で地域の開業医に電話し、逆紹介の受け入れについての合意をとりつけた。相手の開業医には「このような患者さんですけれど、先生は受け入れてくださいますか?」と訊き、同意してくれたら、すかさず、「先生、何かあったときは、鹿屋医療センターが二四時間三六五日いつでも受け入れますからよろしくお願いしますね」と伝えた。医療センター院長みずから電話することで開業医を尊重する姿勢を見せるとともに、センターと勤務医の連携体制が目の前で繰り広げられる協力関係の展開を見た患者にも安心してもらえる。

ここでも中尾は、〝シンボリック〟なツールを使った。外来患者に医療センターの基準を「厳しく」適用して、センターでの診療が「必要なし」という場合は、開業医に逆紹介するのであるが、同じ基準を「身内」、つまり、医療センターで働く職員にも適用した。ポリシーが公平なものであることを示すことによって、住民の「追い出されている」という感覚を低めることになったかもしれない。市議会議員など「お偉方」からの依頼に対しても、普通の市民と同じ基準を適用して、文句を言われることもあった。それも、結果的には、ルールを公平に適用しているということのアピールになったことだろう。

これらに比べると、これから患者になる可能性のある不特定多数の住民と、医師会や医療センターなど医療機関との関係を変化させること、および、住民たちの行動変化を促すことは、より困難だ。論理的なルールはあまり効果がない。直接会って話すことにも限界がある。住民と医療機関の関係変化については、主に、住民コミュニティが得意とするさまざまなコミュニケーションルールを活用した。「働きかけ」や「お誘い」という形での緩やかな「ルール」によって、地域がよくなることのためには、それぞれの考えでできる範囲の「ロール」を果たすことを促すという「ルール」「ロール」「ツール」が機能した。まさに、鹿屋の地域コミュニティの〝遠慮がちな〟ソーシャル・キャピタルの存在が大きかったようだ。

5 「ルール」「ロール」「ツール」で「いいコミュニティ」を作る

本書では、地域の住民や行政、その他の関係者の日常的な活動によって、地域の保健・医療などの課題を当事者たちで解決・改善している事例を紹介してきた。もちろん、健康や長寿は、自然条件や地理的条件、個々人の経済的条件や遺伝的要素から生活習慣まで、数多くの要因が複雑に絡んだ結果であり、「地域の人みなが健康に」ということは、簡単に達成できることではない。

そのことは十分に理解したうえで、本書では、自治体の施策として、地域団体の活動として、あるいは市民が自分で取り組みに参加することによって、思わぬ大きな成果が上がる可能性があるということを示してきた。

それには、私たちが「コミュニティのちから」と呼んでいるものが鍵になる。その「コミュニティのちから」を発揮させるには、コミュニティの「ルール」「ロール」「ツール」という〝三種の神器〟をうまく組み合わせることが肝心である。うまく噛み合えば、活動を開始し、人を巻き込み、その気にさせ、目に見える結果を示し、活動を盛り立て、具体的な成果につなげることができ、さらに先に行くことができる。以下では、本書の「まとめ」として、「コミュニティのちから」を発揮させる「ルール」「ロール」「ツール」をどう適切に組み合わせるかについて、いくつかの〝レシピ〟を提供しよう。

パットナムが示唆するソーシャル・キャピタル醸成のシナリオ

第2章で、ロバート・パットナムのソーシャル・キャピタル論について説明した。社会学におけるソーシャル・キャピタル研究の蓄積を踏まえて、政治学者であるパットナムが一九九〇年代はじめに地域コミュニティの民主的政治パフォーマンスとソーシャル・キャピタルとの関連性を示した研究成果は、現在では多くの学問分野で、また、国際援助、まちづくり、国や行政の政策形成との関連で、よく議論され、実践に向けた検討の基礎として利用されている。パットナム自身は、「ソーシャル・キャピタルはこうすれば高めることができる」ということは言っていない。しかし、その著書や論文から、次のような基本枠組みが浮かび上がってくる。

パットナムはソーシャル・キャピタルには「三つの特徴」があるとして「社会ネットワーク活動」「相互信頼」「互酬性の規範」を挙げている（これらを「ソーシャル・キャピタルの『定義』だ」とする論文や著書があるが、それは間違いだ。パットナムは「定義」だとは言っていない）。これら三つをよく考えてみると、そこにはソーシャル・キャピタルを高めるための「活動の指針」が含意されていることが分かる。三つのうち、われわれがそうしようと意識して直接、実践することができるのは「社会ネットワーク活動」だけだ。「相互信頼」や「互酬性の規範」は、「こうすれば得られる」というものではない。「相互信頼」は、互いに相手を信頼できると確認し合うことで、インタラクションの結果として生まれるものである。「互酬性の規範」も同様に、直接的に達成できるものではない。もともと社会規範というものは、一定の広がりを持つ地域やコミュニティの成員全体に〝滲み込んで〟いて、みながはっきり意図せずとも、自然にそれに沿って自制的な行動をする「基」になっているものである。

パットナムの理論から類推するに、次のようなシナリオが想定される。

パットナム理論から類推されるソーシャル・キャピタルを高めるためのシナリオ——まずは、コミュニティをよくしたいという気持ちから、自分で何かを始め、他の人を巻き込むことで、ないし、すでに存在する活動に参加することで、なんらかのネットワーク活動をいろいろな人たちとともに行うことから始まる。同じ方向を目指し、交流し、活動をともにし、苦労したり、嬉しい思いをしたりして「一緒に汗をかく」体験を共有する。そのことによって、(うまくいけば)「相互信頼」が生まれてくる。それが一対一の関係からコミュニティ全体に浸透し、助けたり助けられたり、お願いしたりお願いされたりするうちに、特段の意識をしなくても協力的な行動が身に付く状態までできたら、そこには「互酬性の規範」が働いていることになる。

社会学でいう「規範」は、通常、長い時間を経て形成されたものだとされるが、第2章で紹介した遠隔医療のケースや本章で紹介した禁煙マラソンなどでは、ネットワークを介して、比較的短期間で「規範」らしきものが出来上がったと考えられる。このようなプロセスを経て、コミュニティのソーシャル・キャピタルが形成されるということである。

ここで注意していただきたいのは、これまで一部の文献で、「ソーシャル・キャピタルという概念は、自分で自分のしっぽを追いかけているだけで何も生みださない」という批判がされているということである。「うまくいっているコミュニティはソーシャル・キャピタルが高い」「ソーシャル・キャピタルが高いコミュニティは経済的にも社会的にもうまくいく」という議論は、つまりは、「ソーシャル・キャピタルが高ければ、ソーシャル・キャピタルが高い」という論理的な〝堂々巡り〟でしかないという指摘である。

私たちは、論理的にはそのような問題がありえることを知ったうえで、現実的に考えていく。人が複数集まってできたコミュニティは、長い歴史があろうと、できてそれほど経っていないものであろうと、メンバー間にまったくなにも〝協力的要素〟がないということはまずありえない。ある程度の関心事や経験の共有や、それなりの歴史のあるコミュニティなら、なにがしかのソーシャル・キャピタルは、はじめから存在するであろう。それを活用しつつ、ソーシャル・キャピタルをさらに高めるにはどうしたらよいかを考えようということだ。

　私たちは、本書で繰り返し見てきたように、「自分から手を挙げるのではなく、誘われたら参加する」とか、「周りの人に悪いからという気持ちから協力する」といった行動パターンの中に、実は、静かな形での意思と社会性と自発性が潜んでいる可能性があると考えている。実際に、そのような行動が集まって「いいコミュニティ」が生まれている。それは、ある種のソーシャル・キャピタルが介在していることの結果であるはずである。そのようなタイプのソーシャル・キャピタルを、本書では「〝遠慮がちな〟ソーシャル・キャピタル」と名付けた。私たちは、積極的な自発性に基づく、明示的な意思を伴ったネットワーク行動もソーシャル・キャピタルを醸成するのに有効であり、大いに有用であると考えるが、「〝遠慮がちな〟ソーシャル・キャピタル」もまた、「いいコミュニティ」を作り出す推進力として貢献するに大であると考えている。本書で「コミュニティのちから」と言う場合、北イタリアタイプの積極的な自発性に裏打ちされたソーシャル・キャピタルに加えて、これまで「いいコミュニティ」を作ることに貢献するとはあまり考えられてこなかった、長野県の保健補導員タイプの「〝遠慮がちな〟ソーシャル・キャピタル」を含むものとする。

　パットナムのイタリア地域研究から端を発した、これまでのソーシャル・キャピタルの考え方に加えて、私たちは、「〝遠慮がちな〟ソーシャル・キャピタル」を含んだ形での、より適用範囲が広いソーシャル・キャピタルの捉え方を採用する。それによって、「いいコミュニティ」がより実現しやすくなるはずである。それが本書の提案の主旨であり、これまでに数ある「ソーシャル・キャピタル本」にない、一つの新規性であると考えている。

私たちのこの提案は、実際の地域の問題を解決しようとあれこれと思い悩んでいる自治体職員や地域NPOや個人にとって、これまでより大きい選択肢の集合を提供することになる。それはなぜか。簡単に言うなら、「世の中は、積極的で自発性に溢れた人ばかりではない」からである。積極性があり明確な目標を描いて実行に移す「イニシエータ（新しいことを始める人）」は必要であるが、その「イニシエータ」についていくことで、結果として、いいコミュニティを作ることに貢献をすることになる。そのような人たちの多くは、実際に参加してみると大いに活躍する。「イニシエータ」の層と比べると、〝遠慮がちな〟自発性を発揮する「フォロアー」の層のほうがずっと広い——それは、大峡美代志や吉澤国雄といった「イニシエータ」によって形作られた保健補導員のコミュニティが、今や女性の五人に一人が経験者となって長野県の「健康長寿」を支えていると考えられるまでになったことが雄弁に物語っている。少数のリーダー的市民だけが社会を変えるのではなく、より広い層の、積極性が潜在的である多様な人たちにも、それなりにふさわしい役割を担ってもらい「出番」を作るという形でコミュニティ形成の活動に参加してもらう。多様な人を巻き込み、広い層の人に当事者意識を持ってもらうというこの方法は、「いいコミュニティ」を作っていくとき、理念のうえからも現実面からも、大変重要な「戦略」となる。

図表 **4-8**　社会活動の基本モデル

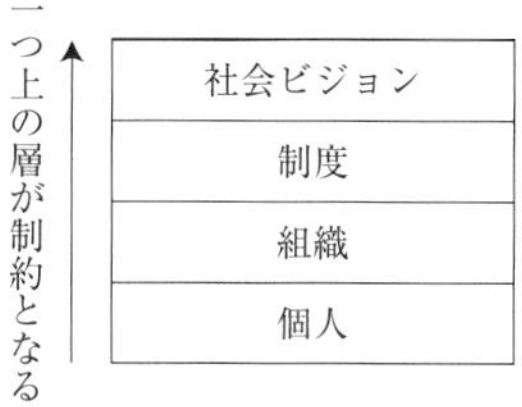

「社会活動の基本モデル」と「ルール」「ロール」「ツール」

本書の著者たちが所属している、ないし卒業した慶應義塾大学ＳＦＣ（湘南藤沢キャンパス）では、社会イノベーション関連の一連の科目群がある。その中の一つが、学部一年生を想定した科目である「ソーシャルイノベーション」だ。その授業で必ず教えられるのが「社会活動の基本モデル」である。これは、インターネットの世界で基本とされている通信プロトコルの層別構造を示した「ＯＳＩ（Open Systems Interconnection）参照モデル」を形のうえで模して、社会活動を実行する際の社会的制約の階層構造を示したものである。「社会活動の基本モデル」は、「個人」「組織」「制度」「社会ビジョン」という四つの層から成り、ＯＳＩ参照モデルの考え方と同じく、それぞれの層は、一つ上の層を制約としていることを表している。

「個人」は、その人が属している「組織」の「ルール」に従うことが要求され、「組織」は商法、ＮＰＯ法、税制などの法制度や商慣行などの「制度的ルール」を守ることが課せられている。さらに、「制度」は、少なくとも理念上は、立法の精神などの「社会ビジョン」を具現化するという制約がある。このモデルは、「社会イノベーション」の推進を念頭に置いて策定されたものである。社会イノベーションは、一定の社会性と事業性を両立する継続的活動のことであり、その成功の背後にはほとんどの場合、「いいコミュニティ」が存在する。コミュニティを組織として捉えたときの社会的構造を考えるのに参考になるということで、この「社会活動の基本モデル」を持ち出した。以下では、この「社会活動の基本モデル」に「ルール」「ロール」「ツール」を重ねることで、「〝遠慮がちな〟ソーシャル・キャピタル」を考慮に入れたときに「いいコミュニティ」をどう形成するかについてのレシピを提示する。

まず、図表4－8の「個人層」に対応している「ロール」について考える。ここでは、コミュニティ活動に参加する人の「ロール」として、「イニシエータ」と「フォロアー」の二つのタイプがあることを想定する。「イニシエータ」は、強い自発性と明確な意図を持って新しい活動を開始する役目を担った個人である。「フォロアー」は、「イニシエータ」の誘いや依頼など何かしらの要請を受けて活動する、行政などから示された取り組みに参加する、周りの人たちが行っている取り組みを見て自分も参加するなど、より消極的な形でコミュニティ活動に参加する役割を果たす個人のことである。「フォロアー」は単なる「追随者」としてではなく、コミュニティづくりの重要なメンバーとして位置づけられている。

禁煙マラソンの創始者で主宰者の高橋裕子医師や鹿屋医療センターの組織改革を行った中尾正一郎院長は、「イニシエータ」である。長野県の保健補導員の多くは、最初は「断りきれなくて」「おつきあいで」参加する「フォロアー」であるが、活動を続ける中で、それなりの新しい取り組みをみずから開始したり、役付になったりという形で「イニシエータ」に転ずるケースが少なくない。

●「いいコミュニティ」づくりのレシピ1——ごく一部の人が担うことになる「イニシエータ」という「ロール」だけでなく、さまざまな「ロール」を用意し、多くの人に「出番」を提供し、その「ロール」が有効に機能するための「ルール」と「ツール」を用意する。そのことで、幅広い人たちに「フォロアー」としてのそれなりの「ロール」を担ってもらい、コミュニティづくりに大いに貢献してもらえるための「舞台」を整える。

これが、私たちが提案する「いいコミュニティ」づくりの最初のレシピである。実際、このことは、「いいコミュニティ」を作るにあたっての基本的戦略と言えるものである。禁煙マラソンは、禁煙ができないでいる人たちに、「互いに励まし合う」という「ロール」を用意し、「弱い」人も人の役に立てる舞台を設定した。OB/OGランナーたちには後輩を支援するという「ロール」を割り振り、新人ランナーたちにアドバイスすることで、自分たちも禁煙維持のパワーをもらうという絶妙な役割を作ったのだ。そして、それらの「ロール」がスムーズに機能するための「ルール」と「ツール」が意図的にデザインされている。鹿屋医療センターの中尾院長は、県立病院改革の二つの大きなルール変更によって、センターの勤務医、医師会の開業医、センターの患者など、それぞれが果たすべき新しい「ロール」を提示したのだった。

長野県の保健補導員の事例が興味深いのは、長い伝統があることで「〃遠慮がちな〃ソーシャル・キャピタル」が高いコミュニティでは、強い「イニシエータ」がいなくても「フォロアー」たちが自然に活動に参加するようになるということが如実に示されているからである。そして、そのようにしてコミュニティ活動に引き込まれた「フォロアー」たちは、しばらく経つと、今度は自分たちが「〃遠慮がちな〃ソーシャル・キャピタル」を一層高めるという「ロール」を果たし、自分の後に続く「フォロアー」たちを活動に引き込むことに寄与するという好循環を作り出しているのである。

今のところ、「理論」と言うだけの十分な実証ができていないが、私たちの仮説として、以下のような「〃遠慮がちな〃ソーシャル・キャピタル」理論を提示しておこう。つまり、「〃遠慮がちな〃ソーシャル・キャピタルが高いと、一部の人だけでなく、大勢の人がコミュニティ活動に参加でき、貢献でき、満足を得ることが可能になる」というものである。

図表4－8の「組織」と「制度」は、言うまでもなく「ルール」を規定するものである。「組織」にはフォーマルなものとインフォーマルなものがある。フォーマルな組織とは企業、行政組織、契約に基づく連携関係などがあり、インフォーマルな組織とは同好会、サークル活動の会、ボランティアグループなどのことで、特に、「いい会社を作ろう」という人たちの協働的な活動である社会ネットワークを含むものとする。これらは、組織に所属する個人が守るべき「ルール」であるが、「組織」自体はコミュニティづくり活動の重要な「ロール」を果たすものである。

パットナムのソーシャル・キャピタルの議論は、ここで言うところの「インフォーマル組織」としての「社会ネットワーク」のみを対象としている。私たちの言い方をすれば、それを、ソーシャル・キャピタルを醸成するための「ツール」と考えているということである。しかし、本書で示した多くのコミュニティづくりの事例は、市民活動のネットワークとともに、市町村行政、自治会や消防団などの地域組織の果たす役割が非常に大きいことを物語っている。また、一般的には、病院や大学、さらにボランティア団体やＮＰＯなどに寄付をしたり社会貢献活動を実践している企業も大きな「ロール」を果たしうる存在である。

ソーシャル・キャピタルを高めるための、私たちの二番目のレシピは、以下のものである。

●「いいコミュニティ」づくりのレシピ２——パットナムが想定している「積極的な市民活動のネットワーク」だけでなく、地域のフォーマル組織にも十分に目を向け、「仲間」に入ってもらう。特に、多くの自治体では、地方行政組織が「いいコミュニティ」づくりにおいて、重要な「ロール」を担っているので、主プレーヤーとして参加してもらう。

茅野市では市長と行政が新しい政策枠組みを提示するという「イニシエータ」の「ロール」を果たし、「パートナーシップのまちづくり」という「ツール」を活用して、行政の用意した政策枠組みを市民が肉付けすることでソーシャル・キャピタルを意図的に作り出すことに成功した。長野県の保健補導員は形式的には自治会の「下部組織」という位置づけもあるが、行政との関係は、自分たちの活動にとって有用なものは使うが、実質的には「社会ネットワーク」活動と同じ役割を演じている。鹿屋市のケースでは、医療機関同士の関係変化については、中尾院長の発案によって、「双方にメリットがある合理的な役割分担」を実行することで実現できた。しかし、住民の時間外診療への対応ということになって、市行政にも加わってもらい、行政ならではの「ロール」を果たしてもらったのである。

図表4－8の「制度」にはフォーマルなルール（法律、条例、契約など）とインフォーマルなルール（紳士協定、慣習、慣例、伝統など）がある。フォーマルとインフォーマルの違いは、ルール違反があったときに公権力が介在する罰則があるかどうかだ。フォーマルなルールを執行する（つまり、ルール違反を監視し、違反者を提訴するなどして罰則規定を執行する）には、大きなコストがかかる可能性がある。パットナムが「ソーシャル・キャピタルが高いとコミュニティはうまくいく」と主張している背景にある理論は、ソーシャル・キャピタルが高いと裁判や訴訟などコストと手間のかかる公式のプロセスをとらないで、相互の信頼感で、または、対立的な関係が協力的関係に変化することによって、コストが低く問題が解決される可能性が高まるというものである。このメリットは、本書で強調している「〝遠慮がちな〟ソーシャル・キャピタル」についても、まったく同様である。

私たちの三つ目のレシピは、以下のものである。

●「いいコミュニティ」づくりのレシピ3——「制度を作る『ロール』を負っている人／組織」と「制度をうまく活用するという『ロール』を負っている人／組織」を区別し、それぞれの「ロール」を有効に果たすように「ルール」「ロール」「ツール」を設定する。

フォーマルな制度を作る役割を負っている人、つまり、首長・行政・議員など、法律や条例などを制定する権限を持っている人には、積極的にその役割を活用して、社会制度の枠組みをよい方向に変えてもらう。ただし、そのような公の権限を持っている人たちだけが「いいコミュニティ」づくりにとって有効であるということでは、まったくない。そのような立場にない多くの人は、例えば、茅野市が提示した「パートナーシップのまちづくり」政策に、多くの市民が参加することで、自分のこととしてコミュニティ活動に貢献できることになる。そのための「ルール」「ロール」「ツール」の設定が重要だ。

鹿屋医療センターの中尾院長は、条例など正式な制度の制定には関わっていない。しかし、院長であるというポジションを最大限活用して、「二カ所主治医制」「全診療科待機」という二つのルールを医師会と医療センターの間の取り決めとして実現させた。思い切ったルールを設定することで、医療センターと医師会の健全な関係を実現するために有効な「ツール」としたのである。

最後に「ツール」である。コミュニティの「ツール」は、コミュニケーションのメディアという側面に加えて、コミュニティや行政、関連組織間の関係変化や信頼醸成を実現するための媒介

（＝メディア）としての手段である。また、設定した「ルール」が実際に守られるように、それぞれの「ロール」に沿って協力し、「ルール」が機能するように誘導するということも「ツール」の重要な機能である。本章で紹介した三つの事例などから、ソーシャル・キャピタルを醸成し、「いいコミュニティ」を作ることに向けて有効な「七つのツール」を抽出した。

1 コミュニケーションをよくする（対面／ネットなどのメディア、話し合いの場の設置など）

例——須坂市の保健補導員と区長会との懇親会、茅野市のチノチノの運営を若者に任せること、禁煙マラソンのSOSメール、鹿屋医療センターの中尾院長が患者に対面で丁寧な説得をするなど。

2 きっかけを作る／誘う／巻き込む

例——大蔵村の「学区健診」によって男性が参加するきっかけを作ったこと、保健補導員のメンバー勧誘や須坂市で公会堂を禁煙にしたJさんの行動の背景にあった行政の保健師の役割、茅野市の市民参加の市政、世田谷区の商店街の女性たちが活動するきっかけを作った、区の健康づくりコンテストなど。

3 一緒に汗をかく

例——保健補導員を担当する保健師が保健補導員のために多くの時間を割いて日夜動いていることをみなが知っていること、大蔵村の保健師が健康相談会に百回以上足を運んだり、毎月

『健康だより』を発行したりすること、茅野市の医師会長である土橋善蔵が率先して会議を開催することなど。

４　自分から動く（デッドロックを解除する、相手が協力してくれなかったときのリスクを負う）

例――大牟田市で積極的に地域に出ていった大戸誠興や池田武俊。また、鹿屋医療センターと医師会の長年の不信感を解消するため、鹿屋医療センターの中尾院長が「全診療科待機」を確約した一方で、医師会が開業医の夜間当番制を実行することでともにリスクを負ったことで相互信頼が醸造された。

５　成果の可視化／共有（小さくとも成果を上げ、見えるようにして共有することで、みながやる気になる）

例――大蔵村の健診の結果報告会、保健補導員の研究大会、奥多摩町の遠隔医療実験で血圧や血糖値の数値の改善結果を自分で見られるようにしたこと、鹿屋医療センターで「二カ所主治医制」導入の成果として、内科の診療日を週一日減らして高度医療の検査などをする日にしたことなど。

６　論理で正面突破する

例――中尾院長が医療センターと開業医の間のいきちがいを解消する基本姿勢として、論理的、合理的なルールを作って確約したこと。

7 実践を促進するためのルールを作る

例――大蔵村の「基本健康診査と各種がん検診を一つのセットとして実施する」というルール、保健補導員の「再任禁止」のルール、禁煙マラソンの「一日一通メール」のルール、中尾院長による「二カ所主治医制」と「全診療科待機」の制度化など。

ソーシャル・キャピタルを活用して「いいコミュニティ」を作ることに向けた、私たちが提示する四つ目で最後のレシピは、以下のものである。

●「いいコミュニティ」づくりのレシピ4――いろいろな「ロール」を持った人たちが、「七つのツール」を活用して、新しい動きをイニシエートし（＝作り出し）、他の人に働きかけ、制度やルールを作り、それらを利用し、市民ネットワークばかりでなく行政など公式な組織の人にも参加してもらい、その役割を果たしてもらうという流れがうまく回るように、意図的に「ルール」「ロール」「ツール」をデザインし、設定し、実践する。

以上、四つのレシピを提示した。それに沿って、それぞれの地域でソーシャル・キャピタルが高い、「いいコミュニティ」にするために、どんな素材を使い、どのように料理するか。後は、みなさんの熱意と創意工夫と腕次第です。

あとがき

「変わる」ことばかりが追い求められる世の中になってきた気がする。こうしている間にもさまざまな問題が次々と降りかかっている地域では、「今のままではダメだ」という雰囲気が蔓延しているようにも思う。だが、「変わる」ことは、現状の否定ではなく、足元をしっかり見直すことから始まるのではないか。足元には案外いろいろなものが眠っているし、それを一番よく知っているのは、まぎれもなく地域の一人ひとりの住民なのである。

本書が出来上がるまでのプロセスは、私自身、それを発見していくプロセスでもあった。東京生まれの自分にとっては、初めて出会った「保健補導員」の強烈なインパクトは今でも忘れられない。しかし、ふと周りを見回してみると、自分の母親が息子の知らないところで地域の「お役目」を担っていることを〝発見〟したし、同じ区内の梅丘商店街の人たちは長野県と同じ温もりがした。忘れられたはずの〝つながり〟は、いろいろなところに転がっているものだなと思った。

本書で描いた「コミュニティ」は決して「理想郷」ではないかもしれない。課題もいろいろとある。特定健診や個人情報保護法などの新しい「ルール」によって、これまでの活動が大きな変更を迫られているという「切実な」話も、幾度となく関係者から聞いた。だが、もし「理想郷」というものがあるのだとしたら、それは、多くの人がそういうものを心のどこかに持ち続けて日々汗を流し、もしくは〝遠慮がち〟でありながらもそれに参加している、まさにその瞬間瞬間の姿なのではないか。「永久の未完成これ完成である」。イーハトーブという「理想郷」を描き出そうとした宮沢賢治の言葉である。本書を書き終えて、真っ先に思い浮かんだ言葉であった。

本書を書くにあたっては、数えきれないほどの人にお世話になった。特に、長野県国民健康保険団体連合会の粕尾けい子さん、小林澄子さん、須坂市の荻原幹子さん、浅野章子さん、飯田市の佐藤八重さん、秦野高彦さん、茅野市の保科実早子さん、清水幸子さん、原田初秋さん、大学院の先輩である中島民恵子さん、梅丘商店街の関谷スズ子さん、大蔵村の早坂八千代さんには、インタビューの調整や情報提供などで幾度となく協力をいただいた。そして、本書に登場するすべての方々にも感謝をしたい。この本が完成したことそれ自体、「コミュニティのちから」の証左であると思う。

修士研究を始めた頃から公私共にお世話になっている長野県国民健康保険団体連合会の保健事業課のみなさん、今の自分を育てていただき、会社を辞めた今でも温かく見守ってくださっている株式会社法研のみなさん、いつもエールを送ってくれる友人や家族にも、この場を借りてお礼を申し上げたい。

今村晴彦

地域医療問題への対策は地方自治体にとって大きな課題となりつつある。議員や行政関係者を含む多くの人は、多額のお金をかけて立派な病院を建てれば、また、大学と医師獲得の協定を結べば、医療問題は解決すると思っているようだ。しかし、そうもうまくはいかない。例えば、立派な病院があっても、急性期と慢性期の機能連携ができなければ統合的な医療は成り立たないし、医師が継続的に〝いい仕事〟のできるような環境がなければ、医師はそのうちいなくなってしまう。いくつかの事例を見ていると、医療関係者間の協力関係はもとより、利用者であり有権者である住民を含む「地域」で医療を支える仕組みがなければ、地域医療というのは成り立たないことが明らかにされつつある。そこで、「コミュニティのちから」が試されるのだ。

『「コミュニティのちから」とは何だろう?』これまで、私自身、何度も問い返してきた。そして、いろいろなコミュニティを回り私が感じた一つの答えは、「自分たちのことは自分たちでよくしていくのだ」という決意と地道な行動こそが「コミュニティのちから」なのではないかというものだった。何か問題が起きた時に、誰かが与えてくれる「正解」を受容するのではなく、それぞれの地域のさまざまな社会的・経済的制約の下、自分たちにとっての「最適解」を見つけるために汗をかくプロセスである。

これまでの政策形成の在り方は、「政策伝播」や「箱物行政」という言葉もつけられたように、他の自治体の〝いい政策〟をまねるものや箱物を建てれば解決すると考えるものが多かった。だから、自分たちにとっての「最適解」を見つけるという考え方や取組みはまだ馴染みが薄く、住民も議員も行政関係者も、その多くが「本当にそれがいいやり方なのか?」という不安を覚えがちなようだ。私が訪ねたいくつかの地域でも、「正解」と制約付「最適解」を巡って、住民を二分するような強い相克が起きていた。さらに、「最適解」を見つける作業というのは、なかなか骨の折れる作業である。まず、自分たちの抱えている問題を直視しなければならず、本音で議論を交わし、忍耐強く汗をかくことが求められる。実践という意味でも葛藤の種になる。しかし、それでもなお、多くの人が尽力されるのは、自分たちの生活に対する責任感や地域や家族への愛情など、心の中に持っている「譲れないもの」があるからなのだと思う。

鹿屋医療センター前院長中尾正一郎医師、池田徹前鹿屋市医師会長、大隅肝属地区消防組合警防課長（当時）鳥丸等さんをはじめ、調査に協力してくださったみなさまに心から感謝を申し上げたい。みなさまのご苦労とお知恵が、本書を通じて多くの人々の一助となることを願ってやまない。

園田紫乃

アメリカのスタンフォード大学で応用数学を学び、その後、ウィスコンシン大学でコンピュータと最適化理論を教えていた私は、アメリカでの十数年の生活にひと区切りつけて三〇代半ばで日本に戻った。日本はある面でものすごく変わっていたが、はっきりものを言わないというところは相変わらずだなと感じた。

その後、日本各地のいろいろなコミュニティを見るなかで、私が、それがいやでアメリカに〝逃げて〟いった、日本社会の自分から進んで行動したがらない〝遠慮がちな〟ところが、案外と、いいコミュニティを作る一つの要素かもしれないという感じを持った。思い返せば、アメリカでも、ひっこみ思案で〝遠慮がちな〟すばらしい人が少なくなかった。自分自身のなかでの、そんな変化を感じつつ本書ができた。

共著者の二人は、いずれも、慶應義塾大学ＳＦＣ（湘南藤沢キャンパス）の大学院である政策・メディア研究科修士課程の卒業生である。今村は現在は博士課程に進んでいるが、その修士研究のテーマは本書の主たるケースになっている長野県保健補導員である。第三章の事例や第四章の一部の事例も今村が見てきて書いたものだ。園田は修士課程の後半になって第四章の鹿屋医療センターの事例を〝発見〟して、何度も現地に足を運んで、修士論文を完成させた。つまり、二人の修士論文が本書の基礎となっている。卒業生と一緒に本を出すということは、教員にとっては嬉しいものだ。思いっきり実践的に書いた本なので、「いいコミュニティ」づくりに関心がある現場の多くの人に読んでいただき、少しでも参考にしていただければと思う。

長年の友人であるロバート・ペッカネンさんとは日本についての議論のなかで、多くを気づかせていただいた。禁煙マラソンについて創立時よりいろいろ教えていただいてきた主宰者の高橋裕子さんと事務局長の三浦秀史さんには、今回、禁煙マラソンのデータを利用させていただいた。奥多摩町の遠隔医療プロジェクトは、二〇〇七年より続いている文部科学省の科学技術振興調整費による研究の成果である。プロジェクトに参加していただいた住民のみなさん、河村文夫町長や福祉担当の河村光春さんらに感謝したい。

金子郁容

最後になるが、本書が誕生したのは、慶應義塾大学出版会の島﨑勁一さん、それに、担当編集者の神山藍子さんとの〝ご縁〟とご両名の〝ちから〟があってこそである。書面を借りて御礼を申し上げたい。

二〇一〇年三月　著者一同

著者紹介

今村　晴彦（いまむら・はるひこ）

慶應義塾大学大学院政策・メディア研究科研究員。

1979年、東京都生まれ。慶應義塾大学総合政策学部卒業後、出版社勤務。企業や健康保険組合向けのヘルスケアサービスの企画・運営に携わる。2008年、慶應義塾大学大学院政策・メディア研究科修士課程修了。現在は同研究科の博士課程にも在籍し、長野県をはじめ全国各地を舞台に、地域コミュニティの仕組みと健康・医療との関係について研究。

園田　紫乃（そのだ・しの）

慶應義塾大学先導研究センター共同研究員、SFC研究所上席所員（訪問）、株式会社メディヴァ勤務。

1984年、鹿児島県生まれ。慶應義塾大学総合政策学部卒業。在学中米国ブリンマー大学交換留学。2009年、慶應義塾大学大学院政策・メディア研究科修士課程修了後、内閣府経済社会システム付政策調査員として政府・企業・市民参加型の公共サービスを支える仕組みについて調査。2010年6月、株式会社メディヴァ入社。患者視点での医療変革に取組む。

金子　郁容（かねこ・いくよう）

慶應義塾大学大学院政策・メディア研究科教授、総合政策学部教授、SFC研究所所長。

1948年、東京都生まれ。慶應義塾大学工学部卒業。スタンフォード大学Ph. D.、ウィスコンシン大学コンピュータサイエンス学科準教授、一橋大学商学部教授等を経て1994年より慶應義塾大学教授。専門は、情報組織論、コミュニティ論など。著書に、『ボランタリー経済の誕生』（共著、実業之日本社）、『コミュニティ・ソリューション』（岩波書店）、『日本で「一番いい」学校』（岩波書店）など多数。

コミュニティのちから
——〝遠慮がちな〟ソーシャル・キャピタルの発見

2010年6月25日　初版第1刷発行
2013年3月31日　初版第4刷発行

著　者———今村晴彦・園田紫乃・金子郁容
発行者———坂上　弘
発行所———慶應義塾大学出版会株式会社
〒108-8346 東京都港区三田2-19-30
TEL〔編集部〕03-3451-0931
〔営業部〕03-3451-3584〈ご注文〉
〃　03-3451-6926
FAX〔営業部〕03-3451-3122
振替　00190-8-155497
URL　http://www.keio-up.co.jp/
装丁————鈴木　衛
印刷・製本—中央精版印刷株式会社
カバー印刷—株式会社太平印刷社

Printed in Japan　ISBN978-4-7664-1752-4